U0293513

全科医师临床处方治疗手册

（第2版）

主　编　王承明

编　者　（以姓氏笔画为序）

于　涛　　壬红微　　白雅君

刘艳君　　齐丽娜　　孙石春

孙丽娜　　李　东　　何　影

张　彤　　张　楠　　张家翾

张黎黎　　董　慧

河南科学技术出版社

·郑州·

内容提要

本书为全科医师提供了呼吸科、心内科、消化科、血液科、内分泌科、风湿免疫科、神经科、传染科、泌尿科、外科、妇产科、男科、儿科、眼科、皮肤科、耳鼻咽喉科临床常见病的药物治疗方案及处方。具体包括每种疾病概述、西药处方、中药处方、康复处方。本书内容经典、简明实用，针对各种疾病提出治疗的最佳处方，包括首选药物、次选药物、药物剂量、用法用量、不良反应、禁忌证等，可方便医师迅速抓住用药重点，使患者得到最佳的治疗方案。本书适用于全科医师和医学院校师生阅读参考。

图书在版编目(CIP)数据

全科医师临床处方治疗手册/王承明主编. —2 版. —郑州：河南科学技术出版社,2017.9(2019.4 重印)

ISBN 978-7-5349-8922-3

Ⅰ.①全… Ⅱ.①王… Ⅲ.①处方—手册 Ⅳ.①R451-62

中国版本图书馆 CIP 数据核字(2017)第 201189 号

出版发行:河南科学技术出版社
　　　　北京名医世纪文化传媒有限公司
　　　　地址:北京市丰台区丰台北路 18 号院 3 号楼 511 室　邮编:100073
　　　　电话:010-53556511　010-53556508
策划编辑:焦　赟
文字编辑:王全利
责任审读:周晓洲
责任校对:龚利霞
封面设计:中通世奥
版式设计:刘　丹
责任印制:陈震财
印　　刷:郑州环发印务有限公司
经　　销:全国新华书店、医学书店、网店
开　　本:850 mm×1168 mm　1/32　　印张:15.75　　字数:288 千字
版　　次:2017 年 9 月第 2 版　　2019 年 4 月第 2 次印刷
定　　价:48.00 元

前　言

　　全科医师包括在各地县医院、乡镇医院、村卫生所、社区服务站、个体诊所的医师。他们是我国实现世界卫生组织提出的"21世纪人人享有卫生保健"全球卫生战略的基础。他们是活跃在县、乡镇、街道社区里的"白衣天使"，他们肩负着居民慢性病的诊疗、转诊和康复的重任，被大家亲切地称为"健康守门员"。

　　目前，我国基础医疗机构的诊疗水平参差不齐，且常常由于人员紧张、经费不足等原因，导致基层医师很难有规范化培训的机会，使基础医疗机构医师业务水平很难快速提高。另外随着医药科学技术的迅速发展，大量新的药物不断涌现并应用于临床，加上过去原有的众多药物，如何针对患者的具体病情，开出高效而安全的药物处方，是全科医师日常工作迫切需要掌握的技能。本书详细介绍了县、乡、镇、社区等基层医疗单位常见的100多种疾病的最佳西药、中药处方。

　　本书自出版以来，由于内容科学、实用，受到广大读者的青睐，并提出了一些好的建议。为了满足读者需求，作者对本书进行了修订再版，全书在第 1 版的基础上，增加了许多新内容，使本书更加丰富、完善。

本书共分 16 章，按科分类，每科常见病都按西药处方、中药处方及康复处方进行阐述，分别介绍了治疗每种疾病的首选药物、次选药物、药物剂量、用法用量、不良反应、禁忌症及对处方的注释，方便医师迅速抓住用药重点，避免用药不当给患者造成不必要的伤害，从而进一步提高基层医师的诊疗水平。

本书内容全面，简明扼要，编排规范，具有很强的权威性和实用性，可使全科医师在日常医疗工作中有章可循、有据可依，有利于提高全科医师的综合素质和医疗工作质量，是广大全科医师和医学院校师生必备的重要参考书。

本书内容涉及面广，编者参阅和借鉴了许多文献资料，并得到了有关专家的帮助，在此一并向他们致谢。书中若有疏漏或不妥之处，敬请广大读者批评指正。

编　者

目 录

一、呼吸科常见病处方 ································ （1）

（一）感冒 ··································· （1）

（二）急性支气管炎 ······················· （10）

（三）慢性支气管炎 ······················· （15）

（四）支气管哮喘 ························· （21）

（五）慢性肺源性心脏病 ··················· （26）

（六）支气管扩张症 ······················· （31）

（七）肺炎 ······························· （35）

（八）肺结核 ····························· （42）

（九）肺脓肿 ····························· （51）

二、心内科常见病处方 ··················· （57）

（一）心力衰竭 ··························· （57）

（二）心律失常 ··························· （63）

（三）冠状动脉粥样硬化性心脏病 ··········· （69）

（四）高血压病 ··························· （74）

（五）病毒性心肌炎 ······················· （79）

（六）病态窦房结综合征 ··················· （83）

三、消化科常见病处方 …………………………………（87）

　（一）慢性胃炎 …………………………………………（87）

　（二）消化性溃疡 ………………………………………（93）

　（三）上消化道出血 ……………………………………（96）

　（四）肝硬化 ……………………………………………（101）

　（五）脂肪肝 ……………………………………………（104）

　（六）胆囊炎 ……………………………………………（111）

　（七）慢性结肠炎 ………………………………………（117）

　（八）便秘 ………………………………………………（123）

四、血液科常见病处方 …………………………………（128）

　（一）缺铁性贫血 ………………………………………（128）

　（二）再生障碍性贫血 …………………………………（132）

　（三）过敏性紫癜 ………………………………………（136）

　（四）白细胞减少及粒细胞缺乏 ………………………（140）

　（五）真性红细胞增多症 ………………………………（145）

五、内分泌科常见病处方 ………………………………（149）

　（一）甲状腺功能亢进症 ………………………………（149）

　（二）甲状腺功能减退症 ………………………………（153）

　（三）糖尿病 ……………………………………………（156）

　（四）高脂血症 …………………………………………（161）

　（五）肥胖症 ……………………………………………（167）

　（六）痛风 ………………………………………………（171）

六、风湿免疫科常见病处方 ………………………… （176）

（一）系统性红斑狼疮 …………………………… （176）

（二）类风湿关节炎 ……………………………… （180）

（三）强直性脊柱炎 ……………………………… （184）

七、神经科常见病处方 ………………………………… （191）

（一）失眠 ………………………………………… （191）

（二）神经衰弱综合征 …………………………… （196）

（三）三叉神经痛 ………………………………… （201）

（四）面神经炎 …………………………………… （207）

（五）偏头痛 ……………………………………… （215）

（六）帕金森病 …………………………………… （219）

（七）重症肌无力 ………………………………… （224）

（八）癫痫 ………………………………………… （228）

八、传染科常见病处方 ………………………………… （233）

（一）病毒性肝炎 ………………………………… （233）

（二）细菌性痢疾 ………………………………… （240）

（三）蛔虫病 ……………………………………… （245）

（四）蛲虫病 ……………………………………… （249）

（五）绦虫病 ……………………………………… （252）

九、泌尿科常见病处方 ………………………………… （257）

（一）尿路感染 …………………………………… （257）

（二）泌尿系结石 ………………………………… （262）

（三）急性肾小球肾炎 …… (266)

（四）慢性肾小球肾炎 …… (270)

（五）肾病综合征 …… (275)

（六）慢性肾功能衰竭 …… (279)

十、外科常见病处方 …… (286)

（一）疮痈 …… (286)

（二）血栓闭塞性脉管炎 …… (289)

（三）肩关节周围炎 …… (293)

（四）颈椎病 …… (297)

（五）骨质疏松症 …… (302)

十一、妇产科常见病处方 …… (309)

（一）痛经 …… (309)

（二）乳腺增生症 …… (313)

（三）功能失调性子宫出血 …… (317)

（四）阴道炎 …… (321)

（五）盆腔炎 …… (327)

（六）妊娠期高血压疾病 …… (331)

（七）产后尿潴留 …… (337)

（八）先兆流产 …… (340)

十二、男科常见病处方 …… (345)

（一）前列腺炎 …… (345)

（二）前列腺增生症 …… (352)

十三、儿科常见病处方 ·················· （357）

（一）小儿急性上呼吸道感染 ········· （357）

（二）小儿急性支气管炎 ············· （362）

（三）小儿百日咳 ··················· （366）

（四）鹅口疮 ······················· （371）

（五）小儿厌食症 ··················· （376）

（六）儿童遗尿症 ··················· （380）

（七）婴幼儿腹泻 ··················· （383）

（八）儿童病毒性心肌炎 ············· （389）

（九）儿童腮腺炎 ··················· （393）

（十）水痘 ························· （398）

（十一）猩红热 ····················· （402）

十四、眼科常见病处方 ·················· （407）

（一）急性结膜炎 ··················· （407）

（二）老年性白内障 ················· （411）

（三）沙眼 ························· （418）

（四）睑缘炎 ······················· （422）

十五、皮肤科常见病处方 ················ （428）

（一）带状疱疹 ····················· （428）

（二）荨麻疹 ······················· （432）

（三）痤疮 ························· （437）

（四）股癣 ························· （442）

（五）银屑病 …………………………………………（445）

（六）手足癣 …………………………………………（450）

（七）湿疹 ……………………………………………（454）

（八）神经性皮炎 ……………………………………（460）

（九）脱发 ……………………………………………（463）

（十）毛囊炎 …………………………………………（466）

（十一）脂溢性皮炎 …………………………………（470）

十六、耳鼻咽喉科常见病处方 ………………………（475）

（一）慢性化脓性中耳炎 ……………………………（475）

（二）慢性单纯性鼻炎 ………………………………（478）

（三）过敏性鼻炎 ……………………………………（481）

（四）慢性化脓性鼻窦炎 ……………………………（484）

（五）慢性咽炎 ………………………………………（487）

一、呼吸科常见病处方

(一)感 冒

感冒是一种自愈性疾病,总体上分为普通感冒和流行性感冒。

(1)普通感冒:又称上呼吸道感染,简称上感。中医称普通感冒为"伤风",是由多种病毒引起的一种呼吸道常见病,其中30%～50%是由某种血清型的鼻病毒引起。成人每年发生2～4次,儿童发生率更高,每年6～8次。全年皆可发病,冬春季较多,不同季节感冒的致病病毒并非完全一样。普通感冒起病较急,早期症状有咽部干痒或灼热感、打喷嚏、鼻塞、流涕,开始为清水样鼻涕,2～3日后变稠;可伴有咽痛;一般无发热及全身症状,或仅有低热、头痛。一般经5～7日痊愈。

(2)流行性感冒:简称流感,中医称"时行感冒",属于"外感"之病,病变在表卫与肺经,是由流感病毒引起的一种急性呼吸道传染病。病毒存在于患者的呼吸道中,在患者咳嗽、打喷嚏时经飞沫传染给别人,具有高度传染性。流感病毒极易变异,人群对于变异后的毒株缺乏免疫力,如不及时控制,每易引起暴发、流行或大流行。临床表现以发热、头痛、咳嗽、全身不适和呼吸道黏膜炎症为特征;重症患者可出现虚脱、急性气管-支气管炎、肺炎,甚至死亡。

1.西药处方

🍃 处方1

新康泰克,口服,每次1粒,每日2次。

本处方适用于普通感冒、流行性感冒引起的上呼吸道症状和鼻窦炎、花粉症所致的各种症状,特别适用于缓解上述疾病的早期临床症状,如打喷嚏、流鼻涕、鼻塞等症状。新康泰克的主要成分是盐酸伪麻黄碱和马来酸氯苯那敏,成人每12小时服1粒,24小时内不应超过2粒,疗程不超过5日。服药期间不得驾驶机、车、船、从事高空作业及操作精密仪器。

🍃 处方2

对乙酰氨基酚(扑热息痛)片,口服,每次1~2片,每日2~3次。

本处方适用于普通感冒或流行性感冒引起的发热、头痛。本处方用于解热连续使用不超过3日,用于镇痛不超过5日。服用本品不能同时服用其他解热镇痛药品。当然,也可用含有此药为基本成分的复合制剂,如感冒清胶囊、速效伤风胶囊、康必得、白加黑感冒片、日夜百服宁、泰克、小儿速效感冒颗粒、护彤、小儿氨酚黄那敏颗粒、感康、快克胶囊、三九感冒灵等。

处方3

阿尼利定(安痛定)注射液,肌内注射,每次2毫升。

本处方适用于紧急发热时的退热、发热时的头痛。对发热较高的感冒患者可先注射阿尼利定(安痛定),在解除高热症状后再对因治疗。在应用本品无明显效果时,应改用其他方法治疗,避免盲目大量应用本品。肌内注射前应向患者询问是否有吡唑酮类或巴比妥类药物过敏史,有过敏史者应避免使用本品,过敏性体质者也应慎用。

2.中药处方

(1)中成药处方

处方1

感冒清热口服液,口服,每次10～20毫升,每日2次。

本处方由荆芥穗、薄荷、防风、柴胡等组成。功能:疏风散寒,解表清热。用于风寒感冒,头痛发热,恶寒身痛,鼻流清涕,咳嗽咽干者。

处方2

参苏冲剂,口服,每次1包,每日3次。

本处方由党参、紫苏、葛根、前胡、茯苓等组成。功能:疏风散寒,祛痰止咳。用于体弱风寒感冒,恶寒发热,头痛鼻塞,咳嗽痰多,胸闷呃逆者。

🔖 处方 3

风寒感冒颗粒,口服,每次 1 包,每日 2 次。

本处方适用于风寒感冒,其主要症状有发热、恶寒、头痛、无汗、鼻塞声重、打喷嚏、流清涕、喉痒咳嗽、骨节酸痛、口不渴、舌苔薄白、脉象浮紧等。不宜在服药期间同时服用滋补性中成药。治疗风寒感冒还可选择其他祛风散寒的中成药,如九味羌活丸、参苏理肺丸、通宣理肺丸、感冒清热颗粒、感冒软胶囊(水)、感冒退烧片、荆防颗粒、散寒解热口服液、柴连口服液等,具体按说明书服用。

🔖 处方 4

抗病毒口服液,口服,每次 10～20 毫升,每日 2 次。

本处方由板蓝根、石膏、芦根、地黄、广藿香等组成。功能:清热祛湿,凉血解毒。用于风热感冒,发热,口渴,咳嗽有痰者。

🔖 处方 5

双黄连口服液,口服,每次 20 毫升,每日 3 次。

本处方适用于风热感冒,其主要症状有发热、头痛、微恶风寒、自汗、鼻塞无涕、咽喉痛、咳嗽、痰稠黄、口渴、舌红苔薄白微黄,脉象浮数等。治疗风热感冒较简单,可选择一种清热解毒的中成药,如银翘解毒丸(片)、桑菊感冒片、复方板蓝根冲剂、柴胡口服液、羚羊感冒片、羚翘解毒片(丸)、桑菊银翘散、复方穿心莲片等,具体按说明书服用。

处方 6

金莲清热冲剂,口服,每次 2 袋,每日 3 次。

本处方由金银花、大青叶、生石膏、知母等组成。功能:清热解毒,利咽生津,止咳祛痰。用于外感热证,高热,口渴,咽干,咳嗽,痰稠者。

处方 7

复方双花口服液,口服,每次 2 支,每日 3 次。

本处方由金银花、穿心莲、连翘等组成。功能:清热解毒,利咽消肿。用于风热外感,发热,微恶风,鼻塞流涕,咽红而痛或咽喉干燥灼痛,咽扁桃体红肿,舌边尖红,苔薄黄,脉浮数或数者。

处方 8

银翘解毒冲剂,口服,每次 1 袋,每日 3 次。

本处方由金银花、连翘、薄荷、荆芥、淡豆豉、牛蒡子、桔梗、淡竹叶、甘草组成。功能:辛凉解表,清热解毒。用于风热感冒,发热头痛,咳嗽,口干,咽喉疼痛者。

(2)中药方剂

处方 1

银翘香薷饮。香薷 6 克,金银花 15 克,连翘 12 克,青蒿 12 克,板蓝根 15 克。每日 1 剂,水煎 2 次,不宜久煎,分 2 次温服取汗。

本处方功效是发表解暑,清热解毒。用于治疗夏季流感暑湿证。方中香薷辛温芳香,能解表散寒,祛暑利湿;青蒿清泻暑热;板蓝根、金银花、连翘清热解毒,且能防治并发细菌感染。

⬛ 处方 2

风热合剂。柴胡 20 克,黄芩 20 克,板蓝根 60 克,蒲公英 60 克,羌活 20 克,生甘草 10 克。制成煎剂 200 毫升,日服 3～4 次,每次 50 毫升。

本处方功效是解表清热解毒。用于治疗风热型感冒。风热合剂是小柴胡汤去人参、大枣、生姜、半夏,加羌活、蒲公英、板蓝根组成。临床经验:风热合剂对风热感冒或同时伴有少阳证者效果较好,其退热速度比银翘散快。柴胡、黄芩若按照小柴胡汤的柴胡 12 克、黄芩 9 克,疗效不够理想,加至现方用量时,才能取得明显疗效。

⬛ 处方 3

复方葛芷夷汤。葛根 15 克,白芷 15 克,连翘 15 克,肺经草(太白菊)15 克,杏仁 15 克,浙贝母 15 克,辛夷 9～12 克,板蓝根 24～30 克。每日 1 剂,用水浸泡 30 分钟,煎 20 分钟,每剂煎 2 次,分 3 次服。

本处方功效是辛凉解表,宣肺除湿。用于治疗风寒或风热夹湿感冒。外感无论有汗或无汗者均可服用。

⬛ 处方 4

暑令感冒合剂。香薷 6～10 克,藿香 10 克,佩兰 10 克,厚朴 10 克,炙枇杷叶 12 克,鸭跖草 15 克。每日 1 剂,加水浸泡 30 分钟,武火煎煮 10 分钟,滤取药液。每剂煎 2 次,口服。若入暮高热不退,可酌情加服 1 剂,分 2 次煎服。

本处方功效是发表解暑,除湿清热。用于治疗夏季感冒,高热头痛,胸脘痞闷,身重体痛,或咳嗽咽痛,或身痛无汗,舌苔薄腻微黄,脉象濡数。本方系黄连香薷汤加减化裁而成,其中香薷、藿香、佩兰、厚朴解暑除湿,枇杷叶清金肃肺,鸭跖草清热利湿,为暑季感冒的常用方药。

处方 5

荆防疏表汤。荆芥 10 克,防风 10 克,秦艽 10 克,前胡 6 克,苏叶 6 克,薄荷 6 克,甘草 3 克。每日 1 剂,水煎 2 次,分 2 次服用。

本处方功效是祛风寒,解表邪。用于治疗感冒风寒型。方中荆芥、防风、秦艽等都有解热镇痛和抗过敏作用,对感受风寒,周身疼痛有较好疗效。本方有一定发汗作用,对小儿和老人虚弱者应注意防止出汗过多。

处方 6

加味麻杏石甘汤。麻黄 5 克,杏仁 12 克,生石膏(先煎) 45 克,生甘草 6 克,羌活 10 克,荆芥 10 克,板蓝根 30 克,前胡 10 克,炒牛蒡子 10 克,薄荷(后下)6 克。每日 2 剂,水煎,只服头煎(不服二煎),连服 2 天,热退停服。

本处方功效是解表宣肺,清热解毒。用于治疗风热感冒。本方采用张仲景麻杏石甘汤为基本方,能宣泄肺胃之热,加羌活、板蓝根(称羌蓝汤),增强解表清肺之力,荆芥、薄荷助麻黄散邪解表,前胡、牛蒡子助杏仁宣肺利咽止咳。

处方7

退热灵。金银花 15 克，连翘 15 克，薄荷（后下）10 克，荆芥 10 克，板蓝根 30 克，半边莲 20 克。每日 1 剂，水煎 2 次，煮 1～2 沸即可，分 2 次口服。重者可日服 3～4 次。

本处方功效是疏风散邪，清热解毒。用于治疗流行性感冒和上呼吸道感染，包括外感风热证和风寒化热证。本方组成简洁严密，方中金银花、连翘、板蓝根、半边莲功能清热解毒，具有抗菌和明显抑制感冒病毒的作用。配伍辛散之薄荷、荆芥以疏风祛邪，共奏清热解毒、疏表解热之功，对流行性感冒或兼有上呼吸道感染而邪在肺卫者有良效。

处方8

正柴胡饮。柴胡 6～9 克，防风 6 克，陈皮 6 克，芍药 6 克，甘草 3 克，生姜 3 片。每日 1 剂，水煎 2 次，口服。

本处方功效是解表退热，镇痛，镇静，抗炎。用于治疗普通感冒。本方记载于明代《景岳全书》，适用于普通感冒无夹杂合并症，即景岳所谓"气血平和，宜从平散者，此方主之"。

3.康复处方

（1）姜糖水：生姜（带皮）5 片，葱白 15 克，红糖 15 克。先将生姜、葱白放在烧热的铁锅炒片刻，再加入适量水和红糖，煮沸 3 分钟即成。趁热一气服下。对于轻型风寒感冒患者，往往可以药到病除。这种方法最常用于御寒防感冒，如在寒夜久行、落水救起、突遭雨淋时，及时喝一碗生姜红糖水，汗出身暖，浑身舒畅，常常可以达到预防目的。服后最好睡卧盖被取汗，避免风寒。

(2)萝卜姜汁蜂蜜饮：白萝卜1根，生姜半块，蜂蜜适量。将白萝卜洗净，切碎，榨出半茶杯萝卜汁，再把生姜捣碎，榨出少量姜汁，加入萝卜汁中，然后加入适量蜂蜜，拌匀后冲入沸水当饮料喝，每日3次，连服2日。白萝卜止咳化痰，还可以补肾益气，缓解咳嗽。生姜性温，具有温肺止咳驱寒的功效。蜂蜜则有补肺的作用。三者合用可清热、解毒、驱寒，防治感冒。

(3)草鱼汤：草鱼肉150克，生姜片25克，米酒100毫升。用半碗水煮沸后，放入鱼肉片、姜片及米酒共炖约30分钟，加盐调味。趁热服用，卧床盖被取微汗，每日2次。注意避风寒。解表散寒，祛风止痛。适用于伤风感冒。

(4)足部药浴：防风60克，紫苏叶60克，艾叶60克，白术60克，葱白3段。将上药加清水2000毫升，煮沸10分钟，取药液倒入盆中，温度以能耐受为度，双足浸泡在药液中15～30分钟，待周身有微汗出时，用干毛巾擦干双足，注意保暖，每晚睡前1次，洗后入睡。

(5)香熏：橘子叶30克，生姜12克，葱白10克，薄荷叶20克。全部加水煮沸后，注入玻璃或瓷质的脸盆中，以大浴巾将整个头部及脸盆覆盖，闭上眼睛，用口、鼻交替深呼吸，维持5分钟，以吸入通过热蒸汽释放出的香熏药物精华，用于治疗感冒。

（二）急性支气管炎

急性支气管炎是以感染为主要病因的气管、支气管黏膜的急性炎症，是一种常见的呼吸道疾病。主要由病毒或细菌感染、物理或化学刺激及过敏等引起，也可继发于传染病。常有上呼吸道感染症状，发热、恶寒、身痛、咳嗽为本病的主要症状。起初较轻，多为刺激性干咳、喉痒、胸骨后有闷痛感，1～2日后咳少量黏痰或稀薄痰液，以后咳出脓性痰，偶可伴有血丝。劳动、冷空气或烟尘使咳嗽加重时呈阵发性。一般发热常在3～5日消退，但咳嗽可延续较长时间。此病及时治愈后黏膜的结构和功能可完全恢复正常。但是反复发作，治疗不及时，迁延不愈的，可转为慢性支气管炎。其中，中老年患者更易变为慢性支气管炎。

1.西药处方

⊃ 处方1

阿奇霉素，口服，每次500毫克，每日1次。

羧甲司坦，口服，每次0.5克，每日3次。

急性支气管炎的药物治疗方案应注重抗感染治疗和对症处理。控制感染时在细菌培养和药物敏感结果明确前可先给予经验性治疗，其抗菌谱应覆盖常见的肺炎链球菌、葡萄球菌、流感杆菌、支原体、病毒等病原体。一般选用新型大环内酯类如阿奇霉素、罗红霉素、克拉霉素等。

对症治疗主要是用祛痰镇咳药。对于急性支气管炎患者,应在抗感染同时应用祛痰药,促使痰液排出,防止痰液滞留体内致使呼吸道内微生物滋生,引起炎症恶化和扩散,防止继发性感染。羧甲司坦为其常用药物,该药起效迅速,口服4小时作用达到高峰。适用于各种呼吸道疾病引起的痰液黏稠而咳出困难者。有出血倾向及溃疡病患者慎用。

处方2

氨苄西林,静脉滴注,每次1克,每日2次,先做皮试。

羧甲司坦,口服,每次0.5克,每日3次。

本处方适用于病情较严重的患者。亦可选用作用更强的头孢类等。如能培养出致病菌,可按药敏试验选用抗生素。

2.中药处方

(1)中成药处方

处方1

通宣理肺口服液口服。每次10毫升,每日2～3次。

本处方主要成分为紫苏叶、黄芩、枳壳、甘草、橘皮、桔梗、炒杏仁、茯苓、前胡、法半夏、麻黄。适用于风寒袭肺型急性支气管炎,其症状较轻,主要有咳嗽、痰稀色白,伴发热、头痛、鼻塞、流清涕、骨节酸痛、无汗、舌苔薄白、脉浮等。

🖐 处方 2

止咳橘红口服液。口服，每次 10～20 毫升。每日 2～3 次。

本处方主要成分为化橘红、陈皮、法半夏、茯苓、款冬花、甘草、瓜蒌皮、紫菀、麦冬、知母、桔梗、地黄、石膏、苦杏仁、紫苏子。适用于风热袭肺型的急性支气管炎，其主要症状有咳嗽不爽、痰稠而黄、口渴咽痛，伴有身热、头痛、恶风汗出、舌苔薄黄、脉浮数。其功能有清肺，止咳，化痰。适合痰热阻肺引起的咳嗽痰多，胸满气短，咽干喉痒者。

🖐 处方 3

清肺抑火丸。口服，每次 6 克，每日 2～3 次。孕妇慎用。

本处方功效是清热通便，止咳化痰。其主要成分为黄芩、栀子、知母、浙贝母、黄柏、桔梗、苦参、前胡、天花粉、大黄。适用于肺热咳嗽，痰黄黏稠，口干咽痛，大便干燥者。

🖐 处方 4

复方枇杷叶膏。口服，每次 9～15 克，每日 3 次。

本处方功效是清肺、止咳、化痰。适用于风热咳嗽，咽喉干燥，咳嗽不爽。其主要成分为枇杷叶 100 克，车前草 75 克，百部 15 克，苦杏仁 15 克，桔梗 15 克，麻黄 15 克，浙贝母 15 克，甘草 15 克。上述诸药择净，研细，水煎 3 次，3 液合并，文火浓缩，加入饴糖适量煮沸收膏即成。

🔒 **处方 5**

天麦二冬膏。温开水送服,每次 20 毫升,每日 2 次。

本处方功效实清心润肺、降火消痰,清肺益肾,生津止渴。其主要成分为天冬、麦冬。两物等量择净,研细,水煎 3 次,3 液合并,文火浓缩,加入蜂蜜适量煮沸收膏即成。适用于急性支气管炎,肺胃燥热,咳嗽痰少,痰中带血,咽痛音哑等症。

(2)中药方剂

🔒 **处方 1**

金银花 15 克,连翘 10 克,黄芩 10 克,牛蒡子 10 克,桔梗 10 克,芦根 10 克,豆豉 10 克,荆芥 5 克,淡竹叶 5 克,薄荷 5 克,甘草 5 克。

本处方适用于恶寒发热,咳嗽,头痛,全身酸痛无力,鼻塞流涕,打喷嚏,苔薄黄等。

🔒 **处方 2**

羌活 10 克,独活 10 克,柴胡 10 克,枳壳 10 克,茯苓 10 克,荆芥 10 克,防风 10 克,桔梗 10 克,川芎 5 克,甘草 5 克。

本处方适用于咳嗽,恶寒发热,无汗头痛,肢体酸痛,鼻塞声重,流清涕,喉痒喷嚏,苔薄白等。

3.康复处方

(1)三拗汤:麻黄 10 克,北杏仁 12 克,甘草 3 克,生姜 4 片。以上四物用水煎服。具有发散风寒,宣肺止咳的功效。

适用于急性支气管炎,症见鼻塞声重,语音不清、咽痒咳嗽,痰多清稀,胸闷气喘,舌苔白,脉浮者。体虚多汗者不宜用本方。

(2)鱼腥草猪肺汤:猪肺 250 克,鱼腥草 30 克,大枣 4 个。取鲜鱼腥草洗净,切段;大枣去核后洗净;猪肺用清水反复灌洗干净,切块,挤干水,再放入锅中爆干水分,随后取出再放入清水中漂洗净。将猪肺、大枣一齐放入锅内,加清水适量,武火煮沸后,文火煮 1 小时,然后下鱼腥草,再煮 20 分钟,调味即可。随量饮用。色腥草以鲜品为佳,不宜久煎,以免影响疗效。本汤具有清肺止咳,解毒消痈的功效。适用于急性支气管炎,症见咳嗽痰多,痰黄浓稠,胸痛,发热,口渴,舌苔黄腻,脉滑数者。

(3)桑白地骨皮猪肺汤:猪肺 250 克,桑白皮 30 克,地骨皮 20 克,蜜枣 4 个。将桑白皮、地骨皮洗净,用布包;蜜枣去核后洗净;猪肺用清水反复灌洗干净,切块,挤干水,再放入锅中爆干水分,随后取出再放入清水中漂洗净。把全部用料一齐放入锅内,加清水适量,武火煮沸后,文火煮 1~2 小时,调味即可。随量饮用。具有清热泻肺,养阴止咳的功效。适用于急性支气管炎,症见咳嗽痰黄,甚口干咽燥,大便干燥,舌红苔黄,脉细数者。肺寒喘咳、脾胃虚弱者不宜饮用本汤。

（三）慢性支气管炎

慢性支气管炎是指气管、支气管黏膜及其周围组织的慢性非特异性炎症。多发于中年以上，病程缓慢，一般超过2个月，并连续两年以上发病。主要表现为咳嗽、咳痰，甚至喘鸣，尤以晨起明显，痰呈白色黏液泡沫状，不易咯出，在晚期可合并肺气肿、肺源性心脏病等严重并发症。多在冬季发作，春暖后缓解，晚期炎症加重，长年发作，不分季节。慢性支气管炎多由急性支气管炎、流感或肺炎等急性呼吸道感染转变而来。另外，慢性支气管炎与大气污染、吸烟、感染及过敏因素有关。

1.西药处方

⟱ 处方 1

异丙托品气雾剂，吸入，每次 40～80 微克，每日 3 次。

罗红霉素，口服，每次 150 毫克，每日 1 次。

本处方适用于缓解期用药。慢性支气管炎缓解期主要应用支气管扩张药，多主张在吸入异丙托品的基础上，根据病情的轻重分别加用 β_2 受体激动药和氨茶碱缓释药。

慢性支气管炎用小剂量罗红霉素，必须连续用 2～3 个月，这样才能有效地消除支气管上的顽固性菌膜（细菌团），以达到远期控制效果。

处方 2

罗红霉素,口服,每次 150 毫克,每日 2 次。

可必特,每次 2 喷,每日 4 次。

本处方适用于急性发作期用药。药物治疗的基本方法如下。

(1)抗感染药＋祛痰镇咳平喘药。在急性发作期及迁延期控制感染时,最理想的方法是根据痰菌培养和药敏试验结果选择有效的抗生素,根据病情严重程度选择用药方法。在细菌培养和药物敏感结果明确前,可先给予经验性治疗,其抗菌谱应覆盖常见的流感杆菌、肺炎链球菌、支原体、病毒等病原体。一般选用新型大环内酯类,如罗红霉素、克拉霉素、阿奇霉素等。如能培养出致病菌,可按药敏试验选用抗生素。

(2)可必特为异丙托品和沙丁胺醇的复合制剂,起效快,疗效显著,且作用持久。如以上药物未能解除气道阻塞,可加用倍氯米松气雾剂每次 0.2 毫克,每日 3 次,喷雾吸入。

(3)对于慢性支气管炎急性发作的患者,应在抗感染同时应用祛痰药,促使痰液排出,防止痰液滞留体内致使呼吸道内微生物滋生,引起炎症恶化和扩散,防止继发性感染。常用药物及用法:羧甲司坦每次口服 0.5 克,每日 3 次;溴己新每次口服 8～16 毫克,每日 3～4 次;糜蛋白酶雾化吸入,每次 5 毫克。

2.中药处方

(1)中成药处方

处方1

固本咳喘胶囊，口服，每次3粒，每日3次。连续服用3个月为1个疗程。

本处方适用于慢性支气管炎迁延期，辨证属肺肾两虚、痰浊阻肺，症见咳嗽、咳白色泡沫痰，气喘，自汗，恶风，食欲不振，饭后腹胀，便溏，或动则气短，腰酸肢软，咳则遗尿，夜尿增多，舌质淡或淡胖，苔薄白，脉滑或缓者。本品仅用于慢性支气管炎缓解期，发作期不宜服用。服药期间，若患者发热体温超过38.5℃，或出现喘促气急者，或咳嗽加重、痰量明显增多者，应去医院就诊。

处方2

二陈丸，口服，每次9～15克，每日2次。

本处方由陈皮、半夏、茯苓、甘草组成。功效是燥湿化痰，理气和中。用于咳嗽，痰多，痰白而黏，舌质淡胖，舌苔白腻，脉滑者。

处方3

止咳宝片，口服，每次2片，每日3次。孕妇、婴儿及哺乳期妇女忌服。肺热、肺燥之干咳及咳痰带血者慎用。

本处方由紫菀、橘红、枳壳、百部、五味子、陈皮、干姜、荆芥、罂粟壳浸膏、甘草等药组成。功效是理肺祛痰，止咳平喘。适用于外感咳嗽,痰多清稀,色白而黏,咳甚而喘,或原有咳喘,因寒而发,痰多不易咯出之慢性支气管炎。

💊 处方4

黛蛤散,口服,每次6克,每日1次。

本处方由青黛、蛤壳组成。功效是清肝利肺,降逆除烦。用于咳嗽,痰少,两胁胀痛,烦躁易怒,舌红苔黄少津者。

💊 处方5

百合固金口服液,口服,每次10~20毫升,每日2次。

本处方由百合、地黄、熟地黄、麦冬、玄参、川贝母、当归、白芍、桔梗、甘草组成。功效是养阴润肺,化痰止咳。用于肺肾阴虚,燥咳少痰,痰中带血,咽干喉痛者。

💊 处方6

金咳息胶囊,口服,每次3粒,每日2~3次。

本处方由生晒参、蛤蚧、黄芪、川贝母、五味子等组成。功效是补肺纳气,止咳平喘,理肺化痰。适用于肺脾两虚,肾不纳气所致咳痰白,气喘时作,疲乏无力,畏寒背冷,苔白,脉沉的患者。

(2)中药方剂

💊 处方1

益气清肺化痰活瘀方。人参10克,麦冬15克,五味子6克,麻黄10克,杏仁10克,石膏30克,黄芩10克,贝母10克,葶苈子10克,地龙15克,桃仁10克,红花10克,甘草6克。水煎服。每日1剂,10日为1个疗程。

本处方功效是益气清肺,活血化痰。主治慢性支气管炎。本病以虚损为本,痰阻为标,亦有瘀血内停者,治当标本兼顾,方中生脉饮益气生津,助血运行;麻杏石甘汤清肺化痰,加葶苈子以泻肺消痰,降气平喘;黄芩、贝母以助其清肺化痰之功;地龙清肺平喘,抗过敏以解除支气管平滑肌痉挛;桃仁、红花活血利肺。诸药共奏益气清肺、化痰活血之功,适合于气阴亏虚,痰瘀内阻者。

处方2

慢支灵。瓜蒌皮15克,麻黄10克,杏仁10克,陈皮10克,北沙参10克,板蓝根10克,茯苓20克,半夏6克,炙甘草6克,白芥子6克,苏子6克,莱菔子6克。水煎服。每日1剂,分2次服。10天为1个疗程。

本处方功效是宣肺化痰,止咳平喘,兼清热降逆。主治慢性支气管炎,具有咳嗽剧烈,痰黄稠,胸闷,喘憋,不能平卧,喉中哮鸣音,舌质红苔白厚或黄厚,脉滑数或浮滑数等症状者。

处方3

归芍地龙汤。当归10克,桃仁10克,赤芍10克,地龙10克,丹参15克,川芎5克。上剂煎取汁200毫升,每日分早晚2次服。4周为1个疗程。

本处方功效是活血化瘀。用于治疗老年性慢性支气管炎迁延期喘息型,症见咳嗽,咳痰,喘促,唇甲色黯,舌质暗滞,舌底静脉瘀滞。活血化瘀之方具有调节机体免疫功能,改善微循环,降低血黏度等作用。所以,用活血化瘀之法结合辨证,治疗老年性慢性支气管炎迁延期喘息型,可取得较好疗效。若治疗期间,因外感而出现咳、痰、喘加剧,或伴有发热,有急性发作期表现者,非本方所宜,不属于治疗范围。

▶ 处方4

小青龙汤。炙麻黄 10 克,桂枝 10 克,白芍 10 克,半夏 10 克,干姜 2.5 克,细辛 3 克,五味子 10 克,甘草 10 克。水煎服。每日 1 剂,分 2 次服。7 日为 1 个疗程。

本处方功效是解表散寒,温肺化饮。用于治疗慢性支气管炎急性发作。本方具有解痉平喘、抗过敏、抗炎及祛痰多个方面的作用。不论是慢性支气管炎,或是支气管哮喘,凡属寒饮伏肺或由外邪引动者,本方治疗效果均佳。本方忌烟,注意休息,避免感冒。

3.康复处方

(1)芡实百合粥:芡实 50 克,百合 20 克,加大米适量,煮粥食。

(2)敷穴法:白胡椒 7 粒,桃仁 7 粒,杏仁 7 粒,山栀子 6 克,研细末,用鸡蛋清调匀,睡前敷足心。

(3)腹式呼吸法:用鼻吸气,吸气时尽力挺腹,胸部不动。用口呼气,呼气时口唇收缩,胸向前倾,尽力收腹将气呼出。要求缓呼深吸,吸与呼之比为 1∶2 或 1∶3,每分钟呼吸速度保持在 7～8 次,每次练习 10～20 分钟,每日练习

2～3次,坚持练习成为习惯,可改善肺通气功能。

(四)支气管哮喘

支气管哮喘(简称哮喘)是由多种细胞(如嗜酸性粒细胞、肥大细胞、T淋巴细胞、中性粒细胞、呼吸道上皮细胞等)和细胞组分参与的呼吸道慢性炎症性疾病。这种慢性炎症导致气道高反应性,通常出现广泛多变的可逆性气流受限,并引起反复发作性的喘息、气急、胸闷或咳嗽等症状,常在夜间和(或)清晨发作、加剧,多数患者可自行缓解或经治疗后缓解。本病有季节性发病或季节性加重的特点,常先有打喷嚏、咽喉发痒、胸闷等先兆症状,如不及时治疗可迅速出现哮喘。本病可以分为发作期和缓解期:发作期有气急、哮鸣、咳嗽、咯痰,甚至张口抬肩、难以平卧,每次发作时间可由几小时到数日;缓解期可有神疲乏力、心悸气短等症状。

1.西药处方

处方1

特布他林片,饭后口服,每次2.5毫克,每日3次。

本处方适用于支气管哮喘,慢性支气管炎,肺气肿和其他伴有支气管痉挛的肺部疾病,为急性发作期用药。口服给药剂量应个体化。成人:开始1～2周,每次1.25毫克(半片),每日2～3次。以后可加至每次2.5毫克(1

片),每日 3 次。儿童:按体重每次 0.065 毫克/千克(但一次总量不应超过 1.25 毫克),每日 3 次。长期应用可产生耐受性,疗效降低。除了特布他林,尚有沙丁胺醇、丙卡特罗、班布特罗等。

🥢 处方 2

倍氯米松气雾剂,喷雾吸入,每次 0.2 毫克,每日 3 次。

本处方适用于治疗和预防支气管哮喘及过敏性鼻炎,为缓解期用药。不论对成人或儿童,均可对剂量进行调整,直至症状得到控制;或根据个体反应将剂量调节至最低有效剂量。成人一般每次 0.05~0.1 毫克,即 1~2 喷,每日 3~4 次。重症患者用全身性皮质激素控制后再用本品治疗,每日最大量不超过 1 毫克(20 喷)。儿童用量按年龄酌减,每日最大量不超过 0.4 毫克(8 喷)。症状缓解后逐渐减量。用药后应在哮喘控制良好的情况下逐渐停用口服皮质激素,一般在本品治疗 4~5 日后才慢慢减量停用。

2.中药处方

(1)中成药处方

🥢 处方 1

金利油胶囊,口服,每次 3 粒,每日 3 次。

本处方由沉香、麻黄、甘草、秦艽等组成。功效是宣肺平喘,温肾纳气,利尿通淋。用于支气管哮喘,症见喘咳痰多,色白,胸憋气短,喘甚自汗,癃闭者。

处方 2

止咳定喘口服液,口服,每次 10 毫升,每日 2～3 次。

本处方由麻黄、苦杏仁、甘草、石膏组成。功效是辛凉宣泄,清肺平喘。用于表寒里热,身热口渴,咳嗽痰盛者。

处方 3

百令胶囊,口服,每次 5～15 粒,每日 3 次。

本处方功效是补肺肾,益精气。适用于肺肾两虚引起的咳嗽,气喘,咯血,腰背酸痛;为慢性支气管炎、慢性肾功能不全的辅助治疗。本品宜饭前服用。凡阴虚火旺,血分有热,胃火炽盛,肺有痰热,外感热病者禁用。

处方 4

寒喘丸,口服,每次 3～6 克,每日 2～3 次,小儿用量酌减。

本处方功效是止咳定喘,发散风寒。用于咳嗽痰盛,哮喘不止,咽喉不利,夜卧不宁。忌食寒凉生冷。如药后哮喘减轻,但未完全平复者,可先用苏子降气丸,继用六君子丸。备选中成药可用麻黄止嗽丸、小青龙冲剂,或配合用定喘膏贴敷肺俞穴。

处方 5

橘红丸,每次 1～2 丸,空腹温开水送服,每日 2 次。

本处方功效是清肺,化痰,止咳。用于痰热咳嗽,痰多,色黄黏稠,胸闷口干。病重者可加服猴枣散,每次 0.3 克,每日 2 次。备选中成药可用清气化痰丸、泻白丸、止嗽定喘丸。

（2）中药方剂

处方1

苏前全剂。苏子 10 克,前胡 10 克,马兜铃 6 克,川贝 6 克,地龙 6 克,甘草 6 克,白蒺藜 15 克,白鲜皮 15 克,苦参 3 克。水煎 600 毫升,每日 1 剂,分 3 次服,儿童减半。

本处方功效是清热化痰,解痉平喘。主治支气管哮喘。寒喘者去苦参、马兜铃,加麻黄、射干各 10 克;热喘者加黄芩或对服麻杏石甘散 1 包,咳剧者加紫菀 12 克;痰多者加天竺黄 10 克。缓解期用金水六君煎、金匮肾气汤类。呼吸道急性感染者辅以抗生素。

处方2

玉涎丹。蛞蝓 20 条,浙贝母 15 克。将蛞蝓洗净切碎,浙贝母研成粉末,拌匀,制成绿豆大丸子,每次 1.5～3 克,每日 2 次,连服 1～3 个月或更长时间。

本处方功效是清热化痰定喘。用于治疗支气管哮喘,痰多,口干、舌红苔黄腻者。方中蛞蝓清肺经痰热,贝母化痰止咳,用于支气管哮喘痰热型者。

处方3

加味麻杏薏甘汤。麻黄 9 克,杏仁 15 克,薏苡仁 30 克,甘草 6 克。每日 1 剂,水煎分服,2 周为 1 个疗程。

本处方功效是宣肺平喘,化痰止咳,健脾利水。用于治疗支气管哮喘。方中麻黄辛温,入肺经而平喘;杏仁柔润而性降,佐以薏苡仁,健脾清肺;甘草可止咳化痰,和中。

处方4

白芥子散。白芥子、延胡索、细辛、甘遂各等份。上药共研细粉,用新鲜姜汁调制成6个药饼,分别敷贴在颈百劳、肺俞、膏肓穴上,胶布固定,半小时至2小时后取下,每日1次,6日为1个疗程。

本处方功效是温肺散寒,调经通络,化痰平喘。用于治疗支气管哮喘,症见咳嗽气促,胸闷如窒,咳痰清稀色白或呈涎沫状,遇寒或冬春两季多发,口不渴或渴喜热饮,舌质淡红,苔白或白腻,脉弦滑。本方出自《张氏医通》,原是用于支气管哮喘病的预防,冬病夏治,在三伏天敷贴,可减少冬季发作的可能性。在支气管哮喘发作期敷贴,可以马上止咳平喘,达到与内服药相同的治疗效果。

3.康复处方

(1)敷穴法:①等量白芥子、细辛、甘遂研末,取适量生姜汁调成糊敷风门、肺俞穴。如果在三伏天,每伏敷1次效果更好。②将白矾末25克、面粉、米醋各适量,共调匀制成小饼状,烤热后贴敷于足底涌泉穴上,并用纱布包好,24小时后拿掉,5~7次为1个疗程。

(2)艾灸法:三伏天,用艾条悬灸大椎穴与脊椎两旁的夹脊穴,也可选大椎、肺俞、脾俞、肾俞等穴施灸,穴位上可以敷大蒜或白芥子末。此法可提高机体的抗病力,预防哮喘发作。

（3）拔罐法：在大椎、肺俞、脾俞、肾俞处拔罐，或者在背部走罐，可以增加免疫力，预防哮喘发作。

（4）胡桃杏仁丸：胡桃肉 200 克，杏仁 100 克，研末后加蜜调制成丸，每丸 5 克。每日 2 次，每次 1 丸。用于恢复期肾虚型患者。

（五）慢性肺源性心脏病

慢性肺源性心脏病（简称慢性肺心病）是由肺组织、肺血管或胸廓慢性病变引起肺组织结构和（或）功能异常，产生肺循环阻力增加、肺动脉压力增高，使右心负荷加重，进而右心扩张和（或）肥厚，伴或不伴右心功能衰竭的心脏病并排除先天性心脏病和左心病变引起者。急性呼吸道感染是慢性肺心病急性发作的主要诱因，常导致肺、心功能衰竭。其主要症状为，代偿期有慢性咳嗽、咳痰、气促，活动后可感心悸、呼吸困难、乏力和劳动耐力下降。失代偿期以呼吸衰竭为主，有或无心力衰竭。有呼吸困难加重，甚至肺性脑病表现。其体征表现为，代偿期可有不同程度的发绀和肺气肿征，听诊多有呼吸音减弱，偶有干、湿啰音，下肢轻微水肿，下午明显，次晨消失。心浊音界常因肺气肿而不易叩出。心音遥远，但肺动脉瓣区可有第二心音亢进，提示有肺动脉高压。三尖瓣区出现收缩期杂音或剑突下示心脏搏动，多提示有右心室肥大。颈静脉充盈。肝上界及下缘明显下移。失代偿期发绀更明显,颈静脉怒张,球结膜充血水肿及高碳酸血症周围血管扩张表现,也可出现心律失常、下肢水肿。根据各个阶段的临床表现,可分别隶属于中医学的"痰饮""喘证""心悸"及"水肿"等病症。

1.西药处方

🔲 处方1

氢氯噻嗪,口服,25毫克,每日2次。

氨苯蝶啶,口服,20毫克,每日2次。

本处方适用于慢性肺源性心脏病患者。慢性肺源性心脏病的治疗要点为利尿、扩血管、强心。首要为控制感染,畅通呼吸道,维持酸碱电解质平衡,纠正呼衰。使用利尿药原则为小剂量,短程。氢氯噻嗪为排钾利尿药,而氨苯蝶啶为保钾利尿药,两者合用既可利尿、消肿,减轻心脏负荷,又可防止或减轻钾丢失,但仍应注意低钾血症的发生。

🔲 处方2

呋塞米,肌内注射,20毫克,每日1次。

酚妥拉明,静脉滴注,10~20毫克,每日1次。

10%葡萄糖,静脉滴注,500毫升,每日1次。

毛花苷C,静脉推注,0.2~0.4毫克,必要时。

10%葡萄糖,静脉推注,50毫升,必要时。

硝苯地平(硝苯吡啶),口服,10毫克,每日2~3次。

本处方适用于慢性肺源性心脏病患者。处方中的酚妥

拉明是 α 肾上腺受体阻滞药,能降低肺动脉压力及血管阻力,减轻心脏负荷。硝苯地平为钙离子拮抗药,能阻滞低氧血症情况下的细胞外钙离子内流,使血管平滑肌松弛,降低血管阻力,同时还能缓解支气管痉挛,使用时应注意监测血压。肺心病病人由于缺氧及感染,对洋地黄耐受性低,疗效差,易发生心律失常。其适应证为:①感染已控制,呼吸功能已改善,利尿药疗效差,反复水肿的心力衰竭病人;②右心衰为主要表现而感染不明显者;③出现急性左心衰。用强心药剂量宜小,为常规量的 1/3 至 1/2,选用排泄快、作用快的制剂,如毛花苷 C、毒毛花苷 K。

2.中药处方

(1)中成药处方

❥ 处方

济生肾气丸。口服,每次 1 丸,每日 3 次。

本处方功效是补益肺肾,益气行水。适用于慢性肺源性心脏病患者。备选成药还可用人参保肺丸、补肺丸等。

(2)中药方剂

❥ 处方 1

黄芪 15 克,葶苈子 15 克,苏子 12 克,桔梗 4.5 克,杏仁 9 克,桃仁 9 克,陈胆星(包)9 克,赤芍 12 克,车前子(包)15 克,茯苓 15 克,参三七粉 3 克(分 2 次吞服)。每日 1 剂,水煎 2 次,分 2 次服。同时每日以丹参注射液静滴。

本处方适用于治疗慢性肺源性心脏病并发高黏血症。舌红绛，口渴汗多者加麦冬、五味子、川石斛；齿鼻出血者加牡丹皮、怀牛膝、生蒲黄；脉结代者加炙甘草。血瘀往往是肺心病的常见证型，所以治疗中多兼活血化瘀药，有助于改善微循环，降低血液黏稠度，纠正缺氧，促进代谢，亦适用于有出血倾向者。

处方 2

太子参 10 克，黄芪 15 克，玉竹 15 克，制附子 3 克，淫羊藿 15 克，补骨脂 6 克，丹参 15 克，赤芍 10 克，红花 6 克，虎杖 15 克。将上药粗提制成糖衣片，每片 0.3 克，每日 3 次，每次 6 片。3 个月为 1 个疗程，连用 2 个疗程。

本处方功效是益气温阳，活血化瘀，适用于慢性肺源性心脏病。

处方 3

麻杏二三汤。炙麻黄 10 克，杏仁 10 克，陈皮 10 克，清半夏 10 克，茯苓 10 克，炒莱菔子 10 克，黄芩 10 克，漏芦 10 克，生石膏 45 克，生甘草 6 克，紫苏子 6 克，车前子 15 克。水煎服。

本处方功效是宣肺清热，化痰平喘。若喘憋不能平卧者，加桑白皮、葶苈子；痰黄稠，腥臭者，去陈皮、半夏，加芦根、薏苡仁；痰白清稀量多者，去黄芩、漏芦，加细辛、生姜；咳嗽不利者，加冬瓜子、浙贝母、全瓜蒌；心悸、气短者，加太子参、红参；干咳少痰、口干咽燥者，去陈皮、半夏、车前子，加沙参、麦冬、女贞子;肺性脑病者,加菖蒲、郁金。

处方 4

肺心保安汤。黄芪 20 克,茯苓 20 克,葶苈子 20 克,人参 15 克,制附子 15 克,益母草 30 克,丹参 30 克,炒白术 12 克,水蛭 10 克,桂枝 6 克,炙甘草 6 克,生姜 3 片,大枣 5 枚。水煎服。

本处方功效是益气温阳,活血降气。咳嗽甚者,加杏仁、紫苏子、款冬花;痰黄者,去桂枝、黄芪,减少附子用量,加鱼腥草、黄芩、瓜蒌、浙贝母;心悸甚者,加远志、酸枣仁、阿胶、朱砂;神志恍惚、嗜睡者,加菖蒲、远志、郁金;下肢肿甚者,加木瓜、玉米须;食欲欠佳者,加生山药、鸡内金、紫苏;呕吐者,加生姜、半夏、黄连;舌光无苔者,加苇根、麦冬;瘀阻甚者,加桃仁、红花、赤芍。

3.康复处方

(1)拔罐疗法:取肺俞、心俞、膈俞、天突、膻中为主穴,配大椎、曲池、定喘、丰隆穴,拔罐后留罐 10 分钟,每日 2 次。

(2)中药贴敷:取熟附子 60 克,肉桂 12 克,母丁香 18 克,党参 90 克,黄芪 270 克,紫苏 12 克,白术 90 克,干姜 80 克,防风 60 克,上药根据传统膏药制作工艺制成黑膏药,每帖重 15 克,密封、防潮、贮藏。临用时,将膏药烘软,贴于背部第 3 脊椎处。适用于治疗肺胀肾阳亏虚型。

(3)芦根粳米粥:新鲜芦根 150 克,竹茹 15 克,粳米 100

克。先将鲜芦根洗净切段，与竹茹同煎，取汁去渣，再入粳米煮粥，粥熟即可食用。治疗慢性肺源性心脏病急性期，咳嗽，喘息，痰黄黏稠，咯吐不利，胸闷，口干等症。

（4）肺心病缓解期，特别是春夏季节，应到室外参加体育锻炼，提高人体的抗病能力。

（六）支气管扩张症

支气管扩张症简称支扩，是支气管慢性异常扩张的疾病。由于支气管及其周围肺组织的慢性炎症和阻塞，导致支气管管腔扩张和变形的慢性支气管化脓性疾病。其主要原因是：支气管-肺感染所致的支扩和由支气管-肺结核所致的支扩。其他少见原因还有：宿主防御功能缺陷（如原发性纤毛失动症、HIV 感染、β 淋巴细胞缺陷、免疫球蛋白缺陷、囊性纤维化），系统性疾病（如结缔组织疾病、炎性肠病、复发性多软骨炎、结节病、黄指甲综合征），其他如支气管异物阻塞、气管支气管肥大症、弥漫性泛细支气管炎。早期轻度支扩可完全无症状，或仅有轻微咳嗽和少量咳痰症状，随着病情进展可出现以下临床常见的症状：①慢性咳嗽、咳痰。继发感染可咳大量脓痰，每日可达数百毫升，排痰难易可与体位有关。②间断咯血。咯血量多少不一，少时痰中带血，多者每口可达数百毫升甚至更多。咯血多发生于继发感染时，但也可以把咯血作为唯一症状，临床上称之为干性支气管扩张。③反复发生下呼吸道感染。轻时咳嗽加重、脓痰增多,痰黏稠不易咳出;重时可以伴有发热、气短、胸痛、食欲减退、乏力、消瘦和贫血。常见的细菌感染多为铜绿假单胞菌、金黄色葡萄球菌、流感嗜血杆菌、卡他莫拉菌、肺炎链球菌等。

1.西药处方

🥣 处方

青霉素,160 万～480 万单位＋生理盐水,100～200 毫升。静脉滴注,每日 2 次或 3 次。

溴己新,口服,16 毫克,每日 3 次。

氯化铵,口服,0.3～0.6 克,每日 3 次。

生理盐水,30 毫升＋α-糜蛋白酶,5 毫克＋庆大霉素 8 万单位。超声雾化,每次 20 分钟,每日 3 次。

本处方适用于支气管扩张症。如青霉素无效,可改用氨苄西林每日 2～4 克,有条件最好参考细菌培养及药敏指导用药。抗生素疗程要足,体温降至正常,痰量明显减少一周可考虑停药。

2.中药处方

(1)中成药处方

🥣 处方 1

羚羊清肺丸,口服,每次 1 丸,每日 3 次。

本处方的功效是清肺利咽,清瘟止嗽。用于肺胃热盛,感受时邪,身热头晕,四肢酸懒,咳嗽痰盛,咽喉肿痛,鼻衄咳血,口干舌燥。忌辛辣食物,孕妇忌服。

🖳 处方2

百合固金丸,口服,水蜜丸每次6克,大蜜丸每次1丸,每日2次。

本处方的功效是养阴润肺,化痰止咳。用于肺肾阴虚,燥咳少痰,痰中带血,咽干喉痛。忌烟、酒及辛辣、生冷、油腻食物。服药期间,若患者发热体温超过38.5℃,或出现喘促气急者,或咳嗽加重,痰量明显增多者,应去医院就诊。

(2)中药方剂

🖳 处方1

凉膈散。大黄6克,芒硝6克,甘草6克,薄荷6克,淡竹叶6克,连翘9克,山栀9克,黄芩9克,蜂蜜(兑入)18毫升。水煎2次,兑匀,每日1剂,分2次温服,10~15剂为1个疗程,一般不超过2个疗程。

本处方功效是清泻积热,主治支气管扩张,证见烦躁口渴,面热唇焦,大便秘结,小便热赤,舌红苔黄,脉滑数。大便通利则停服。体虚患者及孕妇忌用或慎用本方。

🖳 处方2

五白汤。白毛夏枯草20克,白芍12克,白及15克,白蔹9克,白薇9克。每日1剂,加水550毫升,煎至250毫升,药渣再加水350毫升,煎至150毫升,合并2次煎汁分2

次饱腹服。

本处方功效是清热解毒。用于治疗支气管扩张咯血，症见咯血，咳嗽，咳痰，舌红苔薄黄，脉弦数。中医辨证为肝火犯肺。肝火上逆犯肺，内生瘀热，络破出血，故用白毛夏枯草、白蔹清热解毒，祛痰止咳，凉血止血为君；白芍养血敛阴，平抑肝阳为臣；白及收敛止血，消肿生肌为佐；用白薇清热凉血，解毒疗疮，同时引药入血分为使。五药同用，效专力宏，使肝火灭，热毒清，肺络清肃，则咯血、咳嗽诸症消失。

🍵处方3

清金止血汤。桑白皮15克，黄芩12克，山栀10克，仙鹤草15克，侧柏叶15克，白及30克，川牛膝12克，三七粉6克。水煎，每日1剂，分早晚2次服。

本处方功效是清热止血。用于治疗支气管扩张症。方中桑白皮、黄芩、山栀清泻肺经火热；仙鹤草、侧柏叶、白及凉血止血，三七散瘀止血，使血止而不留瘀；川牛膝既可活血又可引血下行，诸药合用，具有清泄肺热，凉血止血之功效。结合辨证分型进行加减，使药证更加切合。对重度咯血者，应配合输液，少量输血，酌情使用垂体后叶素等止血药。

3.康复处方

(1)虎荞汤：虎杖250克，金荞麦100克，猪肺1具。将上药加水炖后去药渣，服汤和肺脏，每日2～3次，每剂服3

日。如无猪肺可用猪五花肉代替。为巩固疗效,可将虎杖200克,金荞麦900克,水煎服2～4周。本方主要用于支气管咯血,一般服2～3剂可止血。急性发作时,宜配合抗生素抗感染。

(2)阿胶粳米粥:阿胶30克,粳米100克,红糖适量。将粳米加水煮粥,粥将熟时,放入捣碎的阿胶,文火炖煮,边煮边搅,稍煮3～4沸,加入红糖调味,空腹食,每日1次,半个月为1个疗程。常食用,对支气管扩张症之咯血,颇为有效。

(3)百合枇杷膏:新鲜百合300克,枇杷(去皮、核)100克,蜂蜜30克。百合、枇杷、蜂蜜同置锅内加水拌匀,用文火焖酥,然后用微火炒至不黏手为度,取出冷却。每日2次,每次2食匙,开水冲服。本方适用于支气管扩张咳嗽、咯血鲜红、口干咽燥者。

(4)猪肺白及散:猪肺1具,白及300克。将猪肺洗净,切成块状,和白及一同放入锅内,另取一只稍小的铁锅盖紧,以泥封口,锅顶放粳米几粒,文火焙烧至米黄力度,取出猪肺及白及冷却后研末,每次5～10克,每日3次,粳米汤送服。用于支气管扩张症咯血者,有良好的收敛止血作用,适宜于无咯吐脓臭腥味疾病者。

(七)肺　炎

肺炎是指终末气道、肺泡和肺间质的炎症,可由病原微生物、理化因素、免疫损伤、过敏及药物所致。临床上通常以发热、寒战、胸痛、咳嗽和咳脓痰为其特征。X线胸片上至少有一处不透光阴影。引起肺炎的病原很复杂,包括细菌、病毒、支原体等多种,其中由肺炎球菌引起的肺炎最为常见。

1.西药处方

处方1

青霉素 G 80 万单位,肌内注射,每日 2 次(皮试后)。

本处方适用于肺炎链球菌感染引起的肺炎。成人常用量:肌内注射,每日 80 万～200 万单位,分 3～4 次给药;静脉滴注,每日 200 万～1000 万单位,分 2～4 次给药。小儿常用量:肌内注射,2.5 万单位/千克,每 12 小时 1 次给药。静脉给药,每日 5 万～20 万单位/千克,分 2～4 次。青霉素是一种高效、低毒、临床应用广泛的重要抗生素。青霉素类抗生素的毒性很小,由于 β-内酰胺类作用于细菌的细胞壁,而人类只有细胞膜无细胞壁,故对人类的毒性较小,除能引起严重的变态反应(过敏反应)外,在一般用量下,其毒性不甚明显。使用该品必须先做皮内试验。

处方2

哌拉西林注射剂,每次 4 克,加入 5％葡萄糖注射液 500 毫升中,静脉滴注,每日 3 次。

本处方适用于革兰阴性杆菌引起的肺炎。哌拉西林(氧哌嗪青霉素)对革兰阴性杆菌有较强抗菌作用,如大肠埃希菌、枸橼酸杆菌属、肺炎克雷伯杆菌、肠杆菌属、奇异变形杆菌、沙雷菌属、假单胞菌属、流感嗜血杆菌等；对革兰阳性菌，如肺炎球菌、葡萄球菌及厌氧菌等也有效。

如果是铜绿假单胞菌引起的肺炎，可用作用更强的特治星（哌拉西林/他佐巴坦），为抗假单胞菌活性广谱青霉素与β内酰胺酶抑制药的联合制剂。支气管扩张症并发肺炎时铜绿假单胞菌是常见病原体，经验性治疗药物选择应顾及此。除上述推荐药物外，亦有人提倡喹诺酮类联合大环内酯类，据认为大环内酯类易穿透或破坏细菌的生物膜，明显增强喹诺酮类的抗菌效果。

处方 3

阿奇霉素片，口服，每次 0.5 克，每日 1 次。

本处方适用于支原体肺炎轻症患者。阿奇霉素（希舒美）应每日口服给药 1 次，整片吞服，可与食物同时服用。阿奇霉素为新大环内酯类抗生素，对多种致病菌有效，抗菌谱与红霉素相似，主要用于治疗革兰阳性球菌感染，并为肺炎支原体、衣原体和嗜肺军团菌引起感染的首选药。以前多用红霉素，但胃肠反应较大，应用受限，新大环内酯类抗生素患者耐受性较好，而且作用更强。一般疗程 2～3 周。其他新大环内酯类抗生素用于临床的尚包括克拉霉素（克拉仙）、罗红霉素（罗力德）等。共同特点为组织浓度高，半衰期长，不良反应较轻。

治疗支原体肺炎主要用大环内酯类和半合成四环素类

抗生素。由于支原体无细胞壁,青霉素类和头孢类等多数抗生素无效。所以,一定要选准药物,否则将延误治疗,并给患者造成经济损失。

处方4

红霉素注射剂,每次0.6克,加入5％葡萄糖注射液500毫升,静脉滴注,每日2次。

本处方适用于支原体肺炎重症患者。必要时可加用半合成四环素类。主要症状减轻后可改新大环内酯类抗生素口服。总疗程20日左右。

红霉素针剂静脉滴注可引起血栓性静脉炎。肌内注射局部刺激性大,可引起疼痛、硬结,因此不宜肌内注射。

红霉素应先以注射用水溶解,切不可用生理盐水或其他无机盐溶液溶解。因无机离子可引起沉淀。待溶解后则可用等渗葡萄糖注射液或生理盐水稀释供静脉滴注,浓度不宜大于0.15％,以防血栓性静脉炎的产生。

本品还可出现荨麻疹、药物热等变态反应,可引起肝损害,如血清转氨酶升高,出现黄疸等,常于服药10～14日后发生。肝病患者慎用。

2.中药处方

(1)中成药处方

处方1

清气化痰丸,口服,每次6～9克,每日2次。

本处方的功效是清肺化痰。适用于咳嗽,痰黄稠如脓或呈铁锈色痰,胸闷胸痛,口渴心烦,身热多汗,面红鼻扇,舌红,苔黄,脉滑数或弦数。儿童、孕妇、体质虚弱、脾胃虚寒及过敏体质者慎用。忌食辛辣、油腻食物。服药期间,若患者出现高热,体温超过 38℃,或出现喘促气急者,或咳嗽加重,痰量明显增多者应到医院就诊。

🍵 处方 2

鸡苏丸,口服,每次 3～6 克,每日 3 次,7 岁以上儿童服成人 1/2 量,3—7 岁儿童服成人 1/3 量。

本处方的功效是养阴润肺,清热化痰。适用于咳嗽,干咳痰少,咯痰不爽,低热颧红,动则汗出,手足心热,舌红,少苔,脉细数。忌食辛辣油腻食物。

(2)中药方剂

🍵 处方 1

加味仙方活命饮。金银花 30 克,穿山甲 20 克,防风 10 克,白芷 12 克,当归 10 克,陈皮 10 克,贝母 10 克,黄芩 10 克,皂角刺 20 克,天花粉 15 克,甘草 5 克,桑白皮 12 克,桔梗 12 克。每日 1 剂,水煎分 2 次服,7 天为 1 个疗程。

本处方功效是清热解毒,活血祛痰。治疗肺炎,证见寒战,发热,咳嗽,咳痰,肺部有实变体征或湿啰音者。脓痰或带铁锈色痰者加鱼腥草 30 克,胸痛者加瓜蒌 15 克。仙方活命饮具有清热解毒,消肿排脓,活血止痛的功效,为治疗外科炎症的名方。用于治疗肺炎,同样能取得满意的疗效。

◎处方 2

加减凉膈散。大黄(后下)15 克,芒硝(冲服)15 克,栀子10 克,薄荷 6 克,黄芩 15 克,连翘 20 克,甘草 6 克。每剂煎300 毫升,每日服 2 次,每 6 小时服 150 毫升。

本处方功效是清泻肺热。用于治疗休克型肺炎,症见肺热郁闭,呼吸急促,面色晦暗,发绀,四肢厥冷,胸腹灼热,尿短赤或无尿,大便秘结,舌质红,苔干黄燥,脉象微细欲绝。本方清泻肺热,是治疗休克型肺炎热深厥深的有效方药。本方治疗同时,给予输液补充血容量,维持电解质、酸碱平衡。

◎处方 3

清肺饮。金银花 30 克,连翘 15 克,金荞麦 30 克,杏仁10 克,柴胡 10 克,桔梗 10 克,桃仁 10 克,大黄(后下)10 克。每日 1 剂,水煎分早晚 2 次服。高热期每日 2 剂,分 4～6次服。

本处方功效是清热解毒,祛痰排脓。用于治疗肺炎实变期。清肺饮治疗肺炎有较好的疗效,组方的主要特点有:一是清热解毒药与通腑药并用。根据肺与大肠相表里的理论及"下不嫌早""急下存阴"之治则,治疗中早用大黄,既可通便降浊,使肺部实热得以下行,使邪有出路,达到通腑护脏作用;又能起清热解毒活血的作用,可与清热解毒药物协同作用,增强疗效。据实验研究证实,大黄对肺炎双球菌、链球菌、金黄色葡萄球菌均有较强的抗菌作用。二是清热药和活血化瘀药同用。肺炎临床表现不一定都有瘀血征象,然而在实变期,根据甲床微循环的变化,可以确认有微循环障碍。方中加桃仁可活血祛瘀,减轻毛细血管的通透性,减少炎性渗出,增加血流速度,改善局部微循环,加快了炎症的吸收。

处方4

肺热宁。麻黄8克,杏仁10克,大黄10克,石膏20克,黄芩6克,桑白皮10克,甘草5克。小儿剂量酌减,每日1剂,水煎服,病重者每日2剂。

本处方功效是清泻肺热,止咳平喘。用于治疗肺炎,症见咳嗽,喘促气急,鼻翼扇动,痰稠而黄,口渴汗出,小便黄,大便不畅或秘结,舌质红,苔黄或黄腻,脉浮数或滑数等症,肺部有湿啰音,白细胞及中性粒细胞升高,X线示肺部有炎性阴影。肺热宁由古方麻杏石甘汤加味而成。麻杏石甘汤清宣肺热,止咳平喘,配伍黄芩、桑白皮,加强了清肺化痰之功效。肺与大肠相表里,方中加入大黄,尤其适用于痰热壅盛,肺失宣降,腑气上逆,大便秘结的患者。

3.康复处方

(1)贝母粥:先以粳米100克和砂糖适量煮粥,待粥成时,调入川贝母粉末5~10克,再煮两三沸即可,上、下午温热分食。用于咳嗽咯吐黏痰不爽者。

(2)银杏石韦炖冰糖:白果20粒,去壳、衣,捣破,与石韦

— 41 —

30 克同放瓦锅中,加水 2 碗,煮至 1 碗,去渣,入冰糖 15 克,溶化后饮服。用于咳嗽、咯痰、气喘者。

(3)兔肉蘑菇丝:将熟兔肉(100 克)、葱白(25 克)分别切丝,蘑菇(50 克)煮熟。葱、蘑菇垫底,兔肉丝盖面,盛入盘内。用酱油把芝麻酱分次调散,香油调匀成味汁,淋于兔肉丝上即可食用。兔肉有清热解毒、益气健脾、祛湿凉血、利便等功效,蘑菇有解毒润燥、益气补脾、化湿止泻等功效。兔肉蘑菇合食,适用于治疗急性肺炎。

(4)川贝雪梨煲猪肺:川贝母 10 克,雪梨 2 个,猪肺 250 克,雪梨去皮,切块,猪肺切块,漂去泡沫,与川贝同放入砂锅内,加冰糖少许,清水适量,慢火熬煮 3 小时后服食。用于阴虚痰热者。

(5)芹菜熘鲤鱼:将鲤鱼(切成丝)250 克,芹菜(切段)50 克,用酱油、白糖、醋、味精、黄酒、食盐、淀粉,上汤调成汁。炒锅置旺火上,下油烧至 5 成热,放入鱼丝熘散,沥去余油,放姜丝、泡酸辣椒。芹菜段,炒出香味后烹入芡汁,放入亮油,起锅即可。鲤鱼有清热解毒、利尿消肿、止咳下气等功效;芹菜有平肝清热、祛风利湿、养神益气等功效。鲤鱼芹菜合食,适用于急慢性肺炎的辅助治疗。

(八)肺 结 核

肺结核是由结核杆菌侵入人体引起的肺部慢性传染性

疾病,可侵及许多脏器,以肺部受累形成肺结核最为常见。其主要表现有咳嗽、咳痰超过 2 周,可伴有或不伴咯血、胸痛、呼吸困难;全身症状有发热、倦怠乏力、盗汗、消瘦、月经不调等。其体征病变范围较小时,可以没有任何体征。渗出性病变范围较大或干酪样坏死时,有肺实变体征,可闻及支气管呼吸音和细湿啰音。当有较大范围的纤维条索形成时,气管向患侧移位,患侧胸廓塌陷、叩浊、呼吸音减弱。结核性风湿症有四肢大关节炎、结节性红斑、环形红斑等。根据细菌学检查结果结合化疗史,将结核病划分为 4 类,与治疗紧密挂钩。第一类:新发涂阳肺结核、重症涂阴肺结核和重症肺外结核。第二类:复治涂阳肺结核,包括复发、治疗失败和治疗中断后返回的患者。第三类:涂阴肺结核和非重症肺外结核。第四类:慢性排菌性肺结核。

1.西药处方

处方 1

异烟肼,口服,300 毫克,每日 1 次。

利福平,口服,450 毫克,每日 1 次。

吡嗪酰胺,口服,0.5 克,每日 3 次。

运用以上药物,强化治疗 2 个月。随后继用以下药物,巩固治疗 4 个月。

乙胺丁醇,口服,750 毫克,每日 1 次。

左氧氟沙星,口服,500 毫克,每日 1 次。

异烟肼,口服,300毫克,每日1次。

利福平,口服,450毫克,每日1次。

本处方适用于初治肺结核,初治肺结核是指初次诊断为肺结核而未经抗结核药物治疗的病例。病灶中结核菌对抗结核药物大多敏感,但考虑到先天和获得性耐药的可能性,在治疗期间,应坚持联合用药的原则,方案中至少包括2～3种敏感或未曾使用过的抗结核药物,强化期最好由5种药物组成,巩固期至少有3种药物,合并HIV或AIDS者至少6种药联合。抗结核药利福平、异烟肼等在使用期间需监测肝功能。

处方2

异烟肼,口服,300毫克,每日1次。

利福平,口服,450毫克,每日1次。

吡嗪酰胺,口服,0.5克,每日3次。

阿米卡星,肌内注射,400毫克,每日1次。

运用以上药物,强化治疗2个月。随后继用以下药物,巩固治疗4个月。

异烟肼,口服,500毫克,每周3次。

利福平,口服,600毫克,每周3次。

本处方适用于初治肺结核,初治肺结核是指初次诊断为肺结核而未经抗结核药物治疗的病例。利福霉素类之间有交叉耐药现象,利福平和利福喷汀之间存在着完全交叉耐药性。氨基糖苷类的卡那霉素类和阿米卡星之间为完全性交叉耐药,与链霉素间主要表现为单向交叉耐药性,故可用于对链霉素耐药的结核分枝杆菌菌株,而链霉素不能用于耐卡那霉素类或阿米卡星的菌株。

处方3

异烟肼,口服,300毫克,每日1次。

利福平,口服,450毫克,每日1次。

吡嗪酰胺,口服,0.5克,每日3次。

乙胺丁醇,口服,750毫克,每日1次。

链霉素,肌内注射,750毫克,每日1次。

运用以上药物,强化治疗2个月。随后用以下药物和剂量,继续下一阶为期1个月的强化治疗。

异烟肼,口服,300毫克,每日1次。

利福平,口服,450毫克,每日1次。

吡嗪酰胺,口服,0.5克,每日3次。

乙胺丁醇,口服,750毫克,每日1次。

在以上强化治疗之后,再运用以下药物进行为期5个月的巩固治疗。

异烟肼,口服,300毫克,每日1次。利福平,口服,450毫克,每日1次。

本处方适用于复治肺结核,复治肺结核是指初治失败或初治痊愈后又复发者,痰菌阳性者应争取作耐药性试验,但因需4～6周才得到结果,因此,应根据以往用药史,选用两种或两种以上药物进行治疗,以后根据病情演变和药敏结果进行调整。

🍶 处方4

异烟肼，口服，300毫克，每日1次。

本处方适用于隐性肺结核。需连用本药6～12月。

🍶 处方5

卫非宁，口服，3片，每日1次。

本处方适用于隐性肺结核。需连用本药4个月。

2.中药处方

(1)中成药处方

🍶 处方1

百合固金丸。口服，水蜜丸，一次6克，每日2次。

本处方功效是养阴、润肺、止咳、化痰。其主要成分为生地黄、熟地黄、麦冬、百合、芍药、当归、贝母、元参、桔梗及甘草。百合固金丸来源于清《医方集解》一书，临床中，常被用于肺结核稳定期的治疗。适用于阴虚火旺型肺结核患者，其症状表现为咳呛气急，痰少质黏，或吐稠黄痰，量多，时时咯血且量多色鲜红，午后潮热，骨蒸，五心烦热，颧红，盗汗量多，口渴，男子遗精，女子月经不调，形体日瘦。舌质红绛而干，苔薄黄，脉细数。

🍶 处方2

芪贝胶囊。饭前服用，每次10粒，每日3次，6个月为1个疗程，与抗结核药联合应用。

本处方功效是养阴益气，调补肺肾。主要成分为黄芪、冬虫夏草、蛤蚧、川贝母、百部(蜜炙)、百合、白果、白及、薏苡仁、北沙参、熟地黄、麦冬、茯苓、蒲公英、牡蛎。其中，北沙参养阴清肺，益胃生津。蜜百部润肺止咳，用于阴虚劳嗽。有高血压、心脏病、糖尿病、肝病、肾病等慢性病严重者应在医师指导下服用。用于肺结核肺痨气阴两虚证，其症状表现为咳嗽、咯血、潮热、乏力、盗汗等。

(2)中药方剂

💊处方1

贝母瓜蒌散。川贝母8克，瓜蒌12克，花粉12克，橘红4克，桔梗4克，茯苓12克。水煎服，去渣取汁，分2次服用，每日1剂。

本处方功效是润肺清热，理气化痰。方中川贝母，性微寒，味苦、甘，取其润肺清热，化痰止咳作用。瓜蒌，性寒，味甘、微苦，取其润肺清热，理气化痰的作用。花粉，性微寒，味甘、微苦，取其润燥生津，清热化痰作用。橘红，性温，味辛、苦，取其理气化痰作用。桔梗，性平，味苦、辛，取其宣利肺气作用。茯苓，性平，味甘、淡，取其健脾渗湿作用。主治燥痰咳嗽。症见咳痰不爽，涩而难出，咽喉干燥，苔白而干，肺结核属燥痰证者。

💊处方2

月华丸。天冬30克，麦冬30克，生地30克，熟地黄30克，山药30克，百部30克，沙参30克，川贝母30克，茯苓15

克,阿胶 30 克,獭肝 15 克,三七 15 克,白菊花 60 克,桑叶 60 克等。

本处方功效是滋阴润肺、镇咳止血。主治肺肾阴虚、劳瘵久嗽或痰中带血。适用于肺阴亏损型肺结核患者,其症状主要表现为干咳,咳声短促,痰中有时带血,如丝如点,色鲜红,午后手足心热,皮肤干灼,或有少量盗汗,口干咽燥,胸部隐痛。舌边尖红,脉细或细数。其用药加减为:可酌加玉竹、百合、羊乳等滋补肺阴;咳嗽甚者加杏仁、瓜蒌;胸痛明显者加郁金;咯血者加仙鹤草、白茅根;骨蒸潮热者,加银柴胡、功劳叶、白薇。

处方 3

润肺化痰汤。鹿角菜 15 克,沙参 12 克,麦冬 12 克,知母 10 克,百部 10 克。水煎服,每日 1 剂。

本处方功效是清热化痰,润肺止咳。鹿角菜,性寒味甘咸,能清热、化痰、润燥。沙参,性微寒味甘,归肺胃经,功可清肺养阴,益胃生津。麦冬,性微寒味甘微苦,属清补之品,能入肺胃心三经,以清润肺经而治干咳有热。知母,性寒味苦甘,归肺胃肾经,可清热泻火、滋阴润燥。百部,性平味甘苦,归肺经,能润肺止咳,灭虱杀虫,常用于新久咳嗽,肺痨咳嗽能证。

处方 4

百部 15 克,百合 20 克,白及 30 克,黄精 30 克,太子参 15 克,茯苓 15 克,丹参 10 克,桔梗 10 克,黄芩 10 克,杏仁 5

克,知母 5 克。

本处方功效是养阴润肺、清热解毒、益气活血。

3.康复处方

(1)摩擦法:雄黄 3 克,朱砂 5 克,共研细末。先用烧酒擦背及脊骨,然后用大独头蒜切开去须、皮,蘸药末,在后尾骨上骨节擦之,直至药末擦完为止。擦时如发现有肿痛处,就在此处多擦之。适用于各型肺结核。

(2)敷药法:五灵脂 30 克,白芥子 30 克,白鸽粪 30 克,大蒜(去皮)30 克,甘草 12 克,白凤仙花全草 1 株,猪脊髓 60克,麝香 1 克,醋适量。先将醋倒锅内加热,入麝香溶化,再将五灵脂、白芥子、鸽粪、甘草共研细末,过筛,加猪脊髓、白凤仙花全草、大蒜,放入锅内,捣成膏。纱布裹之。敷于肺俞、脾俞、肾俞、膏肓穴。2 日换 1 次,15 日为 1 疗程。中间休息 3 日,再继续下个疗程。本方主治肺结核阴虚热亢型。

(3)热蒸法:五灵脂 60 克,白芥子 60 克,生甘草 30 克,共研细末,过筛后,和醋,调成糊状。本处方适用于各型有胸痛症状的肺结核患者。每次先蒸 5 分钟,乘热敷于背部。每晚睡前敷,12 小时后取下,连用 3 天,第 1 日于临睡前将药醋调蒸热,沿第 1 胸椎向下涂布宽 10 厘米,长 25 厘米。第 2 日从尾骨向上敷,第 3 次敷于脊椎中央。敷药部位若有瘙痒、疼痛、气泡等反应。用百部根 15 克塞于母鸡肚内蒸,取鸡汁服,每服 1 杯,服完为止。

（4）滋阴鳖肉：鳖肉 250 克，百部 15 克，地骨皮 15 克，黄芪 15 克，生地黄 20 克，姜、葱、黄酒、盐各适量。将鳖肉洗净，切块。百部、地骨皮、黄芪、生地黄洗净后用纱布包好，姜切碎，葱切段。把鳖肉放入沸水锅中，撇去浮沫，加入药包、姜、葱、黄酒，先用大火煮沸后，改用小火炖煮 1 小时，去药袋，加盐调味，再煮一二沸即可。每日 1 剂，佐餐食用，连食 7～10 天。具有滋阴润肺、补肾益气的功效。适用于肺结核肺肾气阴两虚、肺阴亏损证。肺结核晚期所出现的女子闭经，男子遗精，亦可用本方治疗。

（5）虫草猪肉：冬虫夏草 9 克，沙参 9 克，麦冬 9 克，猪瘦肉 100 克，盐适量。先将冬虫夏草洗净，切成碎末。猪瘦肉洗净后切成 2 厘米见方的小块。沙参、麦冬洗净后用纱布包好，一起放入砂锅中，加适量水，大火煮沸，改用小火煮 1 小时，肉烂时去药袋，加盐调味，煮一二沸即可。每日 1 剂，佐餐食用，连食 10～15 天。具有补气养阴的功效，适用于肺结核气阴两虚、肺阴亏损证。

（6）五汁蜜膏：鸭梨 1000 克，白萝卜 1500 克，生姜 250 克，炼乳 250 克，蜂蜜 20 克。将鸭梨、白萝卜、生姜洗净，切碎，分别以洁净纱布绞汁；取梨汁、萝卜汁放入锅中，先以大火烧开，再以小火煎熬浓缩乳膏状时加入姜汁、炼乳、蜂蜜搅匀，继续加热至沸，停火，待冷装瓶备用。每次 1 汤匙，以沸水冲化，或加黄酒少许，顿饮，每日 2 次。具有滋阴清热，润肺止咳的功效，适用于虚劳、低热、久咳不止等症。

（7）白果梨肺膏：白果汁 120 毫升，秋梨汁 120 毫升，鲜藕汁 120 毫升，甘蔗汁 120 毫升，淮山药汁 120 毫升，霜柿饼 120 克，生核桃仁 120 克，蜂蜜 120 克。将霜柿饼捣如泥，然后将蜂蜜融化稀释，与柿饼膏、核桃泥、山药汁一起搅匀，微微加热，融合后，离火稍凉，趁温（勿过热）与其余四汁加入，用力搅匀，用瓷罐收贮。每次 2 茶匙，每日 3～4 次。

（九）肺 脓 肿

肺脓肿是指由多种病原菌引起的肺实质坏死的肺部化脓性感染，发病男多于女。早期为肺组织的感染性炎症，继而坏死液化，由肉芽组织包绕形成脓肿。急性肺脓肿的感染细菌与口腔、上呼吸道正常存在的菌群相一致，多为混合性感染，包括厌氧菌、需氧菌和兼性厌氧菌感染，其中厌氧菌占主要地位。

急性肺脓肿起病急骤，患者有畏寒、高热，体温可达 39～40℃，伴有咳嗽、咳黏液痰或黏液脓痰。炎症累及胸膜可引起胸痛。病变范围较广泛时，可出现气急。同时还伴有精神不振、全身乏力、食欲下降等全身症状。多数患者有牙齿、口咽喉部的感染灶或手术、劳累、受凉等病史。单纯厌氧菌感染所致的肺脓肿可以起病隐匿，且约有 10％患者无易患因素可寻。如感染不能及时控制，1～2 周后咳嗽加剧，咳出大量脓臭痰及坏死组织，每日可达 300～500 毫升，臭痰多为厌氧菌感染所致。约有 1/3 患者有痰血或小量咯血,偶有中、大量咯血。如治疗及时,一般在咳出大量脓痰后体温明显下降,全身毒性症状随之减轻,数周后一般情况逐渐恢复正常,获得治愈。如机体抵抗力下降和病变发展迅速时,脓肿可破溃到胸膜腔,出现突发性胸痛、气急等脓气胸症状。

急性阶段如未能及时有效治疗,支气管引流不畅,抗菌治疗效果不佳、不充分、不彻底,迁延 3 个月以上即为慢性肺脓肿。患者常有慢性咳嗽、咳脓痰、不规则发热、反复咯血、消瘦、贫血等慢性毒性症状。

血源性肺脓肿多常有肺外感染史,先有原发病灶引起的畏寒、高热等全身脓毒血症的症状。经数日至两周后才出现咳嗽、咳痰、痰量不多,极少咯血。

1.西药处方

🍵 处方 1

青霉素 G 240 万~320 万单位＋生理盐水 100 毫升,静脉滴注,每 8 小时 1 次(皮试)。

甲硝唑,0.5 克(250 毫升),静脉滴注,每日 2 次。

本处方适用于肺脓肿。抗生素治疗急性肺脓肿疗效在 80％以上,青霉素仍为首选药。急性肺脓肿常为含厌氧菌在内的混合细菌感染,故加用甲硝唑,甲硝唑对各种厌氧菌感染均有良效。抗生素治疗肺脓肿疗程一般为 1~2 个月,直至症状消失,脓腔炎症消散。体位引流有利于排痰,促进愈合,但脓痰量极多而体格衰弱者应谨慎从事,以免大量脓痰涌出导致窒息。气管穿刺,经纤维支气管镜注药或留置肺导管滴入抗生素进行局部治疗,可望脓腔愈合避免手术。经内科积极治疗的慢性肺脓肿(病程 6 个月以上),需手术切除。

处方 2

阿米卡星 0.2 克+50%葡萄糖注射液 100 毫升,静脉滴注,每日 2 次。

哌拉西林 2～4 克+5%葡萄糖注射液 100～200 毫升,静脉滴注 30 分钟至 1 小时滴完。

甲硝唑,0.5 克(250 毫升),静脉滴注,每日 2 次。

本处方适用于肺脓肿。对耐青霉素的金黄色葡萄球菌感染可用红霉素或头孢二、三代药物。如为革兰阴性菌(如克雷伯杆菌、大肠埃希菌、铜绿假单胞菌)等感染则一般选用一种氨基糖苷类药物加一种半合成广谱青霉素或一种头孢菌素。需要注意的是:对于肾功能减退、脱水,应用强利尿药者以及老年人,均应谨慎使用阿米卡星。各种抗生素不可置于同一滴器中,以免降低疗效。哌拉西林能产生凝血酶原血症、血小板减少症,胃肠道溃疡者慎用,同时如与抗凝血药合用可使出血危险增加。甲硝唑能产生消化道刺激症状,偶有感觉异常、共济失调、多发性神经根炎、荨麻疹、膀胱炎、排尿困难及白细胞减少。应予注意。孕妇禁用。肝病者应减量。肾功能衰竭者应延长给药时间,应经常复查白细胞计数。

2.中药处方

(1)中成药处方

🔲 处方 1

复方鱼腥草片,口服,每次 4～6 片,每日 3 次。

本处方的功效是疏风清热,宣肺化痰。适用于咳嗽胸痛,咳则痛甚,呼吸不利,咯白色黏痰,痰量日渐增多,伴恶寒发热,舌尖红,苔薄黄,脉浮滑数。忌服辛辣、刺激性食物。

🔲 处方 2

清肺抑火丸合橘红丸,两者均用 6 克,每日 3 次,温开水送服。

本处方的功效是清热解毒,肃肺化痰。适用于高热不退,咳嗽气急,咳吐黄稠脓痰,气味腥臭,胸胁疼痛,烦躁不安,口燥咽干,舌质红,苔黄腻,脉滑数或弦数。

(2)中药方剂

🔲 处方 1

黄芪汤。生黄芪 15 克,鱼腥草 30 克,赤芍 9 克,牡丹皮 6 克,桔梗 6 克,瓜蒌 9 克,生大黄(后下)9 克。水煎服,每日 1 剂。如大便仍不通畅,可在第一剂第二煎再加生大黄 9～12 克。

本处方功效是益气活血,清热排毒。用于治疗肺脓肿。

处方 2

五味消毒饮。金银花 20 克，野菊花 20 克，蒲公英 10 克，紫花地丁 10 克，紫背天葵 10 克。水煎 2 次，分 2 次温服。

本处方功效是清热解毒，主治肺脓肿。五味消毒饮清热解毒，治疗疮痈等外疡。肺痈病机也是热毒极盛，痰热血瘀，壅阻肺络，导致肉腐成脓。五味消毒饮适合于肺脓肿初期、成痈期、溃脓期和恢复期的各个不同阶段的治疗。

处方 3

金荞麦汤。金荞麦块根 250 克。金荞麦块根除去须根，切成薄片，加水 1250 毫升，置瓦罐内封口，隔水文火蒸煮 3 小时，约得 100 毫升。每次口服 40 毫升，每日 3 次，连服 1～3 周。

本处方功效是清热解毒，祛痰消痈。用于治疗肺脓肿。

处方 4

二花三黄葶苈汤。金银花 30 克，月季花 30 克，大黄（后下）15 克，黄连 10 克，黄芩 15 克，葶苈子 30 克。水煎 2 次，分 2 次温服。

本处方功效清热泻肺，活血排毒，主治肺脓肿。

处方 5

苇茎汤。苇茎 30～60 克，冬瓜仁 30 克，玉米 15～30 克，桃仁 9 克，蒲公英 30 克，金银花 30 克，地丁 30 克，连翘 15 克，黄连 9 克，栀子 9 克，甘草 3 克。水煎服，每日 1 剂。

本处方功效清肺化痰,逐瘀排脓。主治肺脓肿,症见咳吐腥臭黄痰脓血,胸中隐隐作痛,咳时尤甚,口干咽燥,舌红苔黄,脉滑数。

3.康复处方

紫菜丸:紫菜性寒,味咸,能清肺热,化脓痰,肺痈者宜食。紫菜研细末,炼蜜和为丸,每次 6 克,每日 2~3 次,饭后服。

二、心内科常见病处方

(一)心力衰竭

心力衰竭简称心衰,是指各种心脏疾病引起心脏结构和功能异常,导致心室充盈或射血减少的复杂的临床综合征。心力衰竭按其发展速度可分为急性心力衰竭和慢性心力衰竭两种。

急性心力衰竭简称急性心衰,是发生在原发性心脏病或非心脏病基础上的急性血流动力学异常,导致以急性肺水肿、心源性休克为主要表现的临床综合征。

慢性心力衰竭是不同病因引起器质性心血管病的主要综合征,是临床常见的危重症。

1.西药处方

⊃ 处方1

地高辛,口服,每次0.25毫克,每日1次。

依那普利,口服,每次15毫克,每日2次。

氢氯噻嗪，口服，每次 25 毫克，每日 1 次。

美托洛尔，口服，每次 12.5 毫克，每日 1 次。

本处方是治疗慢性心力衰竭的首选方案（也是唯一的方案）。该方案的组成是：血管紧张素转化酶抑制药＋利尿药＋地高辛＋β 受体阻滞药。此方案已得到绝大多数临床专家的认可，使慢性心力衰竭的治疗发展到一个新的阶段。与传统用药方案不同的是加用了血管紧张素转化酶抑制药和 β 受体阻滞药。前者通过抑制肾素-血管紧张素-醛固酮系统，扩张血管，改善和防止心血管重构而达到抗心力衰竭的效应。国内外大量临床验证表明，它能降低心力衰竭的死亡率，是一类安全有效的抗心衰药物。常用药物有依那普利，每次口服 10～20 毫克，每日 2 次；贝那普利，每日口服 10 毫克，每日 1 次。如少数患者可引起顽固性干咳，可改用血管紧张素 Ⅱ 受体拮抗药如氯沙坦（科素亚）每次口服 50 毫克，每日 1 次，或缬沙坦（代文）每次口服 80 毫克，每日 1 次。

以往在心力衰竭的治疗中 β 受体阻滞药属于禁用，但新近发现交感神经兴奋性增强在心力衰竭的发生、发展中起着一定的作用。应用 β 受体阻滞药能降低交感神经的兴奋性，使心力衰竭患者的血流动力学和左心室功能得到改善，降低了死亡率。由于该类药物具有负性肌力作用，应用时要谨慎，应从最小剂量开始应用。常用药物有美托洛尔（倍他乐克）每次口服 6.25～25 毫克，每日 1 次；比索洛尔（康可）每次口服 1.25～5 毫克，每日 1 次。本类药奏效慢，通常症状改善在治疗 2～3 个月后才出现。

地高辛采用逐日定量用法,每日 0.25 毫克,70 岁以上高龄老人和肾功能减退者每日 0.125 毫克。依那普利应根据血压情况灵活调整用量。地高辛是适宜于维持量法的唯一药物。国外推荐维持量法地高辛的用量为每日0.125～0.75 毫克,国内一般采用每日 0.125～0.5 毫克。显然,这样的用量范围似嫌过宽,有的患者可能无效,有的患者可能中毒,仍然难以具体操作。经过长期探索研究,发现维持量法用地高辛大多数国人适合每日 0.25 毫克为基础用量,高龄患者和肾功能减退者适当向低调整。其调整剂量幅度在 20%～33%,一般不超过 50%。经长期临床实践,使地高辛治疗有效率达 95%,而中毒反应发生率稳定于 5%以下,并杜绝了中毒致死。

Ⅰ级心力衰竭只用血管紧张素转化酶抑制药和利尿药氢氯噻嗪即可。Ⅲ级心力衰竭利尿药和血管紧张素转化酶抑制药剂量适当增加,利尿药氢氯噻嗪改为作用更强的呋塞米,水肿缓解后再改用氢氯噻嗪。在Ⅳ级心力衰竭初期不用 β 受体阻滞药,待病情稳定后再用。利尿药可在原有基础上合并应用小剂量螺内酯,每日口服 20～40 毫克。

处方 2

地高辛,口服,每次 0.25 毫克,每日 1 次。

依那普利,口服,每次 15 毫克,每日 2 次。

氢氯噻嗪,口服,每次 25 毫克,每日 1 次。

螺内酯,口服,每次 20 毫克,每日 1 次。

本处方适用于有 β 受体阻滞药禁忌证的患者,如支气管哮喘、心动过缓、传导阻滞等。

2.中药处方

(1)中成药处方

🖐 处方 1

心宝丸,口服,每日 3 次,1 个疗程为 2 个月。

本药温补心肾,益气助阳,活血通脉。用于治疗心肾阳虚,心脉瘀阻引起的慢性心功能不全和窦房结功能不全引起的心动过缓、病态窦房结综合征。尤其适宜于冠心病引起的慢性心力衰竭伴有心气衰微,心阳不振。慢性心功能不全按心功能分Ⅰ、Ⅱ、Ⅲ级,一次分别服用 120、240、360 毫克,每日 3 次,1 个疗程为 2 个月。

🖐 处方 2

济生肾气丸,口服,大蜜丸每次 1 丸,每日 2~3 次。

本处方功效是温肾化水,利水消肿。适用于心悸,喘息,不能平卧,喘促不宁,肢体浮肿,小便短少,舌淡胖,苔白,脉沉细弱。

🖐 处方 3

血府逐瘀丸,每次 1~2 丸,每日 2 次,空腹用红糖水送服。

本处方的功效是活血祛瘀,行气止痛。适用于心悸,胸闷或胸痛,面唇青紫,舌紫暗,脉弦涩。

(2)中药方剂

处方1

心衰合剂。葶苈子 30 克,桑白皮 30 克,车前子(包)30 克,生黄芪 30 克,太子参 30 克,五味子 10 克,麦冬 15 克,丹参 30 克,当归 10 克,泽泻 15 克。汤剂,每日 1 剂,水煎 2 次,分服。一般服药后 1～3 天起效。重症每日服 2 剂,分 4 次服,病情缓解后改为每日服 1 剂。

本处方功效是益气养阴,活血利水。治疗充血性心力衰竭。本方集泻肺利水、益气养心、活血通脉三法于一方,标本兼顾,而以治标为主,尤以葶苈子为要药,具有强心利尿作用。

处方2

强心汤。红参 9 克,黄芪 50 克,山茱萸 15 克,葶苈子 9 克,丹参 30 克,炙甘草 5 克。每日 1 剂,水煎 2 次,早晚分服,或分 3 次服。

本处方功效是益气扶阳,化瘀逐饮。用于治疗充血性心力衰竭。此方用于心悸,口唇青紫、水肿,气急喘息不得卧等正气虚衰,水饮泛溢之证。方中红参大补元气,以救亡阳脱阴;黄芪助红参振脾阳以滋化源,补肺气以充百脉,两药相伍,使气旺阳生,共为主药。山茱萸敛元气,固心阳,具有强心、抗休克作用;葶苈子泄肺平喘,利水消肿,也有强心作用;丹参活血养心;炙甘草益气复脉;全方共收益气扶阳,化瘀行水之功。

处方 3

强心益气汤。万年青根 15～30 克,人参 10～20 克,制附子(先煎 60 分钟)3～20 克,麦冬 15～20 克,五味子 5～10 克。每日 1 剂,用水浸泡 30 分钟左右,再煎煮 30 分钟,煎 2 次,将 2 次药液混合,早晚分服。

本处方功效是强心益气,回阳敛阴。用于治疗Ⅱ、Ⅲ度充血性心力衰竭,症见心悸、胸闷,气喘,下肢水肿,脉细数无力等症状。方中万年青根,苦寒,有毒。有洋地黄样强心作用。对房室间传导系统有抑制作用,故心动过缓,房室传导阻滞者忌服。本品有蓄积作用,应严格掌握剂量,密切观察,一般以 3～5 日为 1 个疗程。获效后改用维持剂量。如心率低于 60 次/分,应立即停药。毒性反应为恶心、呕吐、眩晕、胸闷、腹泻、四肢发冷、心动过缓等。

3.康复处方

(1)艾灸法:体穴取心俞、内关、神门、巨阙穴。采用艾卷温和灸法。每次每穴灸 15 分钟,每日 1～2 次,10 次为 1 个疗程。

(2)康复期饮食:康复期应给予患者低盐、低热量及易消化、富含维生素及各种营养素的饮食。限盐不可过严或时间太长,否则容易引起低钠综合征。一般心衰控制后每日钠摄取量在 2～3 克(食盐 5～7 克)。饮食宜少量多餐,易消化不产气的食物,注意营养搭配,如蛋、奶、纤维素多的蔬菜。并注意补充维生素 B_1 和维生素 C 等。一般水分可以不必严格限制。

(二)心律失常

心律失常是指心脏冲动的起源部位、频率、节律、传导速度与激动次序的异常。心律失常按其发生原理分为冲动形成异常和冲动传导异常两大类。心律失常是各种心脏病常见的并发症,也可以发生于自主神经功能紊乱、内分泌失调、电解质紊乱、大量失血等病症中。快速型心律失常包括窦性心动过速、阵发性室上性心动过速、快速期前收缩、心房扑动、心房颤动、室性心动过速等。慢速型心律失常包括窦性心动过缓、窦性停搏、窦房阻滞、慢速期前收缩、房室传导阻滞等。严重的心律失常可降低心搏出量,引起心功能不全及出现心源性休克。

1.西药处方

🖙 处方 1

阿替洛尔(氨酰心安),口服 12.5～25 毫克,每日 2 次或 3 次;或美托洛尔,口服 12.5～25 毫克,每日 2 次或 3 次。

本处方适用于窦性心动过速。窦性心动过速常常是继发性的,应针对原发病进行治疗。过快的心室率需使之减

慢时,方用 β_1 受体阻滞药。严重窦速,心室率达 140～160
次/分时,可用美托洛尔 1 毫克静脉推注。心衰患者的窦性
心动过速应用毛花苷 C 0.2～0.4 毫克加入 50% 葡萄糖液
20 毫升中,缓慢静脉注射。

处方 2

氨茶碱控释(舒氟美),口服 0.1～0.2 毫克,每日 2 次。

本处方适用于窦性心动过缓。窦性心动过缓心率低于
50 次/分,并有心绞痛甚至晕厥、抽搐时,可用药物治疗,同
时应针对病因进行治疗,必要时可安装人工心脏起搏器。

处方 3

50% 葡萄糖 20 毫升＋毛花苷 C 0.4 毫克,缓慢静脉
推注。

本处方适用于心房颤动。用于不伴预激综合征,且近 2
周没有用过洋地黄类药物者。心室率控制在 100 次/分以下
后改用,口服地高辛 0.25 毫克,每日 1 次维持。阵发性房颤
用上述方法常可使其转为窦性心律。不能复律者,可改为
维拉帕米 40～80 毫克,每日 3 次;或普罗帕酮 0.1～0.15
克,每日 3 次,口服复律,然后用维拉帕米维持。用洋地黄不
能使心室率减慢者,可加美托洛尔(美多心安)12.5～25 毫
克,每日 2 次口服,但应注意心电图变化,如出现房室传导阻
滞,则及时减量乃至停药。

处方 4

维拉帕米(异搏定),口服 40～80 毫克,每日 3 次。

缓释维拉帕米,口服 120～240 毫克,每日 1 次。

本处方适用于房性期前收缩。房性期前收缩一般不需治疗。房早过多则予治疗,维拉帕米无效时可服用普罗帕酮(心律平)0.15～0.2 克,每日 3 次,控制后改为 0.1 克,每日 2 次或每日 3 次维持。

处方 5

10％葡萄糖注射液 20 毫升＋利多卡因注射液 50～100 毫克,静脉推注。继之以 10％葡萄糖注射液 500 毫升,利多卡因注射液 800～1000 毫克,静脉滴注(每分钟滴入利多卡因 1～4 毫克)1～2 日后改为:美托洛尔,口服 12.5～25 毫克,每日 2 次。美西律(慢心律),口服 0.1～0.2 毫克,每日 3 次。

本处方适用于室性期前收缩。功能性早搏如无症状,不一定需治疗。器质性室性期前收缩,如果是发生于急性心肌梗死、严重心衰、心肌病及药物中毒或低钾时,应考虑先静脉给药治疗,再口服维持。一般室性期前收缩则可口服药治疗。洋地黄中毒引起的室性期前收缩应立即停用洋地黄和利尿药,静脉滴注钾盐及镁盐,口服苯妥英钠 0.1 克,每日 3 次,或用利多卡因或美西律。

处方 6

阿托品,口服 0.3 毫克,每日 3 次。

异丙肾上腺素,含服 5～10 毫克,每日 4 次。

本处方适用于房室传导阻滞。一度和二度Ⅰ型房室传导阻滞无需抗心律失常治疗。二度Ⅱ型和三度房室传导阻滞伴心室率缓慢者可用药物治疗。

🔲 处方7

异丙肾上腺素0.5毫克＋5％葡萄糖注射液500毫升，缓慢静脉滴注。

本处方适用于房室传导阻滞。二度或三度房室传导阻滞症状明显,心率在40次/分以下,或发生过阿-斯综合征者用上述方法使心室率维持在60次/分左右,无需使心率过快。异丙肾上腺素剂量不宜大,以免产生室性心律失常。二度Ⅱ型或三度房室传导阻滞患者,应安装人工心脏起搏器。

2.中药处方

(1)中成药处方

🔲 处方1

柏子养心丸,口服,水蜜丸每次6克,小蜜丸每次9克,大蜜丸每次1丸,每日2次。

本处方具有补心养心,益气安神的功效。适用于心悸怔忡,气短自汗,少气懒言,神倦健忘,头晕目眩、失眠多梦,舌质淡,脉细弱。

🔲 处方2

琥珀多寐丸,每次1.5～3克,温开水送服,每日2次或睡前1次服用,小儿酌减。

本处方具有平肝安神,养血补血的功效。适用于心中悸动不安,善惊易恐,头晕目眩,失眠多梦,心烦易怒,舌红,脉弦细。

(2)中药方剂

处方1

黄连甘草汤。黄连 10 克,炙甘草 10 克。每日 1 剂,水煎 2 次,少量多次频服,7 日为 1 个疗程。

本处方功效是清心泻火。用于治疗阵发性心动过速。本方始载于《症因脉治》,称泻心汤。《石室秘录》论怔忡提出补心与去火药同用的治法。并以"化忡丹"为例,认为方中用黄连"泻心火,即所以定心气"的作用。现代临床和实验研究证明,黄连有效成分小檗碱具有显著的抗心律失常作用。小檗碱对 $CaCl_2$、乌头碱诱发的小鼠室性期前收缩、室性心动过速、室性纤颤和 $CaCl_2$-ACh 诱发的心房颤动均有对抗作用。其作用机制可能与降低心肌自律性、延长动作电位时程和有效不应期,消除折返冲动有关。

处方2

苦地汤。苦参 40 克,生地黄 50 克。煎剂。每日 1 剂,水煎 2 次,分服,7 日为 1 个疗程。

本处方功效是清热定志。用于治疗房性和室性期前收缩。方中苦参治疗各种原因引起的心律失常均有一定疗效。对病程较短的频发性室性期前收缩疗效较好。对窦性心动过速、心房颤动也有疗效。对房室传导阻滞、房室交界性逸搏、房室交界性心律等缓慢性心律失常无效。凡脾胃虚寒,腹痛腹泻,或心率迟缓者均忌服。

处方 3

半夏菖蒲屑。生半夏、生菖蒲各等份。上药研极细末,密封贮瓶备用。使用时取末少许,让患者吹入鼻腔,取嚏3~8次。

本处方功效是开心气,调心律。用于治疗阵发性心动过速。方中生半夏和生菖蒲不仅能苏醒神志,可因激发经气而起到调控心律的作用。

处方 4

整律合剂。党参30克,丹参30克,苦参30克,炙甘草15克,柏子仁15克,常山15克。汤剂。每日1剂。水煎2次,口服,30天为1个疗程。

本处方功效是益气活血,养心复脉。主治各种期前收缩。常山原为抗疟药,近年来发现常山与奎尼丁的某些作用相似,因而试用于期前收缩患者,取得良好效果。又,常山的主要成分常山碱乙经结构改造为常咯啉,是抗心律失常药。常山有小毒,用量不宜过大,超量可致呕吐,甚至中毒。

3.康复处方

(1)按压穴位法:取内关、太溪两穴。用指端按压穴位以自我感觉酸痛为好,每次3~5分钟。

(2)针刺法:主穴为心俞、厥阴俞、内关、膻中。配穴为关元、气海、足三里、三阴交、阳陵泉、太溪、合谷、外关。每次选用 2～4 穴,中强手法针刺,或温和针灸,每日 1～2 次。

(3)耳针法:心、肾、神门、内分泌、交感、皮质下、肾上腺区,酌选 3～4 穴。针刺或用王不留行子敷贴(保留 5～7天)。

(三)冠状动脉粥样硬化性心脏病

冠状动脉粥样硬化性心脏病是指冠状动脉粥样硬化,使血管管腔狭窄、阻塞和(或)因冠状动脉痉挛导致心肌缺血缺氧,甚至坏死而引起的心脏病,简称冠心病,亦称缺血性心脏病。本病多发生在 40 岁以后,男性多于女性,脑力劳动者较多。由于心脏在不停跳动,这就需要有大量的能量源源不断地供应,而其所需要的能量和氧气都来自于冠状动脉。可以想象,如果冠状动脉发生狭窄或者闭塞,心肌得不到血液和氧气的供应,必然会发生损伤甚至坏死。

值得注意的是,损伤通常是可逆的,而坏死则是完全不可逆的,前者就是我们经常听说的心肌缺血,后者就是心肌梗死。

冠状动脉是冠心病发病的主要部位。冠心病的常见症状都是由不同程度的心肌缺血造成的。极轻的心肌缺血,可以没有症状,只有在仪器检查时才能发现,但也必须提高警惕,定期复查,并给予积极的防治。当心肌缺血比较严重时,就会出现心绞痛、心跳缓慢、心律失常、心肌梗死等症状。

1.西药处方

处方

硝酸甘油片,舌下含服,每次0.3毫克。

本处方适用于冠心病心绞痛发作时的治疗,也可用于降低血压或治疗充血性心力衰竭。硝酸甘油片的主要成分是三硝酸丙三酯。成人每次用0.25~0.5毫克(1/2~1片)舌下含服。每5分钟可重复1片,直至疼痛缓解。如果15分钟内总量达3片后疼痛持续存在,应立即就医。在活动或大便之前5~10分钟预防性使用,可避免诱发心绞痛。应使用能有效缓解急性心绞痛的最小剂量,过量可能导致耐受现象。片剂用于舌下含服,不可吞服。

2.中药处方

(1)中成药处方

处方1

通心络胶囊,口服,每次2~4粒,每日3次。4周为1个疗程。

本药益气活血,通络止痛。用于冠心病心绞痛证属心气虚乏、血瘀络阻者。个别患者用药后可出现胃部不适或胃痛。出血性疾患、阴虚火旺型卒中者,以及孕妇及妇女经期禁用。服药后胃部不适者宜改为饭后服。

处方 2

冠心舒合丸,嚼碎服,每次 1 丸,每日 1～3 次。

本处方具有理气,宽胸,镇痛的功效。适用于寒凝气滞、心脉不通所致的胸痹,症见胸闷、心前区疼痛;冠心病心绞痛。忌食辛辣、生冷、油腻食物。孕妇禁用。胃痛患者不宜服用。

(2)中药方剂

 处方 1

冠心Ⅱ号。川芎 15 克,丹参 30 克,红花 15 克,赤芍 15 克,降香 15 克。水煎,每日 3 次口服,也可制成冲剂,每日 3 次。

本处方功效是活血化瘀,行气镇痛。用于治疗冠心病心绞痛气滞血瘀征。本方主要能明显增加冠脉血流量,降低心肌耗氧量,对心肌有保护作用,能减少心肌梗死范围,改善血液流变性,减轻血瘀征的"黏、聚、滞"状态。本方还有抑制血小板聚集和促血栓溶解,以及改善微循环等作用。长期服用者疗效优于短期治疗者,尤其对心电图的改善更为明显。孕妇及妇女月经期忌用。肾虚气弱者慎用,宜与益气养心药配伍应用。如果静脉滴注,个别患者有丙氨酸氨基转移酶升高现象,停药后短期内即可恢复正常。

 处方 2

益气化瘀方。葛根 9 克,丹参 15 克,降香 2.4 克,决明子 30 克,太子参 9 克,黄芪 15 克,炙远志 6 克,菖蒲 4.5～6

克,茯神 9 克,琥珀末(冲)1.5 克。每日 1 剂,水煎 2 次,口服。

本处方功效益气活血,养心安神。用于冠心病心绞痛。本方用葛根、丹参活血化瘀,以为君药;降香化瘀行气镇痛;太子参、黄芪补气,协助活血、行气之功;琥珀散瘀安神;远志、菖蒲、茯神配人参,取定志丸法,以安神宁志;决明子清肝降火以平肝阳。对冠心病心绞痛心神不安,肝火上扰之证可收到标本兼顾,整体协同的功效。

📖 处方 3

加味四妙勇安汤。当归 30 克,玄参 30 克,金银花 30 克,丹参 30 克,甘草 30 克。每日 1 剂,水煎 2 次,口服。

本处方功效是活血化瘀,解痉镇痛。用于治疗冠心病,心痛,胸痹短气,脉结代,兼治肾绞痛。方中当归养血和血;丹参养血散瘀;玄参养阴凉血化瘀,其乙醇提取物能明显增加冠状动脉血流量;金银花、甘草解毒镇痛。诸药合用,共奏活血化瘀,扩张冠状动脉,解痉镇痛的功效。

3.康复处方

(1)山楂荷叶茶:山楂 15 克,荷叶 10 克,绿茶 3 克。先将山楂、荷叶晒干,切成细末,与茶叶一同放入带盖的茶杯中,加入适量沸水,加盖闷 15 分钟后,代茶饮用。每日 1 剂,分早、晚 2 次饮用。降压降脂,活血化瘀。适用于冠心病、高脂血症患者。

（2）山楂薏米汤：生山楂 50 克，薏苡仁 60 克，鲜荷叶 30 克，葱白 15 克。先将荷叶洗净，切丝，生山楂洗净，切片，然后与淘洗干净的薏苡仁一同放入锅中，加入适量的水，煎煮半小时，再加入洗净的葱白，再煮 2 分钟即成。中午与晚上分别佐餐食用。活血化瘀，宣痹通络。适用于痰浊壅塞型冠心病患者。

（3）黄芪木耳山枣羹：黄芪（另包）20 克，黑木耳 15 克，山楂（另包）10 克，大枣 10 克，红糖适量，煮成羹食用。此为一日的剂量。

（4）三七粉：三七适量，研粉，每日 3 克口服，在每年秋冬季连服 3～4 个月，适用于冠心病缓解期。

（5）双玉粥：玉竹 12 克，玉米粉 30 克，生黄芪 30 克，粳米 100 克。先将黄芪、玉竹放入砂锅中，加入适量的水，煎煮 30 分钟，去渣取汁，再加入淘净的粳米和适量清水，先用旺火煮沸，再改用文火煮至粥稠，等到粥将熟时，再将玉米粉用凉水搅成糊状，缓缓调入，边加边搅拌，再煮 2～3 沸即可。早、晚餐分别食用。益气养阴。适用于气阴两虚型冠心病患者。

（6）穴位按摩法：用拇指按压膻中、内关两穴各 3 分钟。在无药物情况下可作为急救用，平日坚持按摩有预防功效。

（7）足浴疗法：当归 30 克，玄参 30 克，金银花 30 克，丹参 30 克，甘草 30 克。将上药加清水适量，煎煮 30 分钟，去渣取汁，与 2000 毫升开水一起倒入盆中，先熏蒸心前区，待温度适宜时泡洗双脚，每日早晚各 1 次，每次熏泡 40 分钟，10 日为 1 个疗程。活血化瘀，解痉镇痛。适用于冠心病、胸痹气短、心痛、脉结代，能治疗肝区刺痛及肾绞痛。

（四）高血压病

一般人常常把高血压和高血压病混同起来，认为只要发现高血压就是高血压病，或者简单地把高血压病称为高血压。其实两者是不同的，高血压仅是一种症状，不能称为一种独立的疾病。它可以是许多疾病引发的一种临床表现，是其他疾病在发病过程中所反映出来的一种症状，如肾炎、甲状腺功能亢进症等，所以医学上称为症状性高血压。但是这种高血压仅占所有高血压病患者的 10%。而高血压病是一种疾病的名称，即使用现代最精密的检查方法，90% 以上的患者也找不出血压升高的原因，所以又称它为"原因不明性高血压"或"原发性高血压"，因此科学家们认为，它应是一种独立的疾病，故称为高血压病。

高血压病患者的症状与血压升高程度并无一致的关系，有的人血压很高，并无症状；有的人血压检测不太高，症状却十分明显。有的人在降压治疗之前并无明显症状，应用降压药血压下降以后，反而出现症状或症状加重。现代临床研究的资料表明，高血压病早期多无症状或症状不明显。

1.西药处方

处方1

依那普利,口服,每次5毫克,每日1次。

本处方适用于各种程度高血压病、肾血管性高血压及糖尿病合并高血压病患者的治疗。由于本品效果优于卡托普利,不良反应又较轻,故使用日益广泛,为高血压治疗的首选药。成人常用量:口服每次5毫克,每日1次,以后随血压反应调整依那普利剂量至每日10～40毫克,分2～3次服,如疗效仍不满意,可加用利尿药。在肾功能损害时,肌酐清除率在每分钟30～80毫升时,初始剂量为5毫克,如肌酐清除率每分钟<30毫升,初始剂量为2.5毫克;在透析患者,透析日剂量为2.5毫克。开始用本品治疗前建议停用其他降压药1周。

处方2

吲达帕胺,口服,每次2.5毫克,每日1次。

本处方适用于高血压。依那普利的主要化学成分是吲达帕胺。口服给药。成人:每次2.5毫克,每日1次。可在4周后增至每次5毫克,每日1次。维持量为每次2.5毫克,隔日1次。为减少电解质平衡失调出现的可能,宜用较小的有效剂量,并应定期监测血钾、钠、钙、血糖及尿酸等,注意维持水与电解质平衡,尤其是老年人等高危人群,注意及时补钾。

2.中药处方

(1)中成药处方

处方1

天麻钩藤饮,口服,每次1包,每日3次。

本方具有平肝息风,清热活血,补益肝肾等功效。用于肝阳偏亢,肝风上扰,头痛,眩晕,失眠。对肝阳偏盛型高血压有较好的疗效,对肾性、原发性、神经源性高血压均有明显的降压作用。

处方2

安宫降压丸,口服,每次1～2丸,每日2次。

本处方具有潜阳息风,平肝降压的功效。适用于胸中郁热,肝阳上亢引起的头目眩晕,项强脑涨,心悸多梦,烦躁起急,高血压症。

处方3

牛黄清心丸,口服,每次1丸,每日1次。

本处方具有清心化痰,镇惊祛风的功效。适用于风痰阻窍所致的头晕目眩,痰涎壅盛,神志混乱,言语不清及惊风抽搐、癫痫。

(2)中药方剂

处方1

益肾降压汤。生黄芪30～45克,黄精15～30克,女贞子15～30克,淫羊藿15～30克,杜仲15～30克,怀牛膝

12～20克,泽泻15～30克,桑寄生15～30克。每日1剂,水煎,2次分服。据病情调整剂量,连服7～8周。

本处方功效是补益肾气,调整阴阳。治疗老年高血压病。

🍵 处方2

复方槐花降压汤。槐花25克,桑寄生25克,川芎15克,地龙15克。每日1剂,水煎2次,口服。15日为1个疗程。

本处方功效是清肝活血,养阴潜阳。用于治疗肝热血瘀、肝肾阴虚阳亢的高血压患者。方中槐花,味苦性微寒,归肝经,能清肝火。药理研究证明槐花有降低血压作用。桑寄生,苦甘性平,归肝肾经、能补肝肾,养血祛风,用于肾阴不足,风阳上亢之头痛眩晕。川芎、味辛性温,归肝、心经,能活血散瘀,行气开郁,可用于多种头痛。地龙咸寒,亦归肝经,能清热平肝息风。

🍵 处方3

清降汤。桑白皮30克,地骨皮30克。每日1剂,浸泡30分钟,水煎30分钟左右,煎3次,取汁混合,每日上午8时、下午3时、晚上8时各服1次。20日为1个疗程,可连续服用。

本处方功效是清肝降火,滋阴凉血。治疗原发性高血压,属肝阳或痰火上扰者。方中桑白皮虽曰泻肺,实亦清肝润降之品;地骨皮《别录》谓其治"客热头痛",李时珍谓"下焦肝肾热者宜之",药理研究证明桑白皮和地骨皮均有明显降压作用。

> 处方 4

益心健脑汤。黄芪 30～60 克,葛根 15～30 克,丹参 20～40 克,川芎 6～12 克,生山楂 9～15 克,桑寄生 15～30 克。每日 1 剂,用适量水浸泡 30 分钟左右,煎 2 次,取汁 300～400 毫升,分 2～3 次温服。

本处方功效是补气活血,益心健脑。用于治疗高血压病、冠心病,亦用于脑血栓形成、脑动脉硬化及心律失常等。本方治疗老年心脑血管疾病气虚血瘀之证,方中以黄芪补心肺之气为君;丹参活血养心,川芎行肝血为辅;并佐以葛根升脾胃之气,活血通络;生山楂活血化瘀,健脾消滞;桑寄生补养肝肾,益血和营;综合诸药,共奏益气活血、益心健脑之功。

3.康复处方

(1)柿叶茶:干柿叶 10 克(鲜品用 20 克),蜂蜜 5 克。每年 7—9 月收集柿叶,晒干研成粗末。将柿叶末放入杯中,用沸水冲泡,加盖闷 10 分钟。把柿叶茶倒入另一杯中,加蜂蜜少许,搅匀后当茶频频饮用,一般冲泡 3 次,每日 1 剂。平肝凉血,清火降压。用于肝火亢盛、肝阳上亢型高血压病。

(2)芹菜大枣汤:鲜芹菜 250 克,大枣 5 枚。芹菜洗净、切碎,加入大枣,水适量,煮汤,分几次服用。或芹菜 30 克,杭菊花 12 克,共煎汤,代茶饮。

(3)二花鲫鱼汤:菊花 10 克,槐花 10 克,鲫鱼 1 条(约 250 克)。将菊花、槐花分别洗净,放入碗中备用。将鲫鱼剖杀,去鳞、鳃、内脏,洗净后,用绍酒、酱油轻抹在鲫鱼身上,放置片刻,入砂锅,加清汤适量,大火煮沸后,加葱花、姜末,改用小火煨煮 30 分钟,加菊花、槐花,继续煨煮 10 分钟,加食盐、味精各少许,煮沸即成。佐餐当菜,随意食用,菊花、槐花也可同时嚼服。平肝潜阳,泻火降压。用于各类高血压病,对肝阳上亢、肝火上炎型高血压病尤为适宜。

(4)海带决明子汤:海带 30 克,决明子 20 克,将海带洗净与决明子共煮,去渣饮汤。

(5)豌豆大枣糯米粥:豌豆 60 克,大枣 15 枚,糯米 120 克。先将豌豆、大枣洗净后放入温开水中浸泡半小时,再与淘洗干净的糯米一起放入砂锅中,加水适量,用文火煨煮 1 个小时,待豌豆、糯米熟烂呈开花状即可。早、晚餐分别食用。生津补虚,利湿降压。用于痰浊内蕴型高血压。

(6)花生米醋方:花生米 500 克,醋适量。先将连花生衣的花生米用醋浸泡 7 日以上,时间越长越好,每日搅动 1 次。每晚睡前嚼食花生仁 10 粒。活血化瘀,降低血压。用于早期高血压和动脉硬化。

(五)病毒性心肌炎

病毒性心肌炎是由病毒感染引起的心肌局限性或弥漫

性炎症性病变,属于感染性心肌疾病。病毒性心肌炎患者临床表现取决于病变的广泛程度与部位,轻者可完全没有症状,重者甚至出现心源性休克及猝死。多数患者发病前1～3周有病毒感染前驱症状,如发热、全身倦怠感和肌肉酸痛,或恶心、呕吐等消化道症状。随后可以有心悸、胸痛、呼吸困难、水肿,甚至晕厥、猝死。

1.西药处方

处方

维生素 C,口服,0.1～0.3 克,每日 3 次。

复合维生素 B,口服 2 片,每日 3 次。

辅酶 Q_{10},口服 10 毫克,每日 3 次。

本处方适用于病毒性心肌炎。患有病毒性心肌炎的患者,需卧床休息。本病目前尚无特异性疗法,急性期强调必须卧床休息至症状控制或体温下降后 3～4 周,然后改为半休,总共休息 3 个月左右。促进心肌代谢药物有辅助治疗作用,除 B 族维生素、维生素 C、辅酶 Q_{10} 之外,腺苷三磷酸、辅酶 A、肌苷、细胞色素 C 等均可选用。各种抗病毒药物,如吗啉胍(0.1～0.2 克/次,每日 3 次)、金刚烷胺(0.1 克/次,每日 2 次)、利巴韦林(0.1 克/次,每日 3 次)等均可以试用,但疗效不十分肯定。一般不宜使用肾上腺皮质激素,尤其是在起病 10 日或 2 周以内。对重症患者,如发生心功能衰竭、严重心律失常,尤其是高度房室传导阻滞及或阿-斯综合征及全身中毒症状显著患者,除对症处理外,可应用地塞米松每日 10～30 毫克,分次静脉滴注,连用 3～7 日,病情改善后改为口服并迅速减量至停药,疗程不超过 2 周。若用药 1 周无效,则停用。对于心律失常、心衰及休克的患者,给予积极对症治疗,有高度房室传导阻滞和(或)阿-斯综合征发作的患者,应及时安置临时心脏起搏器。

2.中药处方

(1)中成药处方

处方 1

通脉口服液,口服,每次 10 毫升,每日 2～3 次。

本处方具有活血化瘀,养血通脉的功效。适用于病毒性心肌炎等。

处方 2

生脉口服液,口服,每次 10～20 毫升,每日 2 次。

本处方具有益气养阴,生津复脉的功效。适用于病毒性心肌炎、扩张型心肌病等以心气虚为主症者。

(2)中药方剂

处方 1

抗心肌炎汤。板蓝根 30 克,金银花 20 克,黄柏 15 克,虎杖 15 克,柏子仁 12 克,远志 12 克,丹参 15 克,麦冬 12 克,黄芪 18 克,党参 15 克。每日 1 剂,水煎 2 次,分 2 次服。

本处方功效是清热解毒,益气养心。治疗急性病毒性心肌炎。发热者加柴胡 10 克;心动过速或早搏者加万年青 10 克。

🔖 处方 2

养阴清心汤。玄参 15～30 克,沙参 9～12 克,麦冬 9～15 克,生地黄 15～30 克,炙甘草 9 克,黄芩 9 克,大青叶 9 克,蒲公英 9～12 克。每日 1 剂,水煎,分 2 次口服。症状缓解后 2～3 日 1 剂。

本处方功效是养阴清热,解毒。用于治疗急性病毒性心肌炎阴虚内热者。

🔖 处方 3

心肌饮。人参 6 克,五味子 9 克,麦冬 12 克,金银花 20 克,板蓝根 20 克,丹参 15 克,当归 12 克。每日 1 剂,水煎 2 次,早晚 2 次分服。1 个月为 1 个疗程,治疗 2～3 个疗程。

本处方功效是补气养阴,清热解毒,活血宁心。治疗病毒性心肌炎气阴两虚型。

3.康复处方

(1)休息法:急性期必须卧床休息,以减轻心脏负荷。等心脏恢复正常大小、血沉正常、心电图好转后,才可逐渐起床及增加活动量。一般患者需卧床休息至体温下降后 3～4 周,有心力衰竭或心脏扩大者必须休息 6～12 个月。

(2)饮食法:应食用易消化,含大量维生素、蛋白质和低脂肪饮食。心力衰竭者应限制日常生活中的钠盐摄入量,食盐量应低于正常人的 50%。恢复期可用黄芪 30 克,麦冬 10 克,冰糖 25 克,粳米 50 克,大枣 5 枚,共煮粥,分 2 次食用,每日 1 剂。

(3)运动法:如心肌炎病情稳定,心功能正常,且无明显心律失常的患者,可适当参加体育锻炼,如散步、打太极拳等。

(六)病态窦房结综合征

病态窦房结综合征(SSS)简称病窦综合征,是指由于窦房结的起搏和传导功能障碍而引起的一种慢、快心律交替出现的心律失常。患者可在不同时间出现一种以上的心律失常,常同时合并心房自律性异常,部分患者同时有房室传导功能障碍。可表现为心动过缓(50 次/分以下),亦可为阵发性心动过速。

众多病变过程,如纤维化与脂肪浸润、硬化与退行性变、淀粉样变性、甲状腺功能减退、某些感染(布氏杆菌病、伤寒)等,均可损害窦房结,导致窦房结起搏与窦房传导功能障碍;窦房结周围神经和心房肌的病变,窦房结动脉供血减少亦是 SSS 的病因。迷走神经张力增高、某些抗心律失常药物抑制窦房结功能亦可导致窦房结功能障碍,应注意鉴别。

患者出现与心动过缓有关的心、脑等脏器供血不足的症状,如发作性头晕、黑矇、乏力等,严重者可发生晕厥。如有心动过速发作,则可出现心悸、心绞痛等症状。

1.西药处方

⤵ 处方1

阿托品,口服,每次0.3毫克,每日3次。

麻黄碱,口服,每次25毫克,每日3次。

本处方适用于心动过缓的患者,主要是提高基础心率,预防阿-斯综合征的发生。阿托品阻断迷走神经对心脏的抑制,使心率加快,传导加速;麻黄碱可直接激动肾上腺素受体,使心率加快,传导加速。大量长期使用可引起震颤、焦虑、失眠、头痛、心悸、发热感、出汗等不良反应。晚间服用时,常加服镇静催眠药如苯巴比妥以防失眠。短期反复使用可致快速耐受现象,作用减弱。停药数小时可恢复。甲状腺功能亢进、高血压、动脉硬化、心绞痛等病的患者禁用。忌与帕吉林(优降宁)等单胺氧化酶抑制药合用,以免引起血压过高。

紧急情况下可用异丙肾上腺素1毫克溶于5%葡萄糖注射液500毫升中静脉滴注,滴注速度1～2微克/分钟。

效果不好可酌加烟酰胺(维生素PP、吡啶甲酰胺),本品有防治心脏传导阻滞和提高窦房结功能及抗快速型心律失常的作用。

⤵ 处方2

地高辛,口服,每次0.125毫克,每日1次。

阿托品,口服,每次 0.3 毫克,每日 3 次。

本处方适用于病态窦房结综合征的快-慢综合征。病态窦房结综合征发生室上性快速心律失常时,如室上性心动过速、快速心房颤动或扑动等,此时用一般抗心律失常药均有抑制窦房结功能的危险,而选用小剂量地高辛口服相对较安全,但使用时应密切观察。发作时加用阿托品,可临时口服每次 0.3 毫克,必要时可重复,当心律失常控制后即可停用。

应用地高辛时应注意随访检查心电图、心率及心律、心功能监测、血钾。若有下列情况应禁用:任何洋地黄类药物的中毒;室性心动过速、心室颤动;预激综合征伴心房颤动或扑动。

通过上述处方治疗仍无效时,可考虑安装心脏起搏器。

2.中药处方

(1)中成药处方

➥ 处方

心宝丸(同心力衰竭)。

(2)中药方剂

➥ 处方 1

麻黄附子细辛甘草汤。麻黄 3～4.5 克,制附子(先煎 2 小时)6～9 克,细辛 3 克,甘草 4.5～6 克。每日 1 剂,水煎 2 次,分 2 次服。

本处方功效是温经助阳。用于治疗病态窦房结综合征。本方是麻黄附子细辛汤、麻黄附子甘草汤的复合方,二方原是治疗伤寒少阴两感的温阳解表剂,本方则取其温经助阳的作用治疗病窦综合征。麻黄辛温之品,王好古谓其"甘温纯阳"功能升阳。药理研究表明,具有拟肾上腺素作用,能使心率增快,血压升高。附子助心阳以通脉,能改善窦房结与房室传导功能,加快心率,恢复窦性心律。细辛温经通阳,有强心、抗心肌缺血、增加心输出量,升高血压的作用。甘草则益气和中,调和诸药。

🔒 **处方 2**

加味生脉散。人参(党参)20 克,附子(先煎 2 小时)10 克,五味子 10 克,桃仁 10 克,炙甘草 10 克,丹参 15 克,麦冬 15 克。每日 1 剂,水煎,早晚 2 次温服,15 日为 1 个疗程。治疗 4～6 个疗程。

本处方功效是益气敛阴,温阳活血。用于治疗病窦综合征气阴两虚型。

3.康复处方

(1)生活调养法:日常生活中注意避免引起心律失常的因素,如吸烟、喝浓茶或咖啡、剧烈运动、情绪激动等。保持乐观、愉快的情绪。避免过度劳累和情绪激动,注意劳逸结合。

(2)饮食法:饮食宜清淡,富含维生素 C 和植物蛋白,避免经常食用过多的动物性脂肪和含胆固醇较高的食物。

三、消化科常见病处方

（一）慢性胃炎

慢性胃炎是由多种病因引起的胃黏膜慢性炎症,其病理特点是以淋巴细胞和浆细胞的黏膜浸润为主。临床可分为浅表性胃炎和萎缩性胃炎。慢性浅表性胃炎的疼痛特点多为胀痛、隐痛、刺痛,疼痛无溃疡病之节律性,腹胀食后尤甚,伴见食欲缺乏、恶心、呕吐、嗳气、泛酸等,有时可有黑粪,体征常在上腹部有较广泛压痛。慢性萎缩性胃炎与慢性浅表性胃炎基本相似,其特点是一般无泛酸、腹痛、腹胀等症状,主要症状为食欲缺乏,厌食油腻,重者极度厌食、消化不良、乏力,渐见贫血、腹泻、消瘦等,体征可见上腹部有压痛,部分患者可见睑结膜及指甲床苍白。确诊常靠胃镜和活组织检查。慢性浅表性胃炎发病年龄以青壮年居多,慢性萎缩性胃炎发病年龄以中老年居多,病情迁延,常可持续数年。

1.西药处方

🔲 **处方1**

　　枸橼酸铋钾,口服,每次240毫克,每日2次。

　　阿莫西林,口服,每次500毫克,每日2次。

　　甲硝唑,口服,每次0.4克,每日2次。

　　枸橼酸铋钾既能强固屏障功能,又具有抗幽门螺杆菌作用。除枸橼酸铋钾外,其他胃黏膜保护药也可用思密达、麦滋林-S颗粒、胃膜素等。

　　阿莫西林和甲硝唑均为抗幽门螺杆菌药。临床常用的抗幽门螺杆菌药包括抗生素、铋剂和硝基咪唑类三大类。它们通过杀灭胃内幽门螺杆菌,对慢性胃炎有较好的远期治疗效果。但单独应用效果不理想,常常需要三联或四联。

　　有腹胀、食物反流、胃灼热感、恶心等胃肠道动力障碍症状及胆汁反流者酌情加用以下胃动力药。

　　(1)甲氧氯普胺(胃复安,灭吐灵)。能促进食管、胃蠕动,促进胃排空,有效地缓解腹胀、食物反流、胃灼热感、恶心等胃肠道动力障碍症状。每次口服5～10毫克,每日3次,于餐前30分钟或睡前服用。

　　(2)多潘立酮。阻断胃肠道多巴胺受体,增强胃蠕动,每次口服10毫克,每日3～4次。

　　(3)西沙必利(普瑞博思)。是全胃肠动力药,能增加胃肠蠕动,促进排空,每次口服5～10毫克,每日3次。

处方 2

呋喃唑酮,口服,每次 100 毫克,每日 3 次。

克拉霉素,口服,每次 250 毫克,每日 2 次。

甲硝唑,口服,每次 0.4 克,每日 2 次。

本处方适用于对处方 1 耐药而无效的患者。

2.中药处方

(1)中成药处方

处方 1

三九胃泰,口服,每次 1 包,每日 2 次,15 日为 1 个疗程。

主要成分有三叉苦、九里香、白芍、熟地黄、生地黄、茯苓、黄芩、木香等。清热燥湿,行气活血,柔肝止痛。用于上腹隐痛,饱胀、反酸、恶心、呕吐、纳减、心口嘈杂感等,以及浅表性胃炎、糜烂性胃炎、萎缩性胃炎等慢性胃炎见有上述症状的湿热气滞证。初显疗效后不宜立即停药,建议再服3~4 个疗程以巩固疗效。服药期间,忌食辛辣、油炸、过酸食物及酒类等刺激性食品。

处方 2

摩罗丹,口服,每次 55~110 粒,每日 3 次,饭前用米汤或温开水送下。

主要成分有百合、麦冬、石斛、茯苓、白术、乌药、白芍、三七、鸡内金、延胡索、玄参、当归等。具有和胃降逆,健脾消胀,通络定痛之功效。用于慢性萎缩性胃炎及胃痛,胀满,痞闷,纳呆,嗳气,胃灼热等症。忌食刺激性食物及饮料;孕妇慎用。

(2)中药方剂

🍵 处方1

黄蒲胃炎汤。黄芪30克,蒲公英20克,百合20克,乌药10克,白芍20克,甘草10克,丹参20克,炒神曲10克,炒山楂10克,炒麦芽10克。每日1剂,水煎分2次服。

本处方功效是益气健脾,解毒生肌,活血通络,缓急镇痛。治疗慢性浅表性胃炎。方中以黄芪、甘草、蒲公英益气健脾,生肌,清热解毒;百合配乌药即《时方歌括》百合汤,为治疗胃脘痛的验方,百合补已伤之胃阴,乌药辛香行气以镇痛;更以芍药、甘草缓急止痛;丹参活血通络;山楂、神曲、麦芽消导和胃。全方虚实兼顾,寒热并调,气血同治,补而不滞,消而不伐,疗效可靠。

🍵 处方2

玉液汤。生山药30克,生黄芪15克,知母18克,生鸡内金6克,葛根5克,五味子10克,天花粉10克。每日1剂,水煎分2次服。

本处方功效是益气养阴。用于治疗慢性胃炎,胃阴不足型,症见口干唇燥,不思饮食,食后腹胀,舌红少津,苔少或无,脉细无力。玉液汤原为《医学衷中参西录》中治疗消渴的方剂。方中山药、知母、葛根、天花粉养阴生津;阴津不足易生内热,知母、天花粉有清热之功;生黄芪补气升清,加用鸡内金以助运化。全方适用于胃之阴津不足而运化失健之证。

处方 3

半夏泻心汤。半夏 9～15 克,黄芩 6～20 克,黄连 2～10 克,干姜 3～10 克,党参 10～20 克,炙甘草 3～10 克,大枣 3～10 枚。每日 1 剂,水煎分 2 次服。

本处方功效是辛开苦降,和胃消痞。用于治疗慢性胃炎,证见胃脘痞满疼痛,食欲缺乏,干呕或呕吐,肠鸣下痢,舌苔薄黄而腻。幽门螺杆菌参与胃炎的发病过程,是慢性胃炎复发的一个重要因素。清除幽门螺杆菌是治疗幽门螺杆菌相关性胃炎的关键。体外抑菌试验证实黄连、黄芩、干姜、党参、甘草均有不同程度的直接杀灭幽门螺杆菌的作用。半夏泻心汤对幽门螺杆菌感染有较好的清除作用,减轻胃黏膜炎症,能明显改善慢性胃炎的症状。

处方 4

复萎汤。玉竹 10 克,麦冬 15 克,石斛 12 克,山楂 10 克,蒲公英 15 克。每日 1 剂,水煎 3 次,取汁 300 毫升,每次 100 毫升,每日 3 次口服。同时多饮糖水,以增加胃内酸度。3 个月为 1 个疗程。

本处方功效是养阴清热,健脾和胃。用于治疗萎缩性胃炎。

处方 5

加味二陈汤。陈皮 12 克,半夏 10 克,茯苓 12 克,甘草 3

克,紫苏 12 克,枳壳 10 克,白芍 12 克,焦白术 15 克,焦三仙各 10 克。每日 1 剂,水煎分 2 次服。

本处方功效是燥湿化痰,理气和中。用于治疗慢性胃炎,症见胸膈胀满,胃脘疼痛,食不知味,恶心呕吐,头晕心悸,大便溏稀,舌苔白腻,脉滑。二陈汤燥温化痰,加用紫苏、枳壳、白术、焦三仙以增强健脾化湿、理气和中之力;白芍与甘草配合以缓急镇痛。全方对改善痰湿壅盛的慢性胃炎症状有一定的疗效。

3.康复处方

(1)芡莲山药薏白粥:等量芡实、莲子、淮山药、薏苡仁、炒白术研成细末,每次取 50 克,加大米适量煮粥吃。

(2)黄芪大枣陈皮汤:黄芪 20 克,大枣 10 枚,陈皮 3 克,煎汤代茶,经常饮用,有助于治疗脾胃气滞型胃炎。

(3)养成良好的饮食习惯:胃炎患者应细嚼慢咽,还要注意饮食的规律性,不可暴饮暴食或不规则进食。在急性发作期,宜少量多餐,同时应避免餐间零食。注意饮食卫生,防止饮食不洁。克服不良饮食嗜好,做到寒温适中,少吃辛热,慎食生冷。戒烟酒,不喝浓咖啡、浓茶、各种产气的碳酸饮料等。

(4)避免应用对胃有损伤的药物:大多数的解热镇痛药和糖皮质激素类药等会对胃黏膜造成损害,因此不宜使用。对于苦寒败胃、大辛大热、滋腻难化和燥烈伤胃的中药,在使用时也应该注意对胃肠的影响。

(二)消化性溃疡

消化性溃疡是指发生在胃和十二指肠的慢性溃疡,因溃疡形成与胃酸和胃蛋白酶的消化作用有关所以叫消化性溃疡,根据发生部位不同又将消化性溃疡分为胃溃疡和十二指肠溃疡。消化性溃疡多见于青壮年,病程迁延,往往反复发作。以上腹部周期性、节律性疼痛,伴嗳气、反酸等症状为主要表现。

1.西药处方

🍃 处方

雷尼替丁,口服,每次 0.15 克,每日 1 次,睡前服。

本处方适用于胃溃疡、十二指肠溃疡、术后溃疡、反流性食管炎等的维持治疗。其剂量为每日 150 毫克,于饭前顿服。对慢性溃疡病有复发史患者,应在睡前给予维持量。对急性十二指肠溃疡愈合后的患者,应进行 1 年以上的维持治疗。长期(应不少于 1 年)在晚上服用 150 毫克,可避免溃疡(愈后)复发。吸烟者早期复发率较高。在肾功能不全者,本品的血浆浓度升高,$t_{1/2}$ 延长。因而,当患者肌酐清除率<50 毫升/分升,剂量应减少一半。老年人的肝、肾功能降低,为保证用药安全,剂量应进行调整。可降低维生素 B_{12}

的吸收,长期使用可致维生素 B_{12} 缺乏。

2.中药处方

(1)中成药处方

处方

复方田七胃痛胶囊,口服,每次 3～4 粒,每日 3 次。维持用量:症状消失后,继续用药 15 日,每次 2 粒,每日 2 次。

本处方主要成分为三七、延胡索、香附、吴茱萸、川楝子、白芍、白及、枯矾、氧化镁、碳酸氢钠等。具有制酸镇痛,理气化瘀,温中健脾,收敛止血等功效。用于胃溃疡、十二指肠球部溃疡及慢性胃炎。

(2)中药方剂

处方 1

溃疡散。海螵蛸 200 克,煅瓦楞子 200 克,白及 100 克,白芍 120 克,甘草 100 克,蒲公英 200 克,陈皮 1000 克。上药研碎成粉,每次 6 克,每日 3 次,饭前 1 小时服用。十二指肠溃疡者每晚加服 1 次,30 日为 1 个疗程,观察 2 个疗程。

本处方功效是制酸护膜。适用于治疗消化性溃疡。方中海螵蛸含 80% 以上碳酸钙和壳角质,黏液质含量约 15%,故可中和胃酸,降低胃蛋白酶活性,增加胃黏膜环磷腺苷(cAMP)含量,增加胃黏膜细胞前列腺素(PGE_2)合成,加强细胞保护作用,促进溃疡愈合。白及具有收敛止血、消肿生肌作用,常用于肺胃出血、外伤出血及疮疡肿痛等,具有良好的局部止血消炎作用,可使血细胞凝集,形成人工血栓。白芍、甘草酸甘相伍,缓急止痛。蒲公英清热解毒消痛。全方具有止血、止酸、促进溃疡创面愈合作用。

处方2

仙方活命饮。归尾 15 克,贝母 15 克,天花粉 15 克,金银花 15 克,赤芍药 15 克,防风 10 克,白芷 10 克,陈皮 10 克,皂角刺 10 克,穿山甲片 6 克,甘草 6 克,乳香 6 克,没药 6 克。水煎分 2 次服,每日 1 剂。30 日为 1 个疗程。

本处方功效是清热解毒,活血消肿。用于治疗消化性溃疡。仙方活命饮源自《校注妇人良方》,原为治疗疮疡肿毒初起,红肿作痛,属于阳证的方剂,今用于治疗消化性溃疡,取得较好疗效。

3.康复处方

(1)三七鸡蛋羹:鸡蛋 1 枚,三七粉 2 克,拌匀蒸成蛋羹食用,每晚 1 次。

(2)饴糖方:饴糖 1～2 汤匙,温开水适量化服、长期服用可以镇痛、预防复发。主要适用于脾胃虚寒证溃疡患者。

(3)生姜猪肚:生姜(50 克)切碎,放入猪肚中,小火炖,喝汤吃猪肚。适用于脾胃虚寒型溃疡病呕吐患者。

(4)生姜红糖大枣汤:生姜 60 克,红糖 120 克,大枣 7 枚,水煎,吃枣,喝汤,每日 1 剂。对溃疡病呕吐效果好。

（三）上消化道出血

上消化道出血是指屈氏韧带以上的消化道包括食管、胃、十二指肠或胰胆等病变引起的出血；胃空肠吻合术后的空肠病变出血亦属此范围。大量出血一般是指在数小时内的失血量超出 1000 毫升或循环血容量的 20％，其主要表现为呕血和（或）黑粪，常伴有血容量减少而引起的急性周围循环衰竭。

1.西药处方

➭处方 1

垂体后叶素 6～8 单位＋5％葡萄糖注射液，静脉滴注，0.2～0.4 单位/分。奥曲肽（善得定）0.1 毫克＋10％葡萄糖注射液，静脉推注，继而以每小时 25～50 微克的速度持续静脉滴注。

本处方适用于上消化道出血中的肝硬变食道胃底静脉曲张破裂出血。奥曲肽是一种合成的长效激素释放抑制素，为八肽环化化合物，其止血机制一般认为是其选择性的内脏血管收缩作用而达止血效果。一般连续应用 48～72 小时。应用垂体后叶素时应严密监护生命体征（心电图），慎防高血压。应与硝酸甘油联合使用以免引起冠状动脉收缩。已有冠心病者应禁用。肝硬变食道胃底静脉曲张破裂出血应采用三腔二囊管气囊压迫止血。无效时行内镜下硬化剂注射。消化性溃疡出血药物治疗无效可在内镜直视下,向出血灶喷洒 1％去甲肾上腺素或凝血酶。

🔳 处方 2

奥美拉唑(洛赛克)40 毫克＋生理盐水 20 毫升注射液,静脉推注,每日 1 次。

本处方适用于消化性溃疡出血。还可同时应用酚磺乙胺(止血敏)、氨基乙酸、氨甲苯酸(止血芳酸)等常规止血药。

2.中药处方

(1)中成药处方

🔳 处方 1

十灰散。每次 9 克,每日 2 次。

本处方功效是凉血止血。适用于血热证上消化道出血,其症状表现为吐血色红或紫黯,口苦胁痛,心烦易怒,口臭便秘,或大便色黑,脘腹胀闷或作痛,舌红苔黄腻,脉滑数或弦数。备选成药可用四红丸,三黄丸、失血奇效丸、犀角地黄丸、龙胆泻肝丸、百宝丹等。

🔳 处方 2

归脾丸。每次 10 克,每日 3 次。

本处方功效是健脾益气止血。适用于脾虚证上消化道出血。其症状表现为吐血缠绵不止,时轻时重,血色暗淡,神疲乏力,食欲缺乏,气短心悸,畏寒肢冷,面色苍白,或便血紫黯,舌淡脉细弱。备选成药可用理中丸、当归补血丸、补中益气丸、洋参丸等。

处方3

大补阴丸。每次9克,每日2～3次,备选成药可用二至丸、左归丸、知柏地黄丸等。

本处方功效是滋阴止血。适用于阴虚证上消化道出血。其症状表现为反复黑粪或吐血,血色鲜红量少,口干咽燥,五心烦热,消瘦面红,舌红,脉细数。

处方4

震灵丸。每次9克,每日3次。备选成药可用云南白药、百宝丹、失笑散等。

本处方功效是祛瘀止血。适用于瘀血证上消化道出血。其症状表现为吐血紫黯,或挟有血块,大便色黑,胃脘疼痛,痛如针刺,拒按。舌紫暗或有瘀斑,脉细数。备选成药中云南白药及百宝丹止血作用强,各型上消化道出血均可配合应用。

(2)中药方剂

处方1

泻心汤加十灰散加减。大黄6～12克,黄芩15克,黄连3克,焦山栀10克,侧柏叶10克,大蓟10克,小蓟10克,牡丹皮10克,生地黄10克,赭石(先煎)30克。每日1剂,水煎分2次服。

本处方功效是清胃泻火,活血止血。适用于胃中积热证上消化道出血,症状多表现为发热烦躁,吐血色鲜、量多,口干口臭,大便干结或色黑,脘痛恶心。舌红苔黄,脉洪大滑数。

💊 处方 2

龙胆泻肝汤、丹栀逍遥散等加减。龙胆草 3 克,山栀 10 克,黄芩 15 克,木通 5 克,生地黄 10 克,当归 10 克,泽泻 10 克,牡丹皮 10 克,大黄 6 克,白芍 15 克,藕节 15 克,生甘草 5 克。每日 1 剂,水煎分 2 次服。

本处方功效是清肝泻肝,凉血止血。适用于肝火犯胃证上消化道出血,症状多表现为烦躁易怒、吐血鲜红或带紫,口苦而干,胁痛目胀,少寝多梦,大便干结。舌质红绛,脉弦数。

💊 处方 3

半夏 10 克,黄芩 15 克,黄连 3 克,党参 10 克,炙甘草 5 克,赭石(先煎)30 克,花蕊石 30 克,海螵蛸 10 克,白及 10 克,地榆 10 克,仙鹤草 15 克。每日 1 剂,水煎分 2 次服。

本处方功效是辛开苦降,化瘀止血。适用于脾虚胃热证上消化道出血,症状多表现为大便色黑如柏油,恶心呕吐或带血,口臭而干,脘腹痞闷。舌苔黄腻,脉细数。

💊 处方 4

理中汤合血府逐瘀汤加减。炮姜 6 克,党参 10 克,白术 15 克,炙甘草 5 克,灶心土(包,先煎)30 克,桃仁 10 克,红花 6 克,生地黄 10 克,当归 10 克,赤芍 10 克,白芍 15 克,川芎

6克,三七(研末,吞服)3克,炙黄芪15克,牛膝15克,刺猬皮10克,花蕊石30克,延胡索10克,柴胡6克,枳壳10克,桔梗6克。每日1剂,水煎分2次服。

本处方功效是益气止血,活血化瘀。适用于气虚血瘀证上消化道出血,其症状表现为吐血紫黯,大便色黑,胃脘疼痛拒按,痛有定处,痛如针刺刀割,气短乏力,口干纳呆。舌质淡有紫斑,脉细涩。

3.康复处方

(1)黄花鲜藕汤:黄花菜100克,鲜藕节50克,加水共煮,吃黄花菜,喝汤。

(2)嫩藕白及饮:嫩白藕500克,白砂糖200克,白及粉3克,藕不去皮绞汁,加入白糖和白及粉,搅匀。取适量用沸水冲服,每日2次。

(3)白参炖鹧鸪:鹧鸪1只,白参30克,将鹧鸪宰杀洗净切块,放炖盅内加白参炖2小时,调味服食。

(4)针灸法:胃热壅盛证:针刺合谷、天枢、内关、足三里、五里等穴位,泻法。肝火犯胃证:针刺行间、涌泉、太冲、不容等穴位,泻法。气虚血溢证:针刺脾俞、胃俞、隐白、足三里、太白、三阴交、太溪、大椎等穴位,用补法或加用灸法。阴虚火旺证:针刺隐白、复溜、昆仑、足三里、行间、阳陵泉等穴位,平补平泻。以上各证型均留针15~30分钟,每日1~2次。若患者表现为气血暴脱证,即出现休克表现,取涌泉、人中、内关针刺,强刺激;或灸神阙、关元、百会、足三里等穴位。

(四)肝 硬 化

肝硬化是由于一种或多种致病因素长期或反复作用于肝脏,造成肝细胞坏死、肝组织弥漫性纤维化、假小叶和再生结节形成为特征的慢性肝病。在我国大多数为肝炎后肝硬化,少部分为酒精性肝硬化和血吸虫性肝硬化。病理组织学上有广泛的肝细胞坏死、残存肝细胞结节性再生、结缔组织增生与纤维隔形成,导致肝小叶结构破坏和假小叶形成,肝逐渐变形、变硬而发展为肝硬化。早期无明显症状,后期因肝变形硬化、肝小叶结构和血液循环途径显著改变,临床以门静脉高压和肝功能减退为特征,常并发上消化道出血、肝性脑病、继发感染等而死亡。

1.西药处方

处方

维生素C,口服0.1克,每日3次。

维生素E,口服0.1克,每日1次。

复合维生素B,口服1~2片,每日3次。

葡醛内酯,口服0.1克,每日3次。

本处方适用于肝硬化。方中葡醛内酯(肝泰乐),是构成结缔组织的重要成分,认为能与肝内和肠内毒物结合形成无毒的葡萄糖醛酸结合物而排出,并可促使体内代谢物加速排泄,有保肝及解毒作用。维生素 C 和维生素 E 均有抗氧化作用,参与体内多种物质代谢。如保护细胞膜不受氧化破坏,保持细胞间质的完整、维持毛细血管的正常通透性,促使体内代谢产物的排泄等。故可作为肝硬化的辅助用药。

2.中药处方

(1)中成药处方

◤ 处方 1

中满分消丸,口服,每次 6 克,每日 2 次。

本处方具有健脾行气,利湿清热的功效。主要用于腹大胀满,脘腹撑急,小便不利,下肢水肿,伴烦热口苦,舌苔黄腻,脉滑数。孕妇慎用。服药期间饮食宜用清淡易消化之品,慎食辛辣肥腻之物。

◤ 处方 2

调中四消丸,口服,每次 6 克,每日 1 次,温开水送服。

本处方具有消食化滞,利水镇痛的功效。主要用于脘腹坚满而痛,胃有振水声,或肠间辘辘有声,纳呆脘闷,小便短小不利,苔白,脉弦有力。

◤ 处方 3

七味都气丸,口服,每次 9 克,每日 2 次。

本处方具有滋养肝肾,利水消肿的功效。主要用于腹大中满,腹皮紧,四肢瘦,腹部青筋显露,面色黧黑,午后潮热,心烦,舌红少苔,或有瘀斑,脉弦细数。

（2）中药方剂

处方 1

解毒活血方。赤芍 30 克,八月札 10 克,灵芝 10 克,连翘 10 克,藤梨根 10 克,黄芪 15 克,枸杞子 15 克,红花 10 克,丹参 30 克。每日 1 剂,水煎分 2 次服。1 个月为 1 个疗程,每疗程间隔 6 日,3 个疗程后观察疗效。

本处方功效是行气活血,益气解毒。用于治疗肝硬化。本方是在著名老中医的验方基础上,重用赤芍而成。黄芪、枸杞子、灵芝培补气阴,连翘、藤梨根清热解毒,红花、丹参、赤芍活血化瘀,兼清里热,八月札行气解郁活血。全方重在清热扶正,又不失活血化瘀散结这一传统疗法之宗旨。

处方 2

软肝汤。生大黄 6～9 克,桃仁 9 克,土鳖虫 3～9 克,丹参 9 克,鳖甲 9 克,炮穿山甲 9 克,黄芪 9～30 克,白术 15～60 克,党参 9～15 克。每日 1 剂,水煎分 2 次服。

本处方功效是活血化瘀,软肝散结,益气健脾。治疗早期肝硬化伴轻度腹水（癥瘕、积聚、胁痛、臌胀）。本方为姜氏治疗早期肝硬化的经验总结,以张仲景《金匮要略》下瘀血汤加味而成。方中大黄荡涤瘀血,桃仁活血化瘀,土鳖虫逐瘀破结,三味相合,破血之力颇猛;并以丹参活血凉血、消肿,促进肝功能好转;山甲软坚,鳖甲滋阴,两药对肝脾肿大均有散结消肿作用;佐以黄芪、白术、党参益气健脾。上药共具活血化瘀,益气扶正,攻补兼施之功。孕妇忌服。

⬛ 处方3

健脾化瘀利水汤。北芪 30 克,猪苓 30 克,白术 15 克,茯苓 15 克,枳实 15 克,丹参 15 克,赤芍 15 克,大腹皮 15 克,泽泻 12 克,莪术 12 克,当归 12 克,甘草 6 克。每日 1 剂,水煎分 2 次服。

本处方功效是益气健脾,活血化瘀,软坚散结。主治肝硬化腹水。伴消化道出血者,去丹参、莪术、赤芍,加茜草、蒲黄、白及各 15 克;伴黄疸者,加茵陈、溪黄草各 15 克;腹水日久,肾阳亏虚者,加巴戟天、菟丝子、制附子各 15 克;阴虚火旺者,加女贞子、旱莲草各 15 克。腹水期,给予白蛋白 10 克静脉滴注,每 2 天 1 次,氢氯噻嗪 25 毫克口服,每天 3 次,螺内酯 20 毫克口服,每天 3 次,以及中药内服。腹水消退后期单纯用中药。

(五)脂 肪 肝

脂肪肝西医又称脂肪性肝病或肝内脂肪变性,是由于各种原因引起的肝细胞内脂肪蓄积过多的一种病理状态。中医学无脂肪肝的病名,根据症状归属于"胁痛""积聚""痰饮""肥气""膨胀""痞证"等范畴。根据其临床表现,现国家标准定名为"肝癖"。

在正常情况下,人体的脂肪有两大类:一类是中性脂肪,可随人的营养状况和机体活动的多少而变化。另一类为类脂,包括磷脂、胆固醇和胆固醇酯,是人体细胞膜的重要组成部分,也是合成胆盐、维生素 D、类固醇激素的重要原料,是固定不变的。

正常人肝内脂肪含量约占肝脏重量的 $3\%\sim5\%$,其中含磷脂占 50%,三酰甘油占 20%,游离脂肪酸占 20%,胆固醇约占 7%,其余为胆固醇酯等。当肝内脂质含量超过肝湿重的 5%,或在显微镜下肝组织切片每单位面积内见 30% 以上的肝细胞内有脂滴存在时,称为脂肪肝。除此之外,其他脂类成分、糖原含量、羟脯氨酸、肝蛋白质及水分也相应改变。但由于脂代谢酶的遗传性缺陷而导致脂肪酸、胆固醇或类脂复合物在肝等处沉积的脂质沉积症不属于脂肪肝的范畴。

脂肪肝患者,主要是脂肪酸和三酰甘油量的异常增高,而胆固醇及磷脂等相对增加较少。在不同的病因下,积聚在肝内的脂肪可以是三酰甘油、磷脂、糖脂、胆固醇酯或神经酰胺等。因此,脂肪肝的命名,更确切地讲,应该包括说明脂类的性质,如"磷脂性脂肪肝""固醇性脂肪肝"等。由于大多数的脂肪肝,是由于三酰甘油积聚所致,故一般所讲的脂肪肝即指此类脂肪肝。

随着医学的发展,肝病学家发现,部分脂肪肝患者的肝有炎症表现,甚至有些患者的肝会出现肝纤维化、肝硬化。因此,目前肝病学家将脂肪肝称为脂肪性肝病,是指各种原因引起的以肝细胞脂肪变性为主的临床病理综合征,包括单纯性脂肪肝、脂肪性肝炎和脂肪性肝硬化等。

1.西药处方

处方1

苄氯贝特,100毫克,晚餐后服1次;或苯扎贝特,口服200～400毫克,每日2次。

本处方适用于脂肪肝血脂异常时的降脂治疗。贝特类降脂药禁用于:①肝疾病患者(脂肪肝除外)。②胆囊疾病(如胆结石)患者。③严重肾功能不全者(血清肌酸酐＞1.5毫克/分升或肌酐清除率＜60毫升/分钟)。

本药与其他HMG-CoA还原酶抑制药合用,可能产生严重的肌肉损害,故禁止合用。使用贝特类药物治疗过程中出现过光敏反应的患者禁用本药。

处方2

多烯磷脂酰胆碱,口服2粒,每日3次。

本处方适用于脂肪肝的护肝去脂治疗。多烯磷脂酰胆碱胶囊剂应于餐后用大量液体整粒送服。如患者少服用1次剂量,可在下次服药时补服;如少服1日剂量,则无需补服。视病情的严重程度疗程可长达1年。

处方 3

熊去氧胆酸,口服 100～200 毫克,每日 2 次;或脂必妥,口服,每次 1.05 克,每日 3 次。

本处方适用于脂肪肝的护肝去脂治疗。熊去氧胆酸禁用于:①对胆汁酸过敏者。②严重肝功能减退者。③胆道完全阻塞者。

本药需服用较长时期(至少 6 个月以上)。有胆囊切除术指征的患者,包括持续性急性胆囊炎、胆管炎、胆石性胰腺炎或胆道胃肠瘘不宜选用本药治疗。

2.中药处方

(1)中成药处方

处方 1

益多酯(降脂灵)片,口服,每次 5 片,每日 3 次。

本处方具有补肝益肾、养血、明目、降脂功效。适合于肝肾阴虚型脂肪肝,头晕,目昏,须发早白,高血脂症。

处方 2

通泰胶囊,口服,每次 4 粒,每日 3 次。

本处方具有通便降脂功效。适合于脂肪肝兼大便秘结者。

处方 3

月见草油胶丸,口服,每次 3 丸,每日 3 次。

本处方具有化湿行气,疏肝化瘀功效。适合于各类轻、中度脂肪肝属肝郁湿阻者。孕妇禁用。

🍃 处方 4

化滞柔肝颗粒，开水冲服。每次 1 袋，每日 3 次，每服 6 日需停服 1 日或遵医嘱。

本处方具有清热利湿，化浊解毒，祛瘀柔肝功效。适合于非酒精性单纯性脂肪肝湿热中阻证，症见肝区不适或隐痛，乏力，食欲减退，舌苔黄腻。

🍃 处方 5

壳脂胶囊（甘复生），口服，每次 5 粒，每日 3 次。

本处方具有清化湿浊、活血散结、补益肝肾功效。适合于非酒精性脂肪肝湿浊内蕴、气滞血瘀或兼有肝肾不足郁热证等。

（2）中药方剂

🍃 处方 1

枳术汤合升降散。枳实 40 克，生白术 20 克，蝉蜕 6 克，生大黄 6 克（大便溏泄者改为熟大黄），僵蚕 10 克，姜黄 10 克。上药加水适量煎煮，连煎 2 次，取汁去渣，将 2 次药汁合并。每日 1 剂，分 2 次温热服。

本处方功效是健脾化湿，祛痰散结，活血化瘀。用于治疗脾气虚弱型脂肪肝。

🍃 处方 2

溪黄草虎杖汤。溪黄草 30 克，虎杖 15 克，大黄 10 克。上药加水适量煎煮，连煎 2 次，取汁去渣，将 2 次药汁合并。

每日 1 剂,分 2 次温热服。

本处方功效是清肝利湿,排毒化瘀。用于治疗肝经湿热型脂肪肝。

处方 3

消脂益肝茶。柴胡 2 克,丹参 2 克,山楂 2 克,白芍 2 克,枳壳 2 克,安溪铁观音茶 4 克。上药共研细末后,与茶混合制成袋茶。每日上下午各泡服 1 次,每次 1 袋,频频饮服之。

本处方功效是疏肝健脾,理气化痰。用于治疗肝郁气滞型脂肪肝。

处方 4

益肾清肝汤。菟丝子 20 克,女贞子 20 克,枸杞子 20 克,淫羊藿 15 克,何首乌 15 克,决明子 15 克,白芍 30 克,虎杖 30 克,泽泻 20 克。上药加水适量煎煮,连煎 2 次,取汁去渣,将 2 次药汁合并。每日 1 剂,分 2 次温热服。

本处方功效是益肾养肝。用于治疗肝肾阴虚型脂肪肝。

处方 5

健脾活血方。炒白术 9~15 克,泽泻 9~15 克,丹参 9~15 克,川郁金 9~15 克。上药加水适量煎煮,连煎 2 次,取汁去渣,将 2 次药汁合并。每日 1 剂,分 2 次温热服。

本处方功效是健脾利湿,活血化痰。用于治疗痰湿内阻兼血瘀型脂肪肝。

处方 6

化痰散瘀方。王不留行 20 克,丹参 12 克,泽兰 10 克,生山楂 10 克,胆南星 10 克,郁金 10 克,枳实 6 克,决明子 15 克,土茯苓 15 克。上药加水适量煎煮,连煎 2 次,取汁去渣,将 2 次药汁合并。每日 1 剂,分 2 次温热服。

本处方功效是活血化瘀,祛湿化痰。用于治疗痰瘀交阻型脂肪肝。

处方 7

化痰祛瘀方。丹参 15 克,郁金 15 克,泽泻 15 克,虎杖 30 克,决明子 30 克,生山楂 30 克,荷叶 10 克。上药加水适量煎煮,连煎 2 次,取汁去渣,将 2 次药汁合并。每日 1 剂,分 2 次温热服。

本处方功效是活血化瘀,疏肝和络,化痰降脂。用于治疗气血瘀阻型脂肪肝。

3.康复处方

(1)冬瓜三豆汤:冬瓜 250 克,蚕豆 100 克,绿豆 60 克,白扁豆 30 克。将冬瓜洗净,去皮,切块,同蚕豆、绿豆、白扁豆一同放入砂锅中,加水适量煨煮 1 小时,取汤即成。每日早、晚分饮。健脾利湿,清暑消肿。适用于脾气虚弱型脂肪肝。

(2)苹果萝卜芹菜汁:苹果 1 个,胡萝卜 1 个,芹菜 50 克,柠檬 1/4 个。将苹果洗净后去皮、除核,胡萝卜洗净,均切成片;将芹菜洗净,切成段,与苹果片、胡萝卜片一同放入榨汁机中搅碎,再放入柠檬汁搅匀即成。补血安神,清肝降脂。

（3）马齿苋蒲黄粥：鲜马齿苋 150 克，蒲黄粉 10 克，粟米 100 克。将鲜马齿苋拣去杂质，洗净，切碎后盛入碗中备用。将粟米淘洗干净，放入砂锅，加适量水，大火煮沸后，改用小火煮 30 分钟，加切碎的鲜马齿苋，拌和均匀，继续煮至粟米酥烂，待粥将成时调入蒲黄粉，再煮沸即成。早晚餐食用。清热解毒，散瘀降脂。适用于肝经湿热型脂肪肝。

（4）热水袋热敷法：选择大号不漏水的热水袋，然后将 70℃左右的热水装至热水袋容量的 2/3，排出袋内气体，旋紧袋口，装入棉布套内或用棉布包好后敷于腹部及肝区，每次热敷 20～30 分钟，每日 2 次。治疗脂肪肝肝区疼痛的患者。

（5）药物敷贴法：生川芎 15 克，甘草 9 克，食盐少许。混合捣融成膏。将药膏摊于肾俞、腰眼穴位上，覆以纱布，胶布固定，每日一换。适用于各种原因引起脂肪肝，虚寒患者最宜。

（六）胆 囊 炎

胆囊炎是指由胆结石、胆囊管炎症水肿、蛔虫等原因使胆囊管阻塞，胆汁淤积浓缩，刺激胆囊引起的化学性炎症，可继发细菌感染，是发病率较高的疾病之一。根据其临床表现和临床经过，又可分为急性和慢性两种类型，常与胆石症合并存在。右上腹剧痛或绞痛,多为结石或寄生虫嵌顿梗阻胆囊颈部所致的急性胆囊炎,疼痛常突然发作,十分剧烈,或呈现绞痛样。胆囊管非梗阻性急性胆囊炎时,右上腹疼痛一般不剧烈,多为持续性胀痛,随着胆囊炎症的进展,疼痛亦可加重,疼痛呈现放射性,最常见的放射部位是右肩部和右肩胛骨下角等处。

1.西药处方

处方1

山莨菪碱(654-2),静脉滴注,每次 10 毫克,每日 2 次。

33%硫酸镁,口服,每次 20 毫升,每日 3 次。

氨苄西林,肌内注射,每次 1 克,每日 2 次。

本处方适用于急性胆囊炎。用药的基本方案是:镇痛药＋利胆药＋抗菌药。

山莨菪碱为抗胆碱能药物,能解除胆道平滑肌痉挛,缓解胆绞痛。效果优于阿托品,但对严重胆绞痛往往需要合并应用其他镇痛药。急性胆囊炎胆绞痛较轻者可单独用抗胆碱能药物(如山莨菪碱、阿托品等)镇痛,痛甚者用抗胆碱能药加异丙嗪注射,更剧烈者将抗胆碱能药与强效镇痛药哌替啶或二氢埃托啡合用。吗啡镇痛作用强,但能增加胆道平滑肌张力,单独应用效果不理想。一般选用哌替啶,每次 50～100 毫克,肌内注射。严重的胆绞痛,可选用镇痛作用强大的二氢埃托啡。镇痛药有依赖性,应限制使用。

硫酸镁既有利胆作用，又有镇痛作用。硫酸镁可刺激小肠黏膜分泌胆囊收缩素，促进胆汁分泌，并能松弛胆道括约肌。33%硫酸镁每次 10～30 毫升口服，每日 3 次。

急性胆囊炎用抗菌药物治疗，以防发生菌血症及化脓性并发症。可根据病情通常选用氨苄西林及头孢菌素类、喹诺酮类抗生素，考虑厌氧菌感染时合并用甲硝唑、替硝唑等，这些药物均能在胆汁中有较高浓度。最好依据胆汁或血液细菌培养，以及药物敏感试验结果指导选择抗生素。

同时，应配合禁食、胃肠减压、静脉补充营养、维持水电解质平衡等综合治疗措施。

处方 2

33%硫酸镁，口服，每次 20 毫升，每日 3 次。

利胆片，口服，每次 5 片，每日 3 次。

本处方适用于慢性胆囊炎。用药的基本方案是：利胆药＋镇痛药（酌情）。硫酸镁既有利胆作用，又有镇痛作用，仍为首选药。

处方 3

保胆健素，口服，每次 1～2 粒，每日 3 次。

主要成分是丁醚二醇，具有增加胆汁生成及分泌、引导胆汁排流、消除胆石、促进新陈代谢、降低血清胆固醇的作用，药性温和，严重前列腺肥大及青光眼患者慎用。

2.中药处方

(1)中成药处方

▷ 处方 1

金胆片,口服,每次 5 片,每日 2～3 次。

主要成分有龙胆草、金钱草、虎杖、猪胆膏等,本处方具有利胆消炎的功效。主要用于急慢性胆囊炎、胆石症及胆道感染。孕妇慎用。

▷ 处方 2

消炎利胆片,口服,每次 4～6 片,每日 3 次。

本处方既有利胆作用,又有消炎功效。主要成分有金钱草、金银花、黄芩、大青叶等,具有促进胆汁分泌、消炎利胆、解痉镇痛作用。

▷ 处方 3

胆乐胶囊,口服,每次 4 粒,每日 3 次。

本处方具有理气镇痛,利胆排石的功效。方中郁金疏肝利胆,活血化瘀;金钱草清热解毒,利尿排石;山楂疏肝解郁;陈皮行气。诸药共奏理气止痛,利胆排石之功。用于治疗气滞型慢性胆囊炎、胆石症。

(2)中药方剂

▷ 处方 1

胆囊消炎方。金钱草 40 克,黄芩 10 克,槟榔 15 克,大黄 15 克,青皮 10 克,陈皮 10 克,枳壳 10 克,木香 10 克,苏梗 10 克,川芎 6 克,郁金 15 克,川楝子 12 克,延胡索 12 克,炒薏苡仁 40 克,罂粟壳 6 克,炒白芍 15 克,炙甘草 8 克。每日 1 剂,水煎 3 次,分 2 次早晚温服。

本处方功效是清热利湿,行气活血。治疗急慢性胆囊炎。

处方 2

利胆排石饮。柴胡 9 克,生大黄 9 克,枳壳 9 克,金铃子 9 克,黄芩 9 克,广郁金 9 克,金钱草 45 克,红藤 30 克。上药(除大黄外)加适量水煎煮 2 次,取汁混合,加入生大黄浓缩至处方量,稍静置后,过滤。滤液加入适量苯甲酸钠(0.2%)、甜叶菊苷浸膏(1%),加水调整至全量,分装于 500 毫升盐水瓶内,100℃30 分钟灭菌,备用,临床用灭菌棉花、纱布过滤,分装于 20 毫升塑料安瓿中,每日服 3 次,每次 1 支。

本处方功效是疏肝行气,利胆化石。用于治疗慢性胆囊炎,胆石症。利胆排石饮有显著促进大鼠胆汁分泌、加速小鼠胆囊排空的功效,并有抗炎作用。

处方 3

加减大柴胡汤。柴胡 12～18 克,大黄 9～18 克,白芍 10～30 克,枳实 9 克,黄芩 10 克,半夏 10 克,郁金 10 克,木香 10 克,延胡索 15 克,生姜 12 克。每日 1 剂,水煎服,7 日为 1 个疗程。

本处方功效是疏肝利胆,通腑泄热。用于治疗急性胆囊炎、慢性胆囊炎急性发作。大黄泻下通腑,使湿热毒邪有出路,对消除疼痛与及早恢复消化道功能具有明显的效果;柴胡、枳实、木香等有明显的利胆作用;黄芩清热,半夏降逆,白芍、延胡索止痛。全方共奏清泄胆腑湿热,疏肝理气镇痛之效。在急性单纯性胆囊炎的治疗上,可及早控制和缓解病情,抑制炎症反应;在急性化脓性胆囊炎的治疗上,配合西药治疗可控制炎症,避免手术痛苦。

处方4

胆黄散。鲜猪胆20个,鲜绿豆500克,大黄50克,甘草20克。切开猪胆颈部,将绿豆装入猪胆中,用线缝紧,悬吊于干燥通风处,等胆汁浸透绿豆后,洗净胆外污物,连同大黄、甘草放入温箱中烤干研末、过筛后约450克,每日早、中、晚各服10克,15日为1个疗程。

本处方功效是利胆清热。用于主治慢性胆囊炎。

3.康复处方

(1)苹果汁加柠檬汁:每日喝4杯苹果汁,连续5日,其他饮食正常(少油)。苹果汁作用是软化结石,使其易于排出。第六日晚饭不吃,晚上6时喝1杯加入1茶匙泻盐(硫酸镁)的温水。晚上8时再喝1杯同样溶液。晚上10时,以半杯新鲜柠檬汁与半杯橄榄油搅拌均匀喝下。柠檬汁可软化胆管,橄榄油促使胆囊分泌大量胆汁,把结石冲出胆囊,排出体外。第七日早晨上厕所时即可排出,浮在水面的绿色油状圆形物即是结石,大如草莓,小如细沙状。

(2)金钱草茶:用金钱草鲜草 100 克(或干者 50 克),煎汤代茶,每日 1 次,可以连续服用。

(3)按摩法:①按摩时,端坐在椅子上,两脚并拢,调匀呼吸。先用右手掌拍打左肩,再用左手拍打右肩,交替拍打 20 次。②用藤拍子,拍打右侧肩背 50 次。③用手掌揉摩两大腿外侧从上到下 20 次,以一手拇指、示指、中指之端揉捏小腿腓肠肌自上而下 10 次。④最后做放松动作,用双手掌轻轻拍打腰背及大腿外侧上下各 30 次。按摩每日做 1 次,每次 20 分钟左右。

(七)慢性结肠炎

慢性结肠炎主要指慢性非特异性溃疡性结肠炎。以腹泻、黏液脓血或血便为主要表现,严重者可致急性结肠扩张、穿孔、大出血等并发症。主要累及直肠和乙状结肠,也可累及左、右半结肠甚至全结肠和回肠末端。本病属中医学"泄泻"范畴,又因泻在黎明之时,故又称"五更泻"。其临床症状有常在黎明之时腹部胀痛,肠鸣,泻下如注,完谷不化,泻后则安,或黏液血便或便秘等症。大多反复发作,病程多在半年以上。多因感受外邪、饮食不节、脾胃虚弱、肾阳虚衰、情志失调,或久病气虚损伤脾胃及肠而致清浊不分,升降失司所致。但大多是由急性肠炎迁延而来。

1.西药处方

🍵 处方1

柳氮磺吡啶,口服,每次1克,每日3次。

本处方适用于轻型急性期的治疗,用药的基本方案是用递进法,即先用水杨酸制剂,效果差者加用糖皮质激素。柳氮磺吡啶(SASP)片剂为每日2～4克,分4次口服,栓剂为每日2克塞肛,其不良反应有皮疹、发热、粒细胞减少、再生障碍性贫血等。同类药有艾迪莎,主要活性成分美沙拉泰(5-ASA),在碱性肠液中缓慢释放,每日1～2克,分2～4次服用;或保留灌肠每日1克,应用2～4周,对轻、中度溃疡性结肠炎疗效较好。不良反应比SASP少而轻。

用柳氮磺吡啶根据情况可增至每日4～6克。对直肠或乙状结肠炎者可用栓剂或用相同剂量保留灌肠;也可用5-ASA每日1克保留灌肠。如上述治疗无效,可改用糖皮质激素保留灌肠,如氢化可的松琥珀酸钠50～100毫克,每日1～2次。灌肠效果不好或病变范围较广者,采用口服糖皮质激素,泼尼松或泼尼松龙用量为每日30～40毫克。

🍵 处方2

泼尼松,口服,每次10毫克,每日3次。

艾迪莎,口服,每次0.5克,每日3次。

本处方适用于中型急性期的治疗。药物治疗的基本方案如下。

（1）口服糖皮质激素，另加用水杨酸制剂或免疫抑制药。中型一般都需糖皮质激素，本类药对溃疡性结肠炎的急性发作期有较好的疗效，其作用机制主要是非特异性抗炎作用。用药途径：一是保留灌肠，氢化可的松琥珀酸盐50～100毫克溶于生理盐水60～100毫升中，保留灌肠，一般每晚1次，必要时每日2次。糖皮质激素保留灌肠对于轻、中型患者不失为一种较好的疗法。二是口服，为最常见的用药方法，泼尼松或泼尼松龙每日20～40毫克，重症患者可达每日60毫克，在急性发作期，给药剂量要足，一般用药2～3周后症状开始缓解，如不减轻应改为静脉给药；症状缓解后可逐渐减量，减药的速度不宜太快，以免症状反跳，通常7～10日减5毫克。肝功能不全时，宜选用泼尼松龙。长期应用糖皮质激素可出现痤疮、多毛症、满月脸、向心性肥胖，并且诱发高血压、糖尿病、骨质疏松及抵抗力降低等。

（2）口服糖皮质激素泼尼松或泼尼松龙，开始每日剂量为30～40毫克，应用2～3周后可见到效果，症状控制后再逐渐减量，并可应用艾迪莎、硫唑嘌呤等药物辅助治疗。必要时可适当采用抗腹泻药物（如洛哌丁胺）以减轻一些症状，但不要长期使用。

（3）缓解期的维持治疗应以SASP和5-ASA制剂为主，维持剂量减半，维持时间6个月到1年。

2.中药处方

(1)中成药处方

💊 处方1

补脾益肠丸,口服,每次6克,每日3次。

本处方为胃肠分溶型水蜜丸,功能为补中益气,健脾和胃,涩肠止泻,镇痛止血,生肌消肿。适用于脾虚泄泻症,临床表现为腹泻腹痛、腹胀、肠鸣、黏液血便或阳虚便秘等,以及慢性结肠炎,溃疡性结肠炎,结肠过敏见上述症状者。儿童酌减;重症加量或遵医嘱,30日为1个疗程,一般连服2～3个疗程。

💊 处方2

四神丸,口服,每次9克,每日1～2次。

本处方为固涩剂,具有温肾散寒,涩肠止泻之功效。用于肾阳不足所致的泄泻,症见肠鸣腹胀、五更溏泻、食少不化、久泻不止、面黄肢冷。

(2)中药方剂

💊 处方1

加味补中益气汤。黄芪30克,党参20克,当归15克,白术15克,陈皮15克,升麻10克,柴胡10克,蒲黄15克,五灵脂15克,地榆15克,黄连10克,白头翁15克,枳壳15克,甘草15克。每日1剂,水煎,早晚服。服用1个月后改服补中益气丸,每日2次,每次1丸,再用1个月为1个疗程。

本处方功效是益气升阳,清热利湿。治疗慢性结肠炎。补中益气汤具有补气、升清、止泻的作用,本方加用地榆、黄连、白头翁以清热利湿,可明显增强全方的止泻止痢作用。现代药理研究表明,黄连有抗炎、抗腹泻、抗溃疡,保护胃肠黏膜的作用;白头翁有抗菌、抗病毒、消炎、止痢的作用;地榆有抗菌、抗炎、止泻及抗溃疡作用。"久病多瘀",方中用蒲黄、五灵脂以疏其血络,促进组织的修复与再生。

处方 2

苍芷合剂。苍术 30 克,白芷 10 克,白及 15 克,生黄芪 15 克,木香 15 克,三七 6 克,黄连 3 克,干姜 3 克。每日 1 剂,煎成 200 毫升,混匀,分早晚各 1 次,保留灌肠。

本处方功效是燥湿行气,益气调中,化瘀生肌。用于治疗慢性结肠炎。本方抓住慢性结肠炎局部黏膜炎症及脾虚湿阻、寒热错杂的特点,病证结合,用苍术、生黄芪、木香以燥湿健脾理气;黄连、干姜寒温并用,以辛开苦降;白芷、白及、三七化瘀去腐生肌。

处方 3

补脾益肾汤。炒山药 30 克,焦白术 10 克,茯苓 15 克,陈皮 10 克,菟丝子 15 克,补骨脂 15 克,焦山楂 10 克,肉桂 6 克。每日 1 剂,水煎分 2 次服,12 剂为 1 个疗程。

本处方功效是健脾温肾,消食止泻。用于治疗慢性肠炎。

处方4

温中实脾汤。熟附子(先煎)10克,白术炭10克,煨木香10克,肉桂(后下)5克,黄连5克,炒枳壳5克,炮姜5克,茯苓15克,山楂炭15克。每日1剂,水煎2次,上下午分顿服,7天为1个疗程。

本处方功效是温中散寒,清热燥湿。用于治疗慢性结肠炎寒热夹杂症。慢性结肠炎多见寒热夹杂,故治疗常寒温并用,连姜汤与本方一样,既用苦寒之黄连清热燥湿,又用炮姜温中散寒止痢,配合白术等健脾化湿。本方较之连姜汤温阳散寒力量更强,适用于寒热错杂,脾肾阳虚突出者。

3.康复处方

(1)萝卜姜汁糖茶:姜汁15毫升,蜜糖30克,萝卜汁50毫升,浓红茶1杯。调匀,蒸热。每日2次。温化寒湿、行气导滞。对腹痛、舌淡、脉濡缓、里急后重、下痢白多赤少、纯白黏胨有疗效。

(2)马齿苋绿豆汤:绿豆50克,马齿苋50克,粳米50克。将马齿苋、绿豆、粳米同煮成粥。每日2次。对腹痛、便下脓血、赤白黏冻、小便黄短有疗效。

(3)大麦土豆粥:大麦仁100克,土豆300克、食盐、葱花、植物油各适量。土豆去皮,切小丁;大麦仁去杂,洗净。锅上火,放油烧热,放葱花煸香,加水,放入大麦仁烧至沸,再加土豆丁煮成粥,加食盐调味。每日早、晚分食。对溃疡性结肠炎有疗效。

(4)健脾止泻糕:鲜山药 250 克,赤小豆 150 克,芡实米 30 克,白扁豆 20 克,茯苓 20 克,乌梅 4 枚,果料及白糖各适量。赤小豆制成豆沙,加适量白糖。茯苓、白扁豆、芡实米共研成细末,加少量水蒸熟。鲜山药去皮,蒸熟,加入上粉,拌匀成泥状,在盘中放一层鲜山药粉末泥,一层豆沙,6～7 层,上层点缀适量果料,上锅再蒸。乌梅、白糖熬成浓汁,浇在蒸熟的糕上。分食之有健脾止泻之功。

(5)炒虾仁:虾仁 400 克,蘑菇汤 50 毫升,青豆 50 克,香菇 200 克,葱花、食盐、味精、黄酒、水淀粉、香油、植物油、番茄酱各适量。炒锅上火,油烧到七成热,加素虾仁炸 1 分钟,控油。锅底留油少许,烧热后加葱花、青豆、香菇丁略炒,加蘑菇汤、食盐、味精、黄酒烧沸,用水淀粉勾稀芡,加素虾仁炒匀后,浇上香油,颠翻几下,加番茄酱即可。随餐食用,用量自愿。对溃疡性结肠炎有疗效。

(八)便　秘

便秘是指大便秘结,粪便量减少,排便周期或时间延长,或虽有便意但排便困难的病证。便秘是临床常见的复杂症状,而不是一种疾病。必须结合粪便的性状、本人平时排便习惯和排便有无困难做出有无便秘的判断。如超过 6 个月即为慢性便秘。引起便秘的原因有久坐少动、食物过于精细、缺少纤维素等,使大肠运动缓慢,水分被吸收过多,粪便干结坚硬,滞留肠腔,排出困难。

1.西药处方

处方 1

西沙必利,晚上睡觉前服,每次 10 毫克。

本处方适用于慢性便秘,还可用于假性肠梗阻导致的推进性蠕动不足和胃肠内容物滞留。成人根据病情一日总量 15～40 毫克,分 2～4 次。治疗便秘,每日总药量宜分 2 次服用。有关用药剂量、每日服用次数、疗程及是否需要维持治疗(每日 1 次足够)等个体间差异较大,一般 1 周内症状可得到改善,但对于严重便秘者理想的治疗效果可能需 2～3 个月。已知对本品过敏者禁用。

处方 2

开塞露 1 支,肛门直肠用药。

本处方适用于小儿及年老体弱者便秘的治疗。开塞露的主要化学成分是甘油和山梨醇。将容器顶端刺破或剪开,涂以油脂少许,缓慢插入肛门,然后将药液挤入直肠内,成人一次 1 支,儿童一次半支。刺破或剪开后的注药导管的开口应光滑,以免擦伤肛门或直肠。如正在使用其他药品,使用本品前请咨询医师或药师。

2.中药处方

（1）中成药处方

🔖 处方1

麻仁润肠丸，口服，每次 2 丸，每日 1 次。

本处方润肠通便，用于肠胃积热，脘腹胀满，大便秘结者。

🔖 处方2

通便灵胶囊，口服，每次 5～6 粒，每日 1 次。

本处方泻热导滞，润肠通便。用于热结便秘，长期卧床便秘，一时性腹胀、便秘及老年人习惯性便秘。

（2）中药方剂

🔖 处方1

益气活血汤。人参 6 克，升麻 6 克，肉苁蓉 20 克，火麻仁 10 克，当归 10 克，枳壳 10 克，杏仁 8 克。水煎服，每日 1 剂，早晚各 1 次温服。

本处方功效是补气活血，润肠通便。治疗老年性便秘。大肠的运动，有赖于气的推动。气虚推动无力，大肠运行不畅，则可出现便秘。气虚则血虚，气虚则气滞，气滞则血瘀，血虚血瘀则便秘尤甚。方中人参补益肺脾，加枳壳以理气，合当归补血活血，共治气虚气滞、血虚血瘀之便秘。肉苁蓉是治疗便秘尤其是血虚便秘的常用药，张景岳"济川煎"中重用苁蓉以通便，《医学广笔记》中单用本品，治"血枯便秘"。火麻仁、杏仁润肠通便。方中升麻的使用有"欲降先升"之妙。

🔲 **处方2**

参杞冲剂。玄参9克,麦冬9克,枸杞子12克。以沸水(约500毫升)冲泡,饭后或晚饭后1次内服。

本处方功效是滋阴润燥。用于治疗肠燥便秘,症见大便干结,口干,舌苔少津。津液具有滋润和濡养的功能,亦具有濡润滑利的作用。因此,大肠的传导功能有赖于津液的濡润滑利作用。如津液亏损,则肠道干枯,可致便秘。方中用玄参、麦冬、枸杞即是滋养津液,"增水行舟",润肠通便。

🔲 **处方3**

加味调胃承气汤。党参60克,杏仁15克,芒硝(后溶)15克,大黄7克,甘草7克。以水煎取汁200~300毫升,分2次服。一般服2~3剂,大便松软后,再服杏仁10克,党参60克,芒硝(后溶)7克,大黄5克,甘草5克,3~5剂,以巩固疗效。

本处方功效是润肠通便。用于治疗老年性便秘。方中大黄为刺激性泻药,为肠动力药,大黄酸蒽醌能刺激大肠,使排空运动量增加,促进排便动作;芒硝为软化性泻药,与大黄相伍,能起速效通便作用,迅即解除便秘标急之苦;杏仁肃肺降气,润肠通便;党参、甘草益气,且缓大黄、芒硝泻下之力,可免泻下伤正之弊。

🔲 **处方4**

肃肺通结汤。麻黄5克,白术20克,杏仁15克,枳实10

克,甘草6克。水煎服,每日1剂,早晚温服。

本处方功效是宣肺降气。用于治疗便秘。"肺与大肠相表里"。肺主宣发,是大肠得以濡润的基础,使大肠不致燥气太过;肺主肃降,是大肠传导的动力。肺藏魄,肛门又称"魄门"为肺气下通之门户,可见肺与大肠的关系密切,所以肺气肃降则大便通畅,出入有常,肺气上逆可致大肠腑气壅滞,而见大便秘结,腹痛腹胀。麻黄、杏仁宣肃肺气,故而有通便之功。金代脾胃大家李东垣治疗便秘首推白术,并嘱尤需生品重用,始克有济。枳实宽中下气,增加排便力量,诸药相合,能使大便通、痞满消。

3.康复处方

(1)番泻叶茶:番泻叶1.5～3克。开水泡代茶饮。

(2)生地汤:生地黄12～30克,水煎服。

(3)蒲公英汤:蒲公英90克,加水500毫升,煎至100毫升,加入白糖或蜜适量调服,每日1次,连服3～5天。

(4)燕麦魔芋粥:魔芋精粉10克,燕麦50克,煮粥,作早餐吃。

(5)黑芝麻木耳大枣粥:黑芝麻粉30克,黑木耳15克,大枣10枚,大米适量,一起煮粥吃,每日1次。

(6)按揉法:以自己手掌的掌根按顺时针方向按摩腹部,早晚各5～10分钟。

四、血液科常见病处方

（一）缺铁性贫血

铁是合成血红蛋白必需的元素。当机体对铁的需求与供给失衡，导致体内贮存铁耗尽（ID），继之红细胞内铁缺乏（IDE），最终引起缺铁性贫血（IDA）。IDA 是铁缺乏症（包括 ID、IDE 和 IDA）的最终阶段，表现为缺铁引起的小细胞低色素性贫血及其他异常。缺铁和铁利用障碍影响血红素合成，故称该类贫血为血红素合成异常性贫血。

1.西药处方

> 处方 1

山梨醇铁注射液，每次 50 毫克，肌内注射，每周 2 次。

本处方适用于预防和治疗各种不宜口服铁剂者，如溃疡性结肠炎；或口服治疗无效的缺铁性贫血；或者是需要迅速纠正贫血状况者。一般不作首选铁剂。深部肌内注射。成人：每次 1～2 毫升，隔 1～3 日 1 次。儿童，体重大于 6 千克,每次 1 毫升,每日 1 次;体重小于 6 千克,每次 0.5 毫升,每日 1 次,贫血纠正后应继续使用一段时间以补充储存铁。不宜同时口服铁剂,以免发生毒性反应。

处方 2

琥珀酸亚铁,饭后口服,每次 0.1 克,每日 3 次。

维生素 C,饭后口服,每次 100 毫克,每日 3 次。

琥珀酸亚铁是口服铁剂。国内外先后使用的铁剂有几十种。原先广泛使用的硫酸亚铁及富马酸铁和枸橼酸铁等药物,由于其胃肠道不良反应较重,现已基本不再使用。目前,临床常用的口服铁剂既易于吸收又极少胃肠道反应,如琥珀酸亚铁(速力菲)、多糖铁复合物(力蜚能)、硫酸亚铁控释片(福乃得)等。口服铁剂的不良反应如下。

(1)消化道不良反应,如恶心、呕吐、腹痛、腹泻等,为铁离子侵蚀消化道黏膜所致。

(2)口腔反应,如金属异味、牙齿染色。

(3)便秘,由铁离子与食物中多种成分形成沉淀物所致。由于口服铁制剂多少有一些胃肠道反应,故应饭后服。口服铁剂忌与茶、奶制品、四环素类、抗酸药同服,以免影响铁制剂的吸收。

维生素 C 和稀盐酸有利于铁的吸收。故维生素 C 与铁制剂合用作为抗贫血药常规联合用药。

口服铁制剂后 5 日网织红细胞增加,1 周后血红蛋白开始回升,平均每日上升约 1 克/升,约 1 个月后接近正常。在贫血纠正后应继续口服 3～6 个月铁制剂以补足贮存铁。

2.中药处方

(1)中成药处方

🥢 处方 1

归脾丸,口服,每次 1 丸(9 克),每日 3 次,疗程 30 日。

归脾丸对气血虚亏所致缺铁性贫血,如面色苍白、心悸气短、头晕头痛、体倦乏力、舌质淡、苔薄白、脉细等症,有明显效果。

🥢 处方 2

补中益气丸,口服,每次 1 丸(9 克),每日 3 次,疗程 1 个月。

配方中党参、黄芪、白术、当归并用,有促进血清白蛋白增加,以及升高血液中红细胞、白细胞及血红蛋白等作用,有明显纠正贫血的功效。

(2)中药方剂

🥢 处方 1

绛矾丸。绿矾(煅红)90 克,苍术 90 克,厚朴 30 克,陈皮 30 克,大枣 120 克。各研极细粉末,制成丸剂,如绿豆大,每次 1.5 克(约 20 丸),日服 3 次。相当于每日服绿矾 0.6～1.8 克。服药宜从小剂量开始,逐渐增加。疗程 8 周。

本处方功效是健脾燥湿,补血和胃。用于治疗缺铁性贫血。方中绿矾主含硫酸亚铁。绿矾煅赤称"绛矾",主要成分为氧化铁，能刺激造血功能，促进红细胞新生，用治血虚萎黄、肿胀。苍术、厚朴燥湿理脾，陈皮和胃行气，大枣养血益胃，又能减轻绛矾对胃的不良反应。服用本方时应忌饮茶。孕妇、消化道出血者忌服，胃弱者慎服，如出现不良反应，需停药观察。

处方2

健脾生血丸。潞党参30克，茅苍术30克，陈皮30克，生鸡内金30克，六神曲30克，醋煅针砂30克，煅绿矾30克，米醋1500毫升。前6味分别研为细末，红枣煮熟去皮核。将绿矾、米醋置砂锅内溶化后放入枣肉，煮烂，浓缩，再入药末，捣和为丸。每日服3次，每次1克，白开水送下。

本处方功效是健脾和胃，补铁生血。用于治疗缺铁性贫血。本方是《医学正传》绿矾丸和《小儿药证直诀》异功散加减组合而成，以针砂、绿矾补铁生血，党参、苍术、陈皮、鸡内金、神曲健脾和胃。健脾和胃药对促进铁的吸收利用有着重大作用。尤其对胃液中缺少游离酸的患者，单用绿矾制剂效果不显著时，加用健脾和胃药后，可出现网织红细胞反应，血红蛋白和红细胞上升。

3.康复处方

（1）多吃含铁丰富的食物，如黑木耳、冬苋菜、油菜、菠菜、芹菜、荠菜、杏、桃、李子、葡萄、山药、龙眼、莲子、桑椹、核桃、海参、大枣、猪血、猪肝、羊肝、瘦肉、蛋黄、淡菜、鱼、芝麻酱等。

（2）多吃富含维生素 C 的食物，如橘子、大枣、猕猴桃、西红柿、山楂、橙子、柠檬、草莓、苹果、冬瓜、土豆等，可促进铁的吸收。

（3）常吃醋，或烹制菜肴时适量加醋，可促进铁的吸收。

（4）镇痛药能影响人体的造血功能，故应慎用。补血药与四环素相克，不能同时服用。某些药物（如解热药、抗生素、碱性药等），影响食欲，妨碍营养物质的吸收，应在医师的指导下服用。

（二）再生障碍性贫血

再生障碍性贫血（AA）简称再障，又称骨髓造血功能衰竭症，是由多种原因导致造血干细胞的数量减少、功能障碍所引起的一类贫血。其临床主要表现为骨髓造血功能低下，进行性贫血、感染、出血和全血细胞减少。再障的年发病率在我国为 7.4/100 万人口，欧美为（4.7～13.7）/100 万人口，日本为（14.7～24.0）/100 万人口，可发生于各年龄段，老年人发病率较高；男、女发病率无明显差异。根据其临床表现可划分为重型再生障碍性贫血（SAA）和非重型再生障碍性贫血（NSAA）两类。

1.西药处方

🍵 **处方**

丙酸睾酮,肌内注射,100 毫克,每日 1 次,3～6 个月为 1 个疗程。

司坦唑醇(康力龙),肌内注射,2 毫克,每日 3 次,3～6 个月为 1 个疗程。

本处方适用于再生障碍性贫血。再生障碍性贫血常须经过长期综合治疗才能取得满意疗效,上述药物(雄激素)主要是刺激骨髓造血,所需时间长,对肝有损害,治疗期间应每月复查一次肝功能。支持对症治疗是本病的重要措施之一。若贫血严重应输血;有感染时应注意检查病变部位及病原,选用适宜的抗生素;出血多由血小板减少所致,除用止血药外,控制严重的出血时须输血小板或新鲜血。骨髓移植适用于急性再生障碍性贫血,可使某些患者恢复造血功能,达到治愈。免疫抑制剂适用于某些患者。改善微循环药物有利于改善骨髓微循环。根据中医辨证,进行中西医结合治疗,可使部分患者获得好的疗效。

2.中药处方

(1)中成药处方

🍵 **处方**

参桂鹿茸丸,口服,每次 60 粒,每日 2 次。

本处方具有补气益肾,养血调经的功效。用于气虚血亏,肝肾不足引起:体质虚弱,腰膝酸软,头晕耳鸣,自汗盗汗,失眠多梦,肾寒精冷,宫寒带下,月经不调。

(2)中药方剂

🔰 处方1

加味保元汤。党参30～50克,黄芪30～60克,肉桂2克,甘草10克。每日1剂,煎3次,口服。

本处方功效是补气温阳。用于治疗元气不足,阳虚劳损,现用于慢性再生障碍性贫血。本方源于明朝《景岳全书》。用于治疗再生障碍性贫血,是取"血脱须益气,阳生则阴长"之义。现代也常用于冠心病、心肌梗死、慢性肾功能衰竭、白细胞减少症等病,以阳虚气弱型为宜。

🔰 处方2

生脉二至汤。人参(另煎,冲服)6克,麦冬12克,五味子9克,女贞子20克,旱莲草20克,黄芪30克,菟丝子20克,甘草6克,紫河车粉(吞)3克。每日1剂,水煎2次,口服。

本处方功效是益气敛阴,补养肝肾。用于治疗急性再生障碍性贫血。本方取生脉散合二至丸加味而成。用人参、麦冬、五味子益气敛阴,女贞子、旱莲草滋养肝肾之阴,菟丝子、紫河车补益肾精,黄芪以益气,甘草以和中。全方滋阴而不腻,补阳而不燥,且有救阴清热之功。

🔰 处方3

健脾温肾汤。党参15克,白术10克,陈皮6克,甘草6

克,熟地黄 15 克,肉桂 6 克,补骨脂 12 克,鹿角胶(烊化)12
克,黄芪 30 克,当归 12 克,阿胶(烊化)12 克,巴戟天 12 克。
每日 1 剂,水煎服。另每日吞服红参粉 3 克,鹿茸粉 0.3 克。

本处方功效是健脾益气,温补肾阳。治疗再生障碍性
贫血脾肾阳虚型。慢性再生障碍性贫血没有出血、感染时,
使用本方,健脾温肾,以助后天生化之源。

处方 4

大菟丝子饮(造血 I 号方)。菟丝子 15～20 克,女贞子
20 克,枸杞子 15 克,熟地黄 15～20 克,制首乌 12 克,山茱
萸 10 克,旱莲草 20 克,补骨脂 15 克,肉苁蓉 12 克,桑葚子
15 克。每日 1 剂,水煎,每日 2 次,口服。

本处方功效是滋阴补阳,益精养血。主治肾虚血亏,慢
性再生障碍性贫血阴虚型。再生障碍性贫血是一种复杂而
难治的病证,中医都从补肾入手,或补阴,或补阳,根据辨
证,不能偏执一端,而补阴之中,亦须顾阳,辅以少许阳药;
补阳之中,亦须少佐阴药。故本方用菟丝子、女贞子、枸杞
子、熟地黄补肾养阴益精,旱莲草于补肾养阴之中,更有清
热止血作用;桑葚能滋阴养血;同时佐以补骨脂、肉苁蓉补
益肾阳,以促进气血的生化。

3.康复处方

(1)再生障碍性贫血患者应避免与会引起骨髓伤害或
抑制的化学物品、放射性物质及药物接触。

（2）饮食应注重营养，少食辛辣食物，不饮酒，以避免血管扩张引起的出血。

（3）病重者须卧床休息，病轻者应多注意休息，做适当的室内、户外活动。

（4）注意口腔卫生，饭后及睡前应以软质牙刷刷牙。保持皮肤清洁，洗澡擦洗时不宜过重，避免皮下出血。

（5）预防感冒，可以注射流行性感冒疫苗。注射肺炎双球菌和嗜血性杆菌疫苗，可预防细菌感染。不要去公共场所，以免交叉感染。

（三）过敏性紫癜

过敏性紫癜又称 Schönlein-Henoch 综合征，为一种常见的血管变态反应性疾病，因机体对某些致敏物质产生变态反应，导致毛细血管脆性及通透性增加，血液外渗，产生紫癜、黏膜及某些器官出血。可同时伴发血管神经性水肿、荨麻疹等其他过敏表现。多见于青少年，男性略多于女性，春秋季多见。常在发病前 1～2 周有上呼吸道感染，随后出现典型的临床表现。临床上分为单纯型、腹型、关节型、肾型、混合型。血小板计数正常，而毛细血管脆性试验阳性。肾受损时有尿常规异常。治疗中消除致病因素为治疗的关键之一。

1.西药处方

处方1

阿司咪唑,口服,每次 10 毫克,每日 1 次。

维生素 C 注射液,静脉滴注,6 克,每日 1 次。

本处方适用于轻症患者。药物治疗的基本方案是:抗组胺类药＋改善血管通透性药＋对症治疗药。

阿司咪唑(息斯敏)为 H_1 受体拮抗药,能阻断 H_1 受体,具有抗组胺作用,消除变态反应。同类的常用药有氯苯那敏(扑尔敏)、异丙嗪(非那根)、赛庚啶和特非那定等。氯苯那敏和异丙嗪有镇静、嗜睡等中枢抑制作用,阿司咪唑和特非那定此作用不明显。

维生素 C 应用剂量宜大(每日 5～10 克),并应静脉给药,持续 5 日左右。以上两类药物,各型过敏性紫癜患者一般都可作为常规治疗应用。

有腹痛者酌情给予解痉止痛药,如山莨菪碱、阿托品等。

处方2

氯苯那敏,肌内注射,每次 10 毫克,每日 2 次。

地塞米松,静脉滴注,每次 10 毫克,每日 1 次。

酚磺乙胺,静脉滴注,每次 2 克,每日 2 次。

维生素 C 注射液,静脉滴注,每次 8 克,每日 1 次。

本处方适用于症状明显者。药物治疗的基本方案是:抗组胺类药＋糖皮质激素＋改善血管通透性药＋对症治疗药。对症状明显患者,单独用一、二类药物的疗效有限,所以常常需要多类药联合应用。

对症状明显患者,需给予糖皮质激素治疗,可以先静脉滴注地塞米松,继以泼尼松口服治疗。本类药物治疗过敏性紫癜的机制为:①增强血管的致密性,减轻充血,抑制炎性渗出和水肿。②减少组胺、5-羟色胺、慢反应性物质及缓激肽等的释放。③抑制淋巴细胞 DNA 和蛋白质的合成,干扰淋巴细胞在抗原刺激下的分裂和增殖。对缓解过敏性紫癜的部分症状效果较为明显。常用制剂有泼尼松、地塞米松、氢化可的松及甲泼尼龙等。糖皮质激素治疗效果不佳或肾脏病变严重者,可以考虑应用其他强效免疫抑制药。

由于过敏性紫癜是血管壁通透性增高所致的出血性疾病,因此治疗上应选用减低血管壁脆性和通透性的止血药物,此类药物有酚磺乙胺(止血敏)、卡巴克洛(安络血)、路丁及维生素 C 等。

对急进性肾炎、肾病综合征患者还需要用抗凝治疗,如肝素每日 100～200 单位/千克,连用 4 周,使凝血酶原时间维持在正常的 1～2 倍,然后改华法林每日 3～5 毫克维持。

2.中药处方

中药方剂

🍃 **处方 1**

朱氏紫癜方。生地黄 12 克,水牛角、粉丹皮、甘杞子、旱莲草各 10 克,生大黄(后下)5 克,炙僵蚕 5 克,生甘草 3 克。每日 1 剂,水煎 2 次,分服。

本处方功效是清热凉血,养阴化瘀,祛风热。主治过敏性紫癜热入营血者。如瘀热渐清,阴虚渐复,上方去生大黄。方中僵蚕能祛皮肤风热,李时珍谓其治"皮肤风疮"。《太平圣惠方》用单味白僵蚕治遍身瘾疹。本方用以治疗过敏性紫癜,无论在理论和实践上,都有其充分的依据。且僵蚕与大黄同用,一升一降,取升降散之意,能加强其清解血分瘀热的作用。

处方 2

清营凉血汤。紫草 30 克,地肤子 30 克,侧柏叶 30 克,野菊花 30 克。每日 1 剂,水煎,分 2 次服。

本处方功效是清热解毒,凉血止血。用于治疗过敏性紫癜。

处方 3

青紫汤。青黛 3 克,紫草 4 克,乳香 6 克,白及 9 克。每日 1 剂,加水 300～500 毫升,煎至 120～200 毫升,分 2～3 次口服。

本处方功效是清热凉血,活血宁血。用于治疗过敏性紫癜。方中青黛入肝、胃、肺经,能清热解毒,泻肝胃之火,且能清营止血。紫草亦入血分,清热、凉血、活血,善散血分郁热,多用于斑疹衄血等症。今以此 2 味为主药,佐以乳香活血行气,白及清肺胃、止血,李氏认为有缓和镇痛作用,对腹型病证的腹痛便血,更具针对性。

✑ 处方4

凉血解毒汤。连翘30克,生地黄15克,紫草15克,炒槐花12克,徐长卿12克,大枣10枚,甘草10克。每日1剂,水煎2次,分3次温服,儿童酌减。10天为1个疗程。

本处方功效是凉血清热,祛风解毒。用于治疗过敏性紫癜。方用连翘、生地黄、紫草清血分之热,徐长卿除营分风热,大枣、甘草和营卫。其中徐长卿有祛风镇痛,清热解毒功能,研究证明有镇痛、镇静、抗炎、抗过敏和缓解肠管痉挛作用。

3.康复处方

(1)大枣山药黄芪汤:大枣50克,山药50克,炙黄芪30克。将大枣、山药、炙黄芪洗净,放入锅内,加适量清水,煮熟,食大枣、山药饮汤。

(2)禁食容易引起过敏的食物,如鱼、虾、蟹等。不要接触能引起过敏的物质,如花粉、化妆品、野草等。

(3)如紫癜有瘙痒,忌用手搔抓,注意防止皮肤创伤而加重出血。可用温水洗澡,忌用热水和冷水。

(四)白细胞减少及粒细胞缺乏

白细胞减少是指外周血白细胞计数持续低于 $4 \times$

10^9/升,它是由各种病因引起的一组综合征。其治疗主要是针对病因治疗,刺激白细胞的生成。

粒细胞缺乏是中性粒细胞减少的一种严重形式,外周血中性粒细胞绝对计数$<0.5×10^9$/升。粒细胞缺乏往往起病急骤,全身症状严重,病情常在数小时至数日内发展到极期。临床表现为突发寒战、高热、头痛、全身肌肉或关节疼痛、虚弱、衰竭。患者身体细菌藏匿之处如口腔、咽峡、阴道、直肠、肛门等部位很快发生感染。病灶不易局限,迅速恶化及蔓延,引起肺部感染、败血症、脓毒血症等致命性严重感染。如感染得以控制,粒细胞可在 7～10 日后逐渐上升。粒细胞严重缺乏时,感染部位不能形成有效的炎症反应,常无脓液,X 线检查可无炎症浸润阴影,脓肿穿刺可无脓液。

1.西药处方

处方

碳酸锂,口服 0.3 克,每日 3 次,4 周为 1 个疗程。

鲨肝醇,口服 50 毫克,每日 3 次,4 周为 1 个疗程。

利血生,口服 10 毫克,每日 3 次,4 周为 1 个疗程。

肌苷,口服 0.2 克,每日 3 次,4 周为 1 个疗程。

本处方适用于白细胞减少及粒细胞缺乏。原因不明的白细胞减少,且有反复感染者,应及时控制感染。重组粒细胞集落刺激因子[非格司亭(G-CSF)或沙格司亭(GM-

CSF)〕是治疗本病一种新而有效的药物。有严重感染者,可输入浓集白细胞。继发性白细胞减少主要是治疗原发病。

2.中药处方

(1)中成药处方

💊 处方1

十全大补丸,口服,水蜜丸每次 30 粒(6 克),每日 2~3 次。

方中人参、白术、白茯苓、甘草四味即四君子汤,能益气补中,健脾养胃;当归、熟地黄、白芍药、川芎四味即四物汤,能养血滋阴,补肝益肾;黄芪大补肺气,与四君子同用,则补气之功更优,又用肉桂补元阳,暖脾胃。诸药合用,共奏温补气血之功。用于胸满腹胀,头昏浮肿,寒嗽痰喘。

💊 处方2

生脉饮,口服,每次 10 毫升,每日 3 次。

本处方由人参、麦冬、五味子组成。功效是益气复脉,养阴生津。用于气阴两亏,心悸气短,脉微自汗者。

💊 处方3

补中益气口服液,口服,每次 10 毫升,每日 2~3 次。

本处方由黄芪、党参、甘草、白术、当归、升麻、柴胡、陈皮组成。功效是补中益气,升阳举陷。用于脾胃虚弱,中气下陷,体倦乏力,食少腹胀,久泻,脱肛,或子宫脱垂者。

(2)中药方剂

📖 处方 1

保元汤。潞党参 10 克,黄芪 30 克,炙甘草 10 克,肉桂 5 克。每日 1 剂,水煎 2 次,口服。每周服 5 日,停 2 日,4 周为 1 个疗程。

本处方功效是补气温阳。用于治疗白细胞减少。方中党参、黄芪补中益气,肉桂温阳补肾,甘草益气和中。气旺则生血,阳生则阴长。常用治气血两衰之证。现代实验研究证实保元汤有促进造血干细胞增殖的作用;肉桂的有效成分桂皮醛及桂皮酸均能升高家兔的白细胞。这可能是本方对白细胞缺乏症的作用机制。

📖 处方 2

补骨脂丸。补骨脂(微炒)500 克。研为细末,炼蜜为丸,每丸重约 6 克。每服 1~3 丸,每日 3 次,盐开水送下;或用粉 3 克,盐开水冲服。每 4 周为 1 个疗程。停约 1 周,再开始第 2 疗程。

本处方功效是补肾助阳,生精血。用于治疗白细胞减少。方中补骨脂对 CFU-D 的生长有促进作用,并能保护动物在注射环磷酰胺后引起的白细胞下降。

📖 处方 3

茴香脑(升白宁),是从八角茴香干燥成熟果实和叶中提取主要成分,制成肠溶胶囊。每次 3 粒(每粒含生药 150 毫克),每日 2 次,空腹时吞服。

本处方功效是促进白细胞增生。用于治疗白细胞减少。本方有明显升高白细胞作用,其中主要为中性粒细胞。经电镜观察用药后骨髓细胞分裂象显著增多,成熟粒细胞比例增加。少数患者服后有口干、恶心、胃部不适等肠道反应,可自行消失。

3.康复处方

(1)黄芪母鸡汤:生黄芪、鸡血藤各 30 克,大母鸡(乌骨,乌肉,白毛者佳)1 只。将 1 只健康母鸡杀死,去净鸡毛及鸡肋(留心、肝、肺及洗净的鸡内金)取鸡血与黄芪、鸡血藤和匀,并将其塞入鸡腹腔内后缝合腹壁,以水适量,不加任何作料,文火煮肉熟,食肉喝汤,每隔 3～4 日吃一只。

(2)紫河车粥:鲜紫河车半个,猪瘦肉 250 克,生姜 10 片,糯米 100 克。将胎盘的筋膜血管挑开,去瘀血后与猪瘦肉洗净,切块;生姜切丝。将猪肉、姜丝与粳米同煮为粥,粥熟后加葱、食盐及少许调味品。每周 2～3 次服食,连服20 次。

(3)牛肉补损膏:黄牛肉(去筋膜,切片)100 克,洗净,置高压锅内,加黄酒适量,密封,文火煮烂。山药(盐炒)250克,莲子肉(去心盐炒)250 克,芡实 250 克,小茴香(炒)250克,共研细末。红枣 250 克,煮熟去皮核,最后将上述食材放在一个容器内,搅拌均匀,如膏状,再在饭锅上蒸一次,即可服用。每日早晨、下午可当点心服食,每次 3～5 匙,健脾益气。适用于脾气不足型白细胞减少。

（五）真性红细胞增多症

真性红细胞增多症（PV）简称真红，是一种以克隆性红细胞异常增多为主的慢性骨髓增生性疾病，90%～95%患者都可发现 JAK2V617F 基因突变。其外周血红细胞比容增加，血液黏稠度增高，常伴有白细胞和血小板增高、脾大，病程中可出现血栓和出血等并发症。常见临床表现如下。

（1）中老年发病，男性稍多于女性。起病缓慢，病变若干年后才出现症状，或偶然查血时发现。

（2）患者呈多血质面容，皮肤和黏膜红紫，尤以面颊、唇、舌、耳、鼻尖、颈部和四肢末端（指、趾及大小鱼际）为甚，眼结膜显著充血。因血容量增加，约半数患者合并高血压病。血液黏滞度增高可致血流缓慢和组织缺氧，表现为头痛、眩晕、多汗、疲乏、健忘、耳鸣、眼花、视力障碍、肢端麻木与刺痛等症状。

（3）伴血小板增多时，可有血栓形成和梗死，常见于脑、周围血管、冠状动脉、门静脉、肠系膜等。出血仅见于少数患者，与血管内膜损伤、血小板功能异常等因素有关。

（4）嗜碱性粒细胞增多，释放组胺刺激胃腺壁细胞，可致消化性溃疡；刺激皮肤有明显瘙痒症。骨髓细胞过度增殖可导致高尿酸血症，少数患者出现继发性痛风、肾结石及肾功能损害。

（5）患者 40％～50％有肝大、70％～90％有脾大，是本病的重要体征，脾大多为中、重度肿大，表面平坦，质硬，引起腹胀、纳差、便秘。若发生脾梗死，引起脾区疼痛。

（6）本病病程进展可分为三期：①红细胞及血红蛋白增多期：可持续数年；②骨髓纤维化期：血象处于正常代偿范围，通常在诊断后 5～13 年发生；③贫血期：有巨脾、髓外化生和全血细胞减少，大多在 2～3 年内死亡，个别演变为急性白血病。

1.西药处方

处方

静脉放血 200 毫升，1～3 日放血 1 次。

白消安，口服 2 毫克，每日 2～3 次。

本处方适用于真性红细胞增多症。静脉放血方法简单安全，疗效迅速，红细胞数降至 6×10^{12}/升，血细胞比容减少到 50％以下为停止放血的指征，多次放血须注意补充铁剂。骨髓抑制药可与放血治疗配合使用，应常规做血象和骨髓象检查，防止血象低下或造血抑制。血象恢复正常，可用小剂量药物做维持治疗。有条件者可使用血细胞分离机单采大量的红细胞，但应补充与单采红细胞等容积的代血浆；或者口服或静脉注射。

2.中药处方

(1)中成药处方

处方 1

血府逐瘀口服液,口服,每次 1 支,每日 3 次。

本处方具有活血化瘀,行气止痛的功效。用于瘀血内阻,头痛或胸痛,内热憋闷,失眠多梦,心悸怔忡,急躁善怒。

处方 2

大黄蟅虫胶囊,口服,每次 4 粒,每日 2 次。

本处方具有活血破瘀,通经消痞的功效。用于瘀血内停,腹部肿块,肌肤甲错,目眶黯黑,潮热羸瘦,经闭不行。

(2)中药方剂

处方 1

真红缓解汤。卷柏 60 克,紫草 9 克。每日 1 剂,水煎 2 次分服,3 个月为 1 个疗程,并观察疗效。

本处方功效是活血化瘀,清营泄热。用于治疗真性红细胞增多症。方中卷柏功能活血化瘀,现代研究有抗肿瘤作用。卷柏剂量宜重,可由 60 克渐增至 80 克,未见不良反应。紫草清热解毒,活血凉血,也有抗肿瘤作用。血象降至正常后,每隔 1～2 月定期复查。继续服药,巩固疗效。

处方 2

加减龙胆泻肝汤。龙胆草 15 克,栀子 9 克,黄芩 15 克,柴胡 10 克,生地黄 15 克,泽泻 15 克,牡丹皮 5 克,知母 15

克,菊花 15 克,紫草 20 克。每日 1 剂,煎服 2 次。

本处方功效是清肝泻火,凉血泄热。用于治疗真性红细胞增多症。本症进展期多属肝热血滞的实证,方用清肝化滞汤(系龙胆泻肝汤加桃仁、红花、三棱、莪术、藕节、白茅根、青黛等凉血化瘀之剂),青黛(3 克)凉血泻火有很好疗效,但应用时应先煎其他药物,去渣后,加入青黛再煎 15 分钟,效果可靠。

3.康复处方

(1)番茄、苹果、葡萄、芹菜、甜菜、紫苏叶、蒲公英、椰菜等均有净血益血的功效,可根据不同情况选用。

(2)山楂艾叶水:山楂 25 克,艾叶 5 克。将两味加水 500 毫升,煮沸 10 分钟,分次饮,每日 1 剂。

(3)莲藕三七饮:莲藕 500 克,三七 3 克。将莲藕洗净,刮皮,切片,捣碎后用白棉布绞汁,三七研末,加入藕汁搅匀饮,每日 1 剂。

(4)白萝卜蜜糖饮:白萝卜 500 克,蜜糖 25 克。将白萝卜洗净,切碎,捣碎,用白棉布绞汁,和蜜糖混合饮用。每日 1 剂。

五、内分泌科常见病处方

(一)甲状腺功能亢进症

甲状腺功能亢进症,简称"甲亢",是一种由多种因素引起甲状腺腺体本身产生甲状腺激素分泌过多而引起的甲状腺毒症。其病因和发病机制目前尚不清楚,多有家族史。尤以中年女性发病率较高。常见临床症状有颈前两侧甲状腺部位呈轻度或中度弥漫性、对称性肿大,局部可触及震颤和听到杂音,患者多情绪激动、心动过速、怕热多汗、手指微颤、低热、食欲亢进、形体消瘦,部分患者有突眼症。久则还可引起多种并发症。

甲状腺功能亢进症属中医学"气瘿"范畴,多因肝郁脾虚、肝郁气滞、脾虚聚湿生痰和痰气交结,蕴结于颈项及上客于目所致。肝郁化火,耗气伤阴,或下灼肾阴,或横逆犯脾而致。

1.西药处方

🥄 处方 1

甲巯咪唑,口服,每次 20 毫克,每日 1 次。

本处方适用于各种类型的甲状腺功能亢进症,包括 Graves 病(伴自身免疫功能紊乱、甲状腺弥漫性肿大、可有突眼),甲状腺腺瘤,结节性甲状腺肿及甲状腺癌所引起者。在 Graves 病中,尤其适用于:①病情较轻,甲状腺轻至中度肿大患者。②青少年及儿童、老年患者。③甲状腺手术后复发,又不适于用放射性^{131}I 治疗者。④手术前准备。⑤作为^{131}I 放疗的辅助治疗。成人:开始用量一般为每日 30 毫克,可按病情轻重调节为 15～40 毫克,每日最大量 60 毫克,分次口服;病情控制后,逐渐减量,每日维持量按病情需要介于 5～15 毫克,疗程一般为 12～18 个月。儿童:开始时剂量为每日按体重 0.4 毫克/千克,分次口服。维持量约减半,按病情决定。疗程一般为 12～18 个月。达到此阶段后,如病情控制良好,所需维持量甚小,甲状腺肿大减轻,血管杂音减弱或消失,血中甲状腺自身抗体(甲状腺兴奋性抗体、甲状腺球蛋白抗体、甲状腺微粒体抗体)转为阴性,则停药后持续缓解的可能性较大,反之则停药后复发的可能性大,对于后一类患者宜延长抗甲状腺药物的疗程,或考虑改用甲状腺手术或放射性^{131}I 治疗。服药期间宜定期检查血象。

处方 2

甲巯咪唑(他巴唑),口服,每次 10 毫克,每日 3 次。

普耐洛尔(心得安),口服,每次 10 毫克,每日 3 次。

复合维生素 B,口服,每次 2 片,每日 3 次。

本处方适用于各种类型的甲状腺功能亢进症。剂量须根据病情轻重予以调整,他巴唑 15～60 毫克/天,丙硫氧嘧啶 150～600 毫克/天。药物显效约需要 20 天。主要不良反应为白细胞减少、药疹及肝功能损害。他巴唑的作用较强且维持时间较长。定期复查甲状腺功能(大约 1 个月 1 次),当其恢复正常,且临床状况改善时,即开始减少抗甲状腺药物剂量,每 2～4 周减量 1 次,如他巴唑减量 5～10 毫克,丙硫氧嘧啶减量 50～100 毫克,减量不宜过快,应根据临床症状及 T_3、T_4 决定,直至最小维持量。如他巴唑 2.5～5 毫克/天,丙硫氧嘧啶 25～50 毫克/天,并维持治疗 1.5～2 年。如在治疗过程中症状缓解而甲状腺肿及突眼反而加重时,可加用甲状腺片 20～40 毫克/天,或 L-甲状腺素 25～50 微克/天,同时酌情减少抗甲状腺药物剂量。

2.中药处方

(1)中成药处方

🦅 处方 1

内消瘰疬丸,口服,每次 8 丸,每日 3 次。

本处方具有软坚散结的功效。用于瘰疬痰核或肿或痛。大便稀溏者慎用。

处方 2

海藻丸，口服，每次 4 克，每日 2 次。

本处方由海藻、盐梅组成。功效是软坚散结，消痰破气。用于痰湿结聚所致，颈部一侧或两侧肿大，日渐增加，边缘不清，皮色不变，按之棉软，舌淡，苔腻，脉滑或弦者。

(2)中药方剂

处方 1

甲亢灵。煅龙骨 15 克，煅牡蛎 15 克，山药 15 克，旱莲草 15 克，夏枯草 15 克，紫丹参 15 克。片剂，每片 0.25 克，相当于含生药 5 克。每日 3 次，每次服 7 片。如用水煎剂，上药每日 1 剂，煎 2 次口服。

本处方功效是清肝解郁，益阴潜阳，软坚散结。用于治疗甲状腺功能亢进。

处方 2

甲亢重方。黄芪 30～45 克，白芍 12 克，生地黄 15～20 克，香附 12 克，夏枯草 30 克，首乌 20 克。煎剂，每日 1 剂，水煎 2 次，口服。

本处方功效是益气养阴，舒肝解郁。用于治疗甲状腺功能亢进久病气阴两虚证。夏氏认为重用黄芪治疗甲亢确有独特的优越性，它不仅能显著改善症状，而且对降低血清 T_3、T_4 的含量，改善甲状腺功能均有明显效果。

3.康复处方

（1）甲状腺功能亢进症患者对热能和各种营养物质消耗增多，故饮食首先需要保证足够的能量，常用高蛋白、高维生素（特别是 B 族维生素）的原则配膳，可选甲鱼、鸡、鸭、鱼、番茄、百合、苹果等作滋补调理。

（2）多饮水以补充水分，但禁用浓茶、咖啡等兴奋性饮料，并坚决戒酒。

（二）甲状腺功能减退症

甲状腺功能减退症（简称甲减），是由于甲状腺激素分泌及合成不足或周围组织对甲状腺激素缺乏反应所引起的临床综合征。其病理特征是黏多糖在组织和皮肤堆积，表现为黏液性水肿，因此又称黏液性水肿。常见临床症状有初起食欲缺乏，月经不调，嗜卧，健忘，渐则皮肤水肿而肥厚，尤以颜面肌肉肥厚为甚。眼睑肿胀、颊部下垂、口唇隆起、容貌丑恶为本病之特征。项肌、手足背肌干燥肥厚，易疲劳，反应迟钝。多因肝脾两虚，肝虚气郁，脾虚失运，痰气交结，功能降低所致。患者多以 30 岁以上女性较多。

1.西药处方

⚞ 处方 1

左旋甲状腺素钠，口服，每次 25 微克，每日 1 次。

本处方适用于先天性甲状腺功能减退症（克汀病）与儿童及成人的各种原因引起的甲状腺功能减退症的长期替代治疗，也可用于单纯性甲状腺肿，慢性淋巴性甲状腺炎，甲状腺癌手术后的抑制（及替代）治疗，有时可用于甲状腺功能亢进症的辅助治疗，也可用于诊断甲状腺功能亢进的抑制试验。成人：最初每日用 25～100 微克（1/2～2 片），可每隔 2～4 周增加 25～50 微克（1/2～1 片），直至维持正常代谢为止。一般维持剂量为 50～200 微克（1～4 片）。老年或有心血管疾病患者，起始量以 12.5～25 微克（1/4～1/2 片）为宜，可每 3～4 周增加一次剂量，每次增加 12.5～25 微克（1/4～1/2 片）。投药后应密切观察患者有否心率加快、心律失常、血压改变，必要时暂缓加量或减少用量。

　处方 2

甲状腺片，口服，每次 20 毫克，每日 1 次。

本处方适用于各种原因引起的甲状腺功能减退症。成人常用量：口服，开始为每日 10～20 毫克，逐渐增加，维持量一般为每日 40～120 毫克，少数患者需每日 160 毫克。婴儿及儿童完全替代量：1 岁以内 8～15 毫克；1—2 岁 20～45 毫克；2—7 岁 45～60 毫克；7 岁以上 60～120 毫克。开始剂量应为完全替代剂量的 1/3，逐渐加量。由于本品 T_3、T_4 的含量及两者比例不恒定，在治疗中应根据临床症状及 T_3、T_4、TSH 检查调整剂量。对病程长、病情重的甲状腺功能减退症或黏液性水肿患者使用本类药应谨慎小心，开始用小剂量，以后缓慢增加直至生理替代剂量。

2.中药处方

中药方剂

⤵ 处方1

邝氏助阳益气方。党参 10～30 克，黄芪 15～30 克，仙茅 9 克，淫羊藿 9～15 克，菟丝子 9～12 克，熟地黄 9～12 克。每日 1 剂，水煎，分 2 次口服，疗程分 3 个阶段。第 1 阶段，单用中药治疗 2～4 个月，第 2 阶段，用中药配合小剂量甲状腺片每日 30 毫克治疗 1～2 个月，继而将甲状腺片加至每日 60 毫克治疗 1～2 个月，第 3 阶段，中药合用小剂量甲状腺片。

本处方功效是温肾，助阳，益气。用于治疗甲状腺功能减退肾阳虚型，证见形寒怯冷，表情淡漠，神情呆板，头昏嗜睡，面色苍白，月经不调，体温偏低，舌体胖、色淡，脉沉缓迟细等症。温肾、助阳、益气是治疗甲减的基本方法，方用党参、黄芪补气，仙茅、淫羊藿温补肾阳。更因本证多见肾精不足的现象，宜于阴中求阳，故加用熟地黄以兼顾肾阴。

⤵ 处方2

补益脾肾方。制附子 6 克，干姜 3 克，肉桂 2 克，党参 15 克，茯苓 9 克，白术 9 克，炙甘草 4.5 克。每日 1 剂，水煎 2 次，口服。

本处方功效是温中健脾,扶阳补肾。用于治疗甲状腺功能减退脾肾阳虚型。甲减主要病变在肾,但每多肾病及脾,导致脾虚失运,面浮足肿,食减便溏,肢冷畏寒,故温补脾肾是甲减的常用治法之一。本方以四君子汤合四逆汤为基本方,可随证加减应用。

处方3

参鹿片。鹿角片 4.5 克,党参 12 克,淫羊藿 30 克,锁阳 12 克,枸杞子 12 克。制成片剂,每片含生药 6 克,每日 3 次,每次 5 片,3 个月为 1 个疗程。

本处方功效是温肾补阳,益气。治疗甲状腺功能减退症。

3.康复处方

(1)饮食首先需要保证足够的热能,常用高蛋白、高维生素(特别是 B 族维生素)的原则配膳,可选鸡、鱼、羊肉、狗肉、牛肉、龙眼、干荔枝等滋补调理。

(2)妊娠期、哺乳期的患者应注意补充足够的含碘食物。

(三)糖 尿 病

糖尿病是一组常见的内分泌代谢疾病,其基本的病理生理为由多种原因导致的绝对或相对胰岛素分泌不足或作用的缺陷,所引起的代谢紊乱,包括糖、蛋白质、脂肪、水及电解质等,重症者导致酸碱平衡失调;其特征为高血糖、糖尿、葡萄糖耐量降低及胰岛素释放试验异常。

糖尿病是一个复杂的非传染性终身慢性疾病,如何治疗及控制血糖是一个长期的、终身的任务。多数糖尿病患者对糖尿病的知识了解得非常少,导致糖尿病的控制长期处于非常不理想的状态,久而久之,导致了多种严重的慢性并发症的发生。因此,正确认识糖尿病,采取有效的控制和监测的措施是非常重要的。

1.西药处方

处方 1

正规胰岛素注射液,皮下注射,每次 6 单位,每日 4 次。

本处方适用于 1 型糖尿病患者。1 型糖尿病患者需终身用胰岛素治疗。皮下注射:一般是早晚餐前,或早、中、晚餐前,或三餐前加睡前。用量从小剂量即每次 4 单位开始,以后根据病情、血糖、尿糖逐步调整。静注只有在急症时(如糖尿病性昏迷)才用。中型糖尿患者,每日需要量为 5～40 单位,于每次餐前 30 分钟注射(以免给药后发生血糖过低症)。较重患者用量在 40 单位以上。对糖尿病性昏迷,用量在 100 单位左右,与葡萄糖(50～100 克)一同静脉注射。胰岛素过量可使血糖过低。其症状视血糖降低的程度和速度而定,可出现饥饿感、精神不安、脉搏加快、瞳孔散大、焦虑、头晕、共济失调、震颤、昏迷,甚至惊厥。必须及时给予食用糖类。注射部位可有皮肤发红、皮下结节和皮下脂肪萎缩等局部反应。故需经常更换注射部位。

🔖 处方2

复方维生素 B,口服,每次 2 片,每日 3 次。

维生素 C,口服,每次 0.1 克,每日 3 次。

二甲双胍,口服,每次 250～500 毫克,每日 3 次。

苯乙双胍(降糖灵),口服,每次 25 毫克,每日 3 次。

本处方为超重或肥胖患者的首选。双胍类药物常见的不良反应为胃肠道反应。在肝肾功能不全、低血容量休克或心力衰竭等缺氧情况下易诱发乳酸性酸中毒,因此老年患者慎用,有以上情况时忌用。尤其以降糖灵更易引起乳酸性酸中毒,现少用。

2.中药处方

(1)中成药处方

🔖 处方1

糖脉康颗粒,口服,每次 5 粒,每日 3 次,或遵医嘱。

本处方主要成分黄芪、生地黄、丹参、麦冬、牛膝、黄精等。具有养阴清热,活血化瘀,益气固肾的功效。适用于糖尿病证属气阴两虚、瘀热互结糖尿病者。

🔖 处方2

消渴平片,口服,每次 6～8 片,每日 3 次。

本处方由人参、黄连、天花粉、天冬、黄芪、丹参、枸杞子、沙苑子、葛根、知母、五倍子、五味子组成。具有益气养阴,生津止渴的功效。用于治疗多饮、多食、多尿、身体消瘦等症。

(2)中药方剂

🍵 处方1

胜甘降糖方。山萸肉30克,五味子30克,丹参30克,黄芪40克。水煎服。每日1剂,分2～3次服,1个月为1个疗程。

本处方功效是养阴生津,益气活血。用于治疗糖尿病。阴虚是糖尿病的根本病机,瘀血是糖尿病病理变化的产物,同时又是导致糖尿病病情加重及产生多种并发症的因素。所以,方中山萸肉、五味子合用,益肾养阴、敛阴生津;丹参、黄芪合用,益气活血,标本同治。本方体现了以酸胜甘,故命名胜甘方。在中医治疗糖尿病的验方报道中,以酸胜甘法常被采用,山萸肉和五味子配伍是常用的一组药对,有时再配伍乌梅。在应用上述药对时,又常常与甘温或甘寒的药物如黄芪、人参、生熟地黄、麦冬等同用,酸甘化阴的治疗方法与本病阴虚病理相符,临床常常能收到较好的效果。

🍵 处方2

葛根玉泉方。葛根36克,天花粉15克,麦冬15克,乌梅10克。将乌梅砸碎,与洗净切碎的葛根、天花粉、麦冬同入砂锅。加足量清水,中火煎煮20分钟,过滤去渣,取汁约2000毫升。

本处方功效是生津止渴,降血糖。用于治疗中老年糖尿病。

🍵 处方3

活血降糖汤。丹参 30 克,黄芪 30 克,山药 30 克,赤芍 10 克,苍术 10 克,玄参 10 克,三七粉 2～5 克。水煎服,每日 1 剂,分 2～3 次服。三七粉分 2～3 次吞服。

本处方功效是益气健脾,活血化瘀。用于治疗 2 型糖尿病瘀血型。

3.康复处方

(1)玉米须茶:玉米须 50 克。将采收的新鲜玉米须放入清水中漂洗干净,接着晒干或烘干,切碎,装入洁净纱布袋,扎口,放入大茶杯中用沸水冲泡,加盖闷 15 分钟即可饮用。解毒泄热,平肝降压,降血糖,主治各类糖尿病,是中老年糖尿病并发高血压患者尤为适宜。

(2)黄精麦冬玉米须茶:黄精 10 克,麦冬 15 克,玉米须 30 克。将玉米须洗净,切碎后装入纱布袋中,扎口,备用。黄精、麦冬分别洗净后切成片,与玉米须袋同入砂锅,加足量清水,中火煎煮 20 分钟,取出药袋即成。养阴生津,解毒泄热,降糖降压。对中老年糖尿病患者伴发高血压病者尤为适宜;对糖尿病兼有暑热或邪热伤及肺胃,津液耗伤等症者,也有较好的治疗效果。

(3)薏苡仁冬瓜小米粥:薏苡仁 30 克,新鲜连皮冬瓜

250克,粟米60克。将冬瓜洗净,冬瓜皮切成粗粒,放入纱布袋中,扎口备用。再将冬瓜肉及瓤切成1厘米见方的小块,待用。将薏苡仁、粟米淘洗干净,放入砂锅,加适量水,大火煮沸后加入冬瓜皮药袋及冬瓜小块,改用小火煨煮40分钟,取出冬瓜皮药袋,再煮至薏苡仁、粟米熟烂后即成。清热除烦,生津止渴,降血糖。

(4)人参枸杞子粥:生晒参1克,枸杞子30克,粟米60克。将人参洗净,晒干或烘干,研成极细末,备用。将枸杞子拣净,用清水冲洗后,与淘净的粟米同入砂锅,加水适量,先用大火煮沸,再改用小火煨炖至粥稠,粥将成时调入人参细末,拌匀即成。大补元气,滋阴降糖。通治各类型糖尿病,对中老年糖尿病患者来说,运用人参防治有关病证时,需长期坚持服食方能奏效。惟需重视每日用量不宜超过1克,且以10日为1个疗程,即连续服粥10日后停服7～10日,再视病情需要来决定是否进行下1个疗程。

(四)高脂血症

高脂血症又称高血脂,是指由于脂肪代谢或运转异常而使人体血液中的血脂含量超过正常范围。一般认为,高脂血症是指血浆中总胆固醇、三酰甘油及低密度脂蛋白胆固醇的升高,目前公认高密度脂蛋白胆固醇的降低也是心血管疾病发生发展的危险因素之一。脂质不溶或微溶于水,因此必须与蛋白质结合以脂蛋白形式存在而进行运转,所以"高脂血症"实际上也可认为是"高脂蛋白血症",可表现为高胆固醇血症、高三酰甘油血症或两者兼而有之。

1.西药处方

处方 1

辛伐他汀,口服,每次 10 毫克,每日 1 次。

本处方适用于高胆固醇血症。辛伐他汀是他汀类药,该类药可明显降低高脂血症患者的心血管并发症,是目前治疗高脂血症的首选药。辛伐他汀又叫舒降脂,有效剂量为每日 10～30 毫克。同类药有洛伐他汀(美降脂):开始剂量每日 1 次 20 毫克口服,根据病情调整剂量,最大剂量每日 80 毫克。普伐他汀(普拉固):口服每次 5～10 毫克,每日 2 次。

高胆固醇血症轻症患者,可用月见草油,每次 2 克,每日 3 次。其他可选择的药物还有亚油酸、益寿宁、泛硫乙胺、弹性酶等。

处方 2

烟酸肌醇酯,口服,每次 0.4 克,每日 3 次。

本处方适用于高三酰甘油血症。烟酸肌醇酯属于烟酸类,能降低三酰甘油和胆固醇。另有溶解血栓、抗凝、抗脂肪肝等作用。同类药还有烟酸(尼古丁酸):每次口服 50～100 毫克,每日 3～4 次。阿西莫司(乐脂平):口服每次

250 毫克,每日 2～3 次。

高三酰甘油血症轻症患者可选用其他如多烯康胶丸、月见草油、藻酸双酯钠、降脂宁等作用缓和及不良反应少的药物。较重的三酰甘油血症可选用阿西莫司、氯贝丁酯类药物,以及复合制剂,如萘酚平、益多脂、双贝特等。严重的三酰甘油血症、血液黏稠度高者应用吉非贝齐、非诺贝特等可取得较好疗效,也可用长效制剂如苯扎贝特、苄氯贝特等。

2.中药处方

(1)中成药处方

🍃 处方 1

绞股蓝总苷片,片剂:口服,每次 2～3 片,每日 3 次。胶囊:口服,每次 2～3 粒,每日 3 次。

本处方适用于高脂血症,见有心悸气短、胸闷肢麻、眩晕头痛、健忘耳鸣、自汗乏力或脘腹胀满等心脾气虚,痰阻血瘀者。养心健脾,益气和血,除痰化瘀,降血脂。

🍃 处方 2

血脂康胶囊,口服,每次 2 粒,每日 2 次,早晚饭后服用;轻、中度患者每日 2 粒,晚饭后服用;或遵医嘱。

本处方适用于脾虚痰瘀阻滞症的气短、乏力、头晕、头痛、胸闷、腹胀、食少纳呆等;高脂血症;也可用于由高脂血症及动脉粥样硬化引起的心脑血管疾病的辅助治疗。除湿祛痰,活血化瘀,健脾消食。

处方 3

健脾降脂颗粒，颗粒：口服，每次 10 克，每日 3 次。冲剂：冲服，每次 10 克，每日 3 次。

本处方适用于脾运失调、气虚、血瘀引起的高脂血症，症见眩晕耳鸣，胸闷纳呆，心悸气短等。健脾化浊，益气活血。

(2)中药方剂

处方 1

健脾降脂汤。党参 12 克，茯苓 12 克，茵陈 12 克，白术 10 克，苍术 10 克，僵蚕 10 克，虎杖 10 克，生山楂 24 克，大黄 6 克。水煎服，每日 1 剂，3 次分服。

本处方功效是健脾利湿，消食导滞。主治高脂血症。

处方 2

白金丸。白矾 3 份，川郁金 7 份。上药研细和匀，制成丸剂。每次 6 克，每日 3 次，口服 20 日为 1 个疗程，连用 2~3 个疗程。

本处方功效是祛痰，行气，解郁。用于治疗高脂血症，肥胖症。方中白矾主要成分为硫酸钾铝，具有收敛等作用，能减少肠道内胆固醇等脂质的吸收；郁金有利胆作用，增加胆固醇的代谢产物胆酸等从肠道排泄，从而起到降脂的作用。

处方 3

山菊参饮。山楂 10 克，菊花 10 克，丹参 10 克。每日 1

剂,水煎代茶饮,1 个月为 1 个疗程。连服 3 个月。服药期间配合运动疗法(早晚自由运动半小时)。

本处方功效是消食化瘀。用于治疗高脂血症。方中山楂的果实、山楂叶、山楂核都有显著的降脂作用。

处方 4

降脂汤。何首乌 15 克,枸杞子 10 克,草决明 30 克。水煎服,每日 1 剂,2 次分服。

本处方功效是补肝养血,润肠通便。用于治疗高脂血症。本方重用草决明 30 克,该药含多种蒽醌类衍生物。实验研究表明,决明子的煎剂有良好的降血脂作用。虽然对血清总胆固醇的水平影响不大,但能明显升高血清高密度脂蛋白-胆固醇(HDL-C)的含量及提高 HDL-C/TC 比值,明显改善体内胆固醇的分布状,有利于预防动脉粥样硬化。

3.康复处方

(1)冬瓜薏苡仁汤:薏苡仁 60 克,冬瓜 100 克,食盐适量。将薏苡仁用清水洗净,浸泡 20 分钟;冬瓜洗净,连皮切成块状,与薏苡仁同放砂锅内,加清水适量,煮至薏苡仁熟烂,加入食盐,拌匀即成。上、下午分食。健脾清热、利湿减肥。适用于脾虚湿阻型脂肪肝及高脂血症、糖尿病、高血压等。

(2)燕麦粥:每日早餐吃燕麦片 50 克左右,有良好的降低血脂效果。

（3）什锦杂粮：粟米 150 克，玉米 100 克，荞麦 100 克，高粱 100 克。将粟米、玉米、荞麦、高粱分别洗净，先将玉米煮至熟软，再加入粟米、荞麦、高粱搅匀，倒入适量清水，用大火煮沸后，改用小火焖至香熟即成。作主食食用。健脾除湿，消积下气，祛瘀降浊。适用于脾气虚弱型脂肪肝及高脂血症、高血压等。

（4）大枣白鸽饭：大枣 10 枚，乳鸽 1 只，米饭 200 克，冬菇 5 朵。将乳鸽洗净，斩块，用菜油、酱油、黄酒、姜、白糖浸泡 6 小时；大枣去皮、核；冬菇水发后切丝；将鸽肉、大枣、冬菇一并加入米饭内，蒸 15 分钟即可服食，每日 1 剂。健脾益气，生精温肾。香菇所含的香菇腺嘌呤是一种降低胆固醇的有效成分，我国安徽省香菇产区就有用香菇降脂、降压的经验，每日吃 3～4 个香菇，用水煮后服食，一周后即可降至正常范围。

（5）芹菜叶拌香干：鲜嫩芹菜叶 300 克，香干 150 克，白糖、食盐、味精、酱油、麻油各适量。将鲜嫩芹菜叶择洗干净，放开水锅中焯一下，捞入凉水盆内过凉，沥干水分。将香干放开水锅中焯一下，捞出晾凉，切成绿豆大小的丁放入大碗内。将芹菜叶切成碎末，放入香干，撒上食盐、白糖、味精拌匀，稍腌，食用时放入盘内，淋上酱油、麻油拌匀即成。佐餐食用。健脾益气，平肝降压。适用于肝经湿热型脂肪肝及冠心病、高血压病、高脂血症等。

（6）水蛭粉：每日 3～5 克，分 2 次口服，对降低胆固醇效果显著。

(五)肥 胖 症

肥胖症是指体内脂肪堆积过多和(或)分布异常、体重增加,是遗传因素、环境因素等多种因素相互作用所引起的一种慢性内分泌新陈代谢性疾病。多因暴饮暴食或挑食和生活无规律性,或睡前进餐、食后就睡,或过食油腻食物和甜食,或精神过度紧张、干扰较大,或用药不当等所致,从而影响人体的自身调节能力,引起内分泌及新陈代谢失调,导致脂肪积蓄过多过快,逐渐形成所致。亦与长期不运动有关。肥胖症目前有增加趋势。

1.西药处方

🍃处方1

奥利司他,口服,每次 20 毫克,每日 3 次。

本处方适用于肥胖症或体重超重患者(体重指数≥24)的治疗。结合微低热能饮食适用于肥胖和体重超重者包括那些已经出现与肥胖相关的危险因素的患者的长期治疗。具有长期的体重控制(减轻体重、维持体重和预防反弹)的疗效。服用奥利司他可以降低与肥胖相关的危险因素和与肥胖相关的其他疾病的发病率,包括 2 型糖尿病、高血脂、高血压等。餐时或餐后 1 小时内口服 1 粒。如果有一餐未进或食物中不含脂肪,则可省略一次服药。此外,必要时可以搭配维生素同时服用。当奥利司他与脂肪含量很高的某一餐同服时,发生胃肠道反应的可能性增加。

处方 2

西布曲明,口服,每次 5～30 毫克,每日 1 次。

西布曲明为血清素和去甲肾上腺素再摄取抑制药,作用于中枢增强饱感使摄食减少,并可通过 β_3-肾上腺素能受体而促进生热作用,使体重减轻。不良反应有恶心、呕吐、食欲缺乏、心跳快、紧张、便秘和失眠,该药在临床应用时间尚短,长期应用的潜在危害尤其是对伴有心脑血管病患者的危害性值得关注。首次治疗 3 个月,停 2 个月再用 3 个月。

2.中药处方

(1)中成药处方

处方 1

消补减肥片,饭前半小时温开水送服,每次 3～4 克,每日 3 次,连服 1 个月为 1 个疗程。依据病情需要,可连用 2～3 个疗程。

本处方组成为黄芪、白术、蛇床子、香附、姜黄、大黄等。临床观察本品减肥的综合效果和降低体重、体重指数的作用都很显著,药力缓和持久,食欲抑制作用比较轻微。

处方 2

轻身降脂乐,口服,每次 2.5 克,每日 2 次,于早饭前及晚上临睡前各服 1 次,30 天为 1 个疗程。

主要组成为何首乌、夏枯草、冬瓜皮、陈皮、黄芪等。是一种新型降脂减肥的中成药。用于单纯性肥胖,特别是胃火偏盛的肥胖者效果更好。凡有肾炎、低血压、肝炎及消化道疾病者禁用。

处方 3

减肥通圣片,口服,每次 6 片,每日 3 次,30 天为 1 个疗程。

主要组成为大黄、芒硝、滑石粉、麻黄、栀子、昆布等。清热燥湿,化痰减肥。用于湿热痰浊内阻之肥胖症。

(2)中药方剂

处方 1

体可轻。法半夏、陈皮、云茯苓、炒苍术、炒薏苡仁、大腹皮各等份。上药制成浓缩小丸,每日 3 次,每次 10 克(约 45 粒),45 日为 1 个疗程。

本处方功效是燥湿化痰,健脾理气。用于治疗单纯性肥胖症。

处方 2

达原饮。槟榔 12 克,厚朴 9 克,草果 9 克,知母 10 克,黄芩 10 克,白芍 15 克,甘草 6 克。水煎,每日 1 剂,分 2 次服。待症状减轻后,按原药量比例制成散剂,每服 6 克,每日 3 次。1 个月为 1 个疗程,一般服 3 个疗程。

本处方功效是辟秽化浊。用于治疗单纯性肥胖症。

3.康复处方

（1）荷叶茶：荷叶适量，将其阴干，水煎当茶喝。

（2）魔芋通便减肥粥：魔芋精粉 10～15 克，怀山药粉 15 克，茯苓粉 15 克，加适量燕麦片，煮粥作早餐吃。

（3）慢跑：40 分钟的慢跑，可以消耗 160 卡的热能（相当于一碗米饭）。正确的慢跑方法是用你通常习惯的步幅，自然放松。特别要用力吸气，均匀地呼吸。跑步的速度可以参照有氧训练的标准。跑步前不宜吃得过饱，当室外气温超过 25℃时，适合早晚跑步。要求衣服透气性好，鞋要舒适、合脚，选择距小腿（踝）关节和足跟都可以得到保护的运动鞋。

（4）游泳：游泳是均匀的消耗全身脂肪的最理想运动。脊椎、关节、腹肌、手臂和双腿都可在不负重的状态下得到多方面的锻炼。每周游泳 2～3 次，速度快者每次需要 20 分钟，速度稍慢者 30 分钟为宜。

（5）蒸汽浴：可以促使毛细血管扩张，加速体内循环，使大汗腺分泌，体内的钠盐及其他物质随汗液大量地排出体外，同时能量物质转化为热能随汗散发掉，使体重减轻。

（6）针灸穴位减肥法：针灸可使肥胖者空腹血糖降至正常水平，使肾上腺和皮质醇促进机体脂肪转化的作用趋于正常，达到减肥效果。各种类型肥胖通用的穴位有口、食管、人中、中脘、气海。单纯性肥胖选穴：三焦、肺、内分泌。脾胃俱旺型肥胖选穴：三阴交、内庭、合谷、曲池、脾俞、胃

俞。自幼开始的体质性肥胖和食欲亢进引起的过食性肥胖
选穴:大肠、小肠、内分泌。肠燥便结性肥胖选穴:肺俞穴、
三焦、曲池、支沟、天枢穴。操作方法:耳穴埋针或王不留
行,用胶布固定。体穴深刺泻法,6 次为 1 个疗程。

(六)痛 风

痛风是嘌呤代谢障碍所致的一组异质性慢性代谢性疾
病,其临床特点为高尿酸血症、反复发作的痛风性急性关节
炎、间质性肾炎和痛风石形成;严重者伴关节畸形或尿酸性
尿路结石。本病常伴有肥胖、2 型糖尿病、高脂血症、高血
压、动脉硬化和冠心病等,临床上称为代谢综合征。高尿酸
血症和痛风仅为本综合征中的表现之一。本病可分为原发
性和继发性两类,其中原发性痛风占绝大多数。

1.西药处方

处方 1

秋水仙碱,口服,每次 1 毫克,每 2 小时 1 次。

本处方适用于急性痛风,对一般疼痛、炎症和慢性痛风
无效。治疗急性痛风:口服首剂 1 毫克,以后 1~2 小时 0.5
毫克,直至症状缓解或出现不良反应。用于治疗急性痛风
性关节炎发作时 24 小时内不可超过 6 毫克。并在症状缓解
后 48 小时内不需服用,72 小时后每日 0.5~1 毫克服用,服

用 7 日。预防痛风急性发作:每日或隔日 0.5~1 毫克。在应用别嘌醇或促尿酸排泄药物治疗慢性痛风时,亦可同时给予本品以预防发作。秋水仙碱有剧毒,常见恶心、呕吐、腹泻、腹痛、胃肠反应是严重中毒的前驱症状,症状出现时即行停药。

☞ 处方 2

异嘌呤醇,口服,每次 100 毫克,每日 3 次。

本处方适用于慢性原发性或继发性痛风的治疗,而对急性痛风发作无效,因该品无消炎作用,并有可能加重或延长急性期的炎症。控制急性痛风发作时,须同时应用秋水仙碱或其他消炎药,尤其是在治疗开始的几个月内。初始剂量每次 0.05 克,每日 2~3 次,2~3 周后增至每日 0.2~0.4 克,分 2~3 次服;严重痛风每日可用至 0.6 克。小儿每日 8 毫克/千克。维持量成人每次 0.1~0.2 克,每日 2~3 次。为了减少异嘌呤醇的不良反应,每个接受该药治疗的患者必须进行血常规、肝功能及肾功能等项目的药前检测和药后的定期复查对照发现不良反应要立即停药,并及时治疗。

2.中药处方

(1)中成药处方

☞ 处方 1

祛风舒筋丸,口服,每次 12 丸,每日 2 次。

本处方具有祛风散寒,除湿活络的功效。用于风寒湿闭阻所致的痹病,症见关节疼痛、局部畏恶风寒、屈伸不利、四肢麻木、腰腿疼痛。孕妇慎用。

🕮 处方 2

四妙丸,口服,水泛丸,每次 6～9 克,每日 2 次,小儿酌减。

本处方具有清热祛湿,通络镇痛的功效。用于肢体关节红肿热痛,日轻夜重,兼见发热,心烦,小便短赤,舌质红,苔黄,脉滑数。

(2)中药方剂

🕮 处方 1

加味四妙汤。黄柏 15 克,生薏苡仁 20 克,苍术 15 克,牛膝 15 克,汉防己 10 克,草薢 15 克,赤芍 15 克,金钱草 30 克,地龙 15 克,全蝎 5 克,泽泻 10 克。

上药水煎服,每日 1 剂,2 次分服;病情重者每日 2 剂,4 次分服。并将药渣敷于患处,15 日为 1 个疗程。

本处方功效是清热利湿,通络镇痛。用于治疗痛风。

🕮 处方 2

地黄萸苓方。生地黄 15 克,山茱萸 10 克,茯苓 10 克,泽泻 10 克,黄芪 15 克,丹参 15 克,益母草 15 克,桑寄生 15 克,秦艽 20 克。煎服,每日 1 剂,2 次分服。

本处方功效是补肾益气,活血利尿。用于治疗原发性痛风肾变期,气血两虚型。

🍵 **处方3**

加减当归拈痛汤。忍冬藤30克,茵陈蒿15克,葛根15克,虎杖15克,当归12克,宣木瓜12克,羌活9克,独活9克,防风9克,汉防己9克,油松节9克,赤芍9克,炒苍术9克,猪苓9克,生甘草5克。水煎服,每日1剂,2次分服。

本处方功效是清热利湿,祛风镇痛。主治痛风。

3.康复处方

(1)食疗方:东北雌性红萝卜(100～200克/个),带皮生食,日食3次,上午1次、下午1次、晚上临睡前1次,连食1个月。雌性红萝卜属碱性高钾食品,是含钾量极高的特殊品种,是一种基本上不含嘌呤的蔬菜。雌性红萝卜中含有丰富的活性酶,生食可有效地促进嘌呤的代谢。雌性红萝卜中还含有大量的钾、磷、钙、铁、维生素等物质,可以有效地提高血液质量、碱化血液并有利尿、溶石作用,对痛风患者十分有利。

(2)多食蔬菜水果:每天供给大量的蔬菜和水果,以补充B族维生素、维生素C,以及铁、锌等营养素。蔬菜和水果属于碱性食物,可使尿液呈碱性,有利于尿酸溶解,将尿酸顺利排出。

(3)多饮水:每天给水2000～3000毫升,以增加尿量,促进尿酸排出,还可降低尿酸浓度,预防尿路结石,延缓对肾的进行性损害,为防止尿浓缩,夜间也应补充水分。嘱患者多饮白开水、鲜果汁、矿泉水等。保持尿液稀释以利于尿酸排出。

(4)治疗期间忌食高嘌呤食物,如动物肝、肾,牛羊肉类,青鱼,鱼卵,淡菜,小虾等,忌饮酒。

六、风湿免疫科常见病处方

(一)系统性红斑狼疮

系统性红斑狼疮(SLE)是一种自身免疫性结缔组织病，由于体内有大量致病性自身抗体和免疫复合物，造成组织损伤，临床可以出现多个系统和脏器损害的症状，以青年女性多见。

1.西药处方

⤵ 处方1

泼尼松片，口服，60毫克每日1次或按每日1毫克/千克。

本处方适用于系统性红斑狼疮。长期使用泼尼松治疗者应注意观察血压、血糖变化，儿童生长发育期要注意骨骼等生长发育。老年人要注意骨质疏松等问题。

⤵ 处方2

5%葡萄糖注射液500毫升＋甲基泼尼龙1.0克，静脉滴注,每日1次,3日为1个疗程。

本处方适用于系统性红斑狼疮。甲基泼尼龙适用于急性暴发性狼疮、狼疮脑病、狼疮性肾炎(Ⅳ型)等狼疮症状活跃期。使用过程中应注意本药的不良反应。

🥄 处方3

生理盐水40毫升＋环磷酰胺200毫克,静脉推注,每日1次至隔日1次。或环磷酰胺冲击疗法:生理盐水500毫升＋环磷酰胺1000毫克,静脉滴注,每月1次,总量6～8克。

本处方适用于系统性红斑狼疮。单用糖皮质激素疗效欠佳或不能耐受糖皮质激素者可使用免疫抑制药如环磷酰胺、硫唑嘌呤或长春新碱等。环磷酰胺的冲击治疗适用于急性暴发性狼疮、狼疮脑病、狼疮性肾炎(Ⅳ型)等狼疮症状活跃期。使用过程中应注意本药的不良反应。

🥄 处方4

氯喹片,口服0.25克,每日1次至隔日1次。

本处方适用于系统性红斑狼疮。氯喹对控制红斑狼疮性皮疹、光敏感及关节症状有效,是治疗盘状狼疮的主药。

2.中药处方

(1)中成药处方

🥄 处方1

犀角地黄丸,口服,每次12克,每日2～3次。

本处方具有清热凉血解毒的功效。用于高热不退,身热灼手,皮肤见出血性斑疹,或见吐血、便血、尿血、衄血或关节红肿热痛,口干口苦,舌红绛,苔黄,脉弦数或滑数。有出血倾向者,加用失血奇效丸;关节红肿热痛者,加用四妙丸或湿热痹冲剂;高热而神昏者,加用安宫牛黄丸或至宝丹,备选成药可用神犀丸。

处方2

知柏地黄丸,口服,每次1丸,每日2次。

本处方具有滋阴清热的功效。用于颜面红斑潮红,低热不退,手足心热,心烦口干,头晕目眩,关节酸痛,腰膝酸软,舌红,少苔,脉细数。

处方3

济生肾气丸,口服,每次1丸,每日2~3次。

本处方具有温补脾肾的功效。用于关节冷痛,下肢水肿,小便短少或日短夜长,形寒怕冷,食少纳呆,腹胀便溏,腰膝酸冷,舌淡胖,苔白滑,脉沉细无力。

处方4

血府逐瘀丸,口服,每次1丸,每日2次。

本处方具有活血化瘀的功效。用于病久不愈,反复发作,关节痛久不愈,痛有定处,胁下积块,身有瘀斑,面色暗晦,舌暗红有瘀点,脉弦涩。

(2)中药方剂

处方1

滋肾养阴益气方。生地黄15克,山茱萸12克,山药30

克,茯苓 25 克,泽泻 30 克,牡丹皮 10 克,女贞子 12 克,墨旱莲 12 克,太子参 25 克,麦冬 15 克,五味子 10 克。每日 1 剂,水煎服,2 周为 1 个疗程。共治 1～4 个疗程。

本处方功效是益气滋阴,清热凉血。主治系统性红斑狼疮,以发热,关节酸楚或肿痛,颜面蝶形红斑或甲周红斑、蛋白尿或水肿等为主症。

处方 2

狼疮丸。金银花 80 克,连翘 80 克,丹参 80 克,赤芍 80 克,蒲公英 80 克,白鲜皮 40 克,桃仁 50 克,红花 30 克,蜈蚣 8 条。上药制成蜜丸,每丸重 9 克,每日 2 次,每次 2 丸,急性期每日 3 次,每次 4 丸,温开水送服,持续服用 3～5 年。

本处方功效是清热解毒,活血化瘀。用于治疗系统性红斑狼疮。实验证明:狼疮丸对不同原因引起的炎症,包括Ⅰ、Ⅲ、Ⅳ型变态反应,均有抑制作用,但对免疫反应的致敏和反应期均无作用。此外,能缩短优球蛋白溶解时间。

处方 3

祛风温阳通络方。川桂枝 3 克,制川乌(先煎 2 小时)9 克,制草乌(先煎 2 小时)9 克,炒荆芥 9 克,炒防风 9 克,淫羊藿 9 克,伸筋草 9 克,玄参 9～12 克,甘草 3～4.5 克。水煎服。6 个月为 1 个疗程,疗效不显者再续 1 个疗程,两疗程之间间隔不超过 14 日。

本处方功效是散寒除湿,祛风温阳。用于治疗系统性红斑狼疮。临床上遇见伴有身热、烦躁、口渴等热象,或舌红少苔,口干咽燥,低热颧红等阴虚内热之证,仍宜用乌头、桂枝,仅对不同兼证酌加清热解毒或养阴生津之品;为防辛温药耗伤阴津,故用苦寒之玄参监制;为防川草乌的毒性,用甘平的甘草解毒。

3.康复处方

(1)注意防寒,避免日光或其他紫外线照射。外出打遮阳伞,戴遮阳帽,穿长袖上衣和长裙、长裤。

(2)有些红斑狼疮患者食用海鲜后会出现过敏现象,诱发或加重病情,应避免食用。香菜、芹菜久食能引起光过敏,使患者面部红斑皮损加重,故不宜使用。辛辣食物,如辣椒、生葱、生蒜等能加重患者内热现象,不宜食用。

(3)桑枝鸡:桑枝 60 克,绿豆 30 克,鸡肉 250 克。将鸡肉洗净,加入适量的水,放入绿豆及洗净切段的桑枝,清炖至肉烂,用食盐、姜、葱等调味,饮汤食肉,量自酌。清热通痹,益气补血,清利湿热,用于系统性红斑狼疮发热外邪不甚而正气已虚者。

(二)类风湿关节炎

类风湿关节炎是一种慢性全身性自身免疫性疾病,以手足小关节受累为主,并伴有多系统性炎症。其特征性的症状为慢性、对称性、周围性多个关节炎性病变,临床表现为受累关节疼痛、肿胀、功能下降,持续并反复发作。其病理为慢性滑膜炎,侵及下层的软骨和骨,造成关节畸形和功能障碍。

1.西药处方

处方 1

双氯芬酸钠,口服 25 毫克,每日 1 次;或美洛昔康,口服 7.5 毫克,每日 1 次。

本处方适用于类风湿关节炎。非甾体类抗炎药如阿司匹林、双氯芬酸钠、吲哚美辛、布洛芬及环氧化酶抑制药美洛昔康等为治疗类风湿关节炎的首选基本用药,只能改善症状。一般需服用 2 周后才能见效,效果不明显时可改用其中的另一种药,不宜同时使用两种非甾体类抗炎药。由于本病疗程较长,上述药物均存在一定的不良反应,因此,在用药过程中应注意胃肠道反应,定期检查肝肾功能及血象。

处方 2

雷公藤片,口服 20 毫克,每日 3 次;或青霉胺片,口服 0.75 克,每日 2 次。

本处方适用于类风湿关节炎。金诺芬、雷公藤、青霉胺等属慢作用抗风湿药,能控制病情进展。一般需用药 3~6 个月才能见效,可与非甾体类抗炎药联合使用。青霉胺使用前要求做青霉素皮试。起始量要小,逐渐加量。由于本病疗程较长,上述药物均存在一定的不良反应,因此,在用药过程中应注意胃肠道反应,定期检查肝肾功能及血象。

处方3

泼尼松片,口服30毫克,每日1次。

本处方适用于类风湿关节炎。糖皮质激素如泼尼松有强大的抗炎作用,可使关节炎症状迅速改善,症状控制后逐渐减量,再用小剂量维持。此类药物不良反应较多,长期服用易产生激素依赖,只适用于有关节外症状者或关节炎明显又不能为非甾体抗炎药所控制或慢作用药尚未起效时的患者。由于本病疗程较长,上述药物均存在一定的不良反应,因此,在用药过程中应注意胃肠道反应,定期检查肝肾功能及血象。

2.中药处方

(1)中成药处方

处方1

寒湿痹颗粒,开水冲服,每次1袋(5克1袋),每日3次。

本处方具有祛寒除湿、温通经络的功效。用于肢体关节疼痛、疲困或肿胀、局部畏寒。孕妇忌服、身热高热者禁用。

处方2

风湿骨痛丸,口服,每次10~15粒,每日2次。

本处方具有辛热祛寒,活络定痛,舒筋缓急的功效。用于风寒滞留筋骨而致的肢体关节疼痛,一处或多处,或此起彼伏、疼痛处肤色不变,或核起暗红色肿块、压之痛硬,或有关节肿胀、活动不利等症。不可多服,孕妇忌服。

(2)中药方剂

处方1

雷公藤汤。雷公藤全根(去皮,文火煎1～2小时)。水煎雷公藤全根(内加白砂糖和白酒),浓度为10%,每日用量相当于生药的7.5克,分3次饭后服用。服药期间,根据临床疗效逐渐减服皮质激素类药物,其他中西药物全部停用。

本处方功效是消炎解毒。用于治疗类风湿关节炎。实验研究表明,雷公藤主要成分可引起实验小鼠精子密度减少,精子活动率降低,精子畸形率增加。对肝有损害,但停药后可恢复。

处方2

加味麻黄附子细辛汤。麻黄10克,附片(先煎1小时)12克,细辛6克,羌活10克,独活10克,威灵仙15克,乳香6克,没药6克,桂枝10克,甘草3克。每日1剂,水煎服。

本处方功效是温经祛风,活血止痛。用于治疗类风湿关节炎。

处方3

五藤汤。青风藤15克,雷公藤(去皮,先煎)6～9克,忍冬藤15克,海风藤15克,络石藤15克,蕲蛇10克,蜈蚣3克,淫羊藿12克,当归30克,白芥子10克,鸡血藤30克,生黄芪 30 克。每日 1 剂,水煎,分 3 次,饭后半小时服。1 个月为 1 个疗程。

本处方功效是通经活络。治疗类风湿关节炎。

3.康复处方

(1)猪肉辣根汤:猪瘦肉 200 克,辣椒根 150 克,共煮汤,调味后服用,每日分 2 次服。可以缓解剧烈疼痛症状。

(2)叫鸡炖生姜:刚开叫的公鸡,配 150 克生姜(切片),在锅中焖炖,不放油和食盐,可放少量白酒,1 日内吃完。隔 1 周再服 1 次。公鸡仔具有补虚益肾、暖胃祛寒的作用,可缓解局部疼痛、关节肌肉无力。

(3)白酒泡鳝鱼:童子鳝鱼 500 克,阴干,泡入 1000 毫升白酒中,1 个月后即可饮用。每次饮酒 50 毫升,每日 2 次。童子鳝鱼性温善窜,有舒筋活络、祛风除湿等功能,可缓解局部红肿热痛,防止病变向其他关节走窜,并对肩肘关节活动障碍效佳。

(三)强直性脊柱炎

强直性脊柱炎是一种病因不明的慢性进行性炎症性疾病,早期病变多发生在骶髂关节及邻近软组织,以下腰部及骶髂部疼痛,伴活动受限及僵硬为主要表现,以后可累及整个脊柱而致强直和畸形、功能障碍。属中医学的"腰痛""痹证"范畴。

1.西药处方

🔵 处方1

（1）非甾体抗炎药

双氯芬酸（扶他林），口服，每次 75 毫克，每日 1 次。

美洛昔康（莫比可），口服，每次 7.5～15 毫克，每日 1 次。

（2）免疫抑制药

柳氮磺吡啶（SASP），口服，每次 250 毫克，每日 2 次（第一周）。以后每周增加 500 毫克，至每日 2 克为维持量。

甲氨蝶呤，口服或静脉滴注，每周 7.5～15 毫克。

雷公藤总苷，口服，每次 20 毫克，每日 3 次。

沙利度胺（反应停），口服，每次 50 毫克，每日 1 次，每10 天加量 50 毫克，至 200 毫克维持。

本处方适用于关节疼痛症状明显，影响日常生活患者。非甾体抗炎药应根据患者病情酌情使用，但不能联用。使用柳氮磺吡啶的注意事项如下。

①缺乏葡萄糖-6-磷酸脱氢酶、肝功能损害、血卟啉症、血小板、粒细胞缺乏、血紫质症、肠道或尿路阻塞患者应慎用。

②应用磺胺药期间多饮水，保持高尿流量，以防结晶尿的发生，必要时亦可服碱化尿液的药物。如应用本品疗程

长,剂量大时宜同服碳酸氢钠并多饮水,以防止此不良反应。治疗中至少每周检查尿常规 2～3 次,如发现结晶尿或血尿时给予碳酸氢钠及饮用大量水,直至结晶尿和血尿消失。失水、休克和老年患者应用本品易致肾损害,应慎用或避免应用本品。

③对呋塞米、砜类、噻嗪类利尿药、磺脲类、碳酸酐酶抑制药及其他磺胺类药物呈现过敏的患者,对本品亦会过敏。

④遇有胃肠道刺激症状,除强调餐后服药外,也可分成小量多次服用,甚至每小时 1 次,使症状减轻。

⑤根据患者的反应与耐药性,随时调整剂量,部分患者可采用间歇治疗(用药 2 周,停药 1 周)。

⑥腹泻症状无改善时,可加大剂量。夜间停药间隔不得超过 8 小时。

⑦有肾功能损害者应减小剂量。

处方 2

糖皮质激素

醋酸泼尼松(强的松),口服 10～20 毫克,每日 1 次。

甲泼尼松龙(美卓乐),口服 8～16 毫克,每日 1 次。

本处方适用于关节疼痛症状明显,非甾体抗炎药及缓解病情药物不能缓解症状者。

处方 3

TNF 拮抗药

注射用水 2 毫升＋益赛普 25 毫克,皮下注射,每周

2 次。

生理盐水 250 毫升＋英夫利昔单抗(类克)200 毫克,第 0、2、6 周静脉注射,以后每 8 周使用 1 次,余同上。

本处方适用于关节疼痛肿胀明显,炎性指标升高明显,或一般慢作用药物无效及因不良反应限制使用的患者。

2.中药处方

(1)中成药处方

🥄 处方 1

寒湿痹颗粒,开水冲服,每次 1 袋(5 克 1 袋),每日 3 次。

本处方具有祛寒除湿、温通经络的功效。用于腰骶冷痛,遇寒加重,恶风畏寒,舌淡红,苔白滑,脉沉弦。

🥄 处方 2

腰痛丸,每次 1 丸,每日 2 次,温开水送服。

本处方具有活血化瘀,通络镇痛的功效。用于腰骶刺痛,痛有定处,活动受限,舌暗有瘀点,脉弦涩。

🥄 处方 3

独活寄生丸,每次 1 丸,每日 2 次,用温开水或黄酒送服。

本处方具有滋补肝肾,通络镇痛的功效。用于腰骶酸痛,遇劳加重,腰椎畸形,功能障碍,舌淡红,苔白,脉细弱。

(2)中药方剂

🥣 处方 1

益肾蠲痹汤,生地黄、熟地黄各 15 克,炙蜂房 9 克,炙乌梢蛇 9 克,炙土鳖虫 9 克,炙僵蚕 9 克,炙蜣螂虫 9 克,炙全蝎 6 克,炙蜈蚣 2 克,当归 15 克,仙灵脾 12 克,骨碎补 9 克,鹿角胶(烊化冲服)9 克,炙甘草 9 克,鹿衔草 12 克。水煎服,每日 1 剂两煎,取煎液 500 毫升,分两次服用。

本处方具有益肾蠲痹的功效。主治骨痹日久,痰瘀凝聚,以骨节粗大变形、僵直固定、屈曲不伸,身体羸弱、肌肉萎缩,腰脊无力,步履艰难,甚或长年卧床不起,舌淡苔白,脉沉细弱,两尺为甚。如肌肉羸弱,舌质瘦薄少苔者重用生地黄至 50 克,北沙参 15 克;肢冷畏寒加淡附片 9 克;腰骶僵硬,不能仰俯加龟甲胶(烊化冲服)9 克、炙穿山甲 6 克;颈项不舒加粉葛根 30 克。若服药后有蚁行感,此为虫类药引起的过敏反应,可用蝉蜕 6 克,徐长卿 10 克,地肤子 15 克煎汤服用。

🥣 处方 2

通痹灵方。桂枝 10 克,麻黄 10 克,白芍 15 克,防风 15 克,制川乌 12 克,知母 12 克,白术 15 克,制乳香 10 克,制没药 10 克,制马钱子 0.6 克,蕲蛇 10 克,全蝎 6 克,川断 20 克,黄精 15 克。水煎服,每日 1 剂。

本处方具有祛风,散寒,除湿,活血,通络,镇痛及补肝肾的功效。主治强直性脊柱炎,类风湿关节炎,坐骨神经痛及颈椎病。

处方 3

扶正化痰汤。露蜂房 10 克,白芥子 6 克,海藻 9 克,昆布 9 克,炒牛蒡 9 克,穿山甲片 6 克,血竭 3 克,生黄芪 60 克,当归 12 克,葛根 12 克,桂枝 6 克,枸杞子 30 克。水煎服,每日 1 剂。

本处方具有补气养血,化痰通络,软坚散结的功效。适用于中期强直性脊柱炎患者,属正气不足,痰浊阻络型。

3.康复处方

(1)运动方:患者在日常生活、工作及学习中,时刻注意保持正确的姿势和体位。为防止病变上行到达胸部使呼吸受限,经常做胸廓运动及深呼吸运动。平时注意脊柱灵活性及髋关节活动度的练习。

(2)艾灸方:用艾绒捻成馒头样(1 个约 60 克)大小的艾团,取黏土适量,以醋调拌加工成 1.5 厘米厚的泥饼,略大于艾团,把艾团放在泥饼中央,燃烧后的艾团移至脊柱患处,以温热舒适为度,每日 1 次,每次约 1.5 小时,30 天为 1 个疗程,疗程间隔 7～10 天。

(3)针灸方:主穴:肝俞、肾俞、大杼、阳陵泉、三阴交穴。配穴:颈椎关节,选风池、天柱、大椎、列缺穴;脊柱关节,选腰背部俞穴或夹脊穴、委中、人中穴;腰骶关节,选腰阳关、17 椎下、关元俞、昆仑穴;骶髂关节,选关元俞、小肠俞、白环俞穴;髋关节,选环跳、阳陵泉穴。将穴位皮肤常规消毒,采用平补平泻手法,每日针刺 1 次,每次留针 30～40 分钟,10次为 1 个疗程。

(4)二乌消痹膏:生川乌 15 克,生草乌 15 克,羌活 9 克,川断 12 克,白芷 9 克,生乳香 9 克,生没药 9 克,黄柏 12 克,土鳖虫 10 克,川芎 15 克,木香 9 克,威灵仙 12 克,骨碎补 12克,海桐皮 12 克。将上药共研极细末,用蜂蜜调匀外用。使用时将调和好的药膏摊在敷料上,敷料面积大小视病变部位灵活裁贴。每 2～3 天敷换 1 次,直至肿胀,疼痛症状明显减轻,肢体功能恢复正常。该方具有祛风散寒,活血温经,通络止痛的功效。

(5)药浴方:①当归 15 克,川芎 30 克,鸡血藤 40 克,防风 100 克,独活 100 克,川续断 120 克,狗脊 100 克,巴戟天100 克,胡芦巴 100 克,川牛膝 150 克,桂枝 100 克,赤芍 60克,水煎浴身,每日 1 次。此方药适用于辨证为风寒湿痹证患者。②桑枝 500 克,海桐皮 60 克,稀莶草 100 克,海风藤100 克,络石藤 200 克,忍冬藤 60 克,鸡血藤 60 克,水煎浴身。注意水温不要超过 37℃,每日 1 次。此方适合于辨证为热痹证患者。

(6)川乌粥:生川乌 3～5 克,大米 50 克,姜汁 10 滴,蜂蜜适量。先将川乌头捣烂研为细末,煮沸米粥,后加入川乌末,改用小火慢煮,熟后加入姜汁、蜂蜜,搅匀再煮片刻即可。早晚餐服用,5～7 天为 1 个疗程。适用于风寒湿痹,关节屈伸不利患者。

七、神经科常见病处方

（一）失　眠

　　失眠亦称不寐，是指以经常不能获得正常睡眠为特征的一种病证。临床上常表现为轻者入睡困难、早醒、易醒，重者彻夜难眠，或者整晚做噩梦，严重影响睡眠质量。长期失眠会导致头痛、头昏、心悸、健忘、多梦等症。可见于神经官能症、高血压、脑动脉硬化、更年期综合征以及某些精神病等多种疾病之中。

　　中医学认为，失眠是由于脏腑功能紊乱、气血亏虚、阴阳失调，而导致的夜不能寐。按照下面的方法坚持刮痧，能够养心安神、补充气血，从而改善失眠。

　　治疗除用药物之外，还须注意患者的精神因素，劝其解除烦恼，消除思想顾虑，避免情绪激动，睡前不吸烟、不喝酒和浓茶等，养成良好的生活习惯。还应参加适当的体力劳动，加强体育锻炼，增强体质。对于严重失眠或同时具有精神失常的患者，要注意安全，以防发生意外。本证的预后一般较好。

1.西药处方

🢒 处方1

艾司唑仑,每次 2 毫克,睡前 30 分钟服。

一般的失眠首选苯二氮䓬类,如艾司唑仑、阿普唑仑,三唑仑等。本品起效快,适合入睡困难的失眠患者。许多人用催眠药害怕出现药物依赖性,所以不敢用催眠药。其实,苯二氮䓬类药物的依赖性很小,一般要连续用 2 个月后才会产生,所以短暂用几日完全不用担心依赖性的问题。

🢒 处方2

硝西泮,每次 5～10 毫克,睡前服。

本处方作用较持久,适合早醒的失眠患者。

🢒 处方3

唑吡坦(思诺思),每次 10 毫克,睡前 30 分钟服。

本处方特别适合于老年人失眠。老年人是失眠发生率最高的人群。特别要注意的是,老年人对大多数催眠药都不能用,因为老年人对催眠药非常敏感,容易引起平衡功能失调而发生摔跤,甚至引起骨折。所以,对于老年人用催眠药应该选择安全范围大的,主要有 2 类。①唑吡类:包括唑吡坦、唑吡酮等。唑吡类很安全,不会引起平衡功能失调。治疗剂量下不产生蓄积和残余作用,不容易产生耐药性和依赖性。②桂利嗪、氟桂利嗪。这 2 种药特别适合伴有脑动脉硬化老年人的失眠,因为它们既有催眠作用,又具有抗动脉硬化功效。

处方 4

多塞平,每次 25 毫克,睡前 30 分钟服。

本处方适用合于上述药物治疗无效的顽固性失眠。对于顽固性失眠,首先要找有经验的医生查明原因。

2.中药处方

(1)中成药处方

处方 1

朱砂安神丸,口服,每次 9 克,每日 1～2 次。

本处方具有清心火、安神志的功效。用于胸中烦热,心悸不宁,失眠多梦。

处方 2

琥珀多寐丸,口服,每次 1.5～3 克,温开水送服,每日 2 次或睡前 1 次服用,小儿酌减。

本处方具有养血补血,壮肾益气,平肝安神的功效。适用于心血不足,肾气亏损,失眠多梦,怔忡健忘,心神不安。

处方 3

磁朱丸,口服,每次 3 克,每日 2 次。

本处方具有镇心,安神,明目的功效。用于心肾阴虚,心阳偏亢,心悸失眠,耳鸣耳聋,视物昏花。

(2)中药方剂

🍃 处方 1

加味黄连阿胶汤。黄连 15 克,黄芩 15 克,阿胶(烊化)15 克,白芍 20 克,鸡子黄(冲)2 枚,五味子 15 克,炒酸枣仁 15 克,夜交藤 20 克,龙齿 30 克,珍珠母 30 克。每日 1 剂,煎 2 次分早晚温服,每次冲服鸡子黄 1 枚。

本处方功效是引火归元,滋阴安神。主治顽固性失眠。心烦失眠,多梦,健忘,头晕耳鸣,口干津少,五心烦热,舌红苔黄或黄干,脉细数或弦数。兼症为多愁悲观,或心悸不安,或急躁易怒,或有梦遗。阴虚严重,津液耗伤,致咽喉干燥者,加生地黄、麦冬、玄参各 15 克;火旺严重,心中懊侬者,加栀子 20 克、鲜竹叶 10 克;梦遗较甚者,加山茱萸 15 克;多愁悲观,加合欢皮、百合各 15 克。

🍃 处方 2

加减酸枣仁汤。酸枣仁 30 克,川芎 6 克,知母 15 克,茯神 30 克。水煎服,每日 1 剂,分中、晚 2 次服,早上服淡茶 1 杯,或冲服参茶 1 杯,1 个月为 1 个疗程。

本处方功效是养心安神,活血滋肾。用于治疗失眠。方中酸枣仁汤是治疗心肝两虚型失眠证的有效方。通过研究发现,失眠患者白细胞介素 2 受体水平较正常人升高($P < 0.05$),经治疗后白细胞介素 2 受体水平下降($P < 0.05$),提示失眠患者免疫功能降低,加减酸枣仁汤对其有调节作用。

◗ 处方 3

活血眠通汤。三棱 10 克,莪术 10 克,柴胡 10 克,炙甘草 10 克,白芍 10 克,白术 10 克,酸枣仁 12 克,当归 15 克,丹参 15 克,茯苓 18 克,夜交藤 24 克,珍珠母 30 克。每日 1 剂,水煎,2 次服。

本处方功效是活血祛瘀,舒肝宁心。治疗顽固性失眠。心神不宁与瘀血内阻有一定关系,本方以活血行气,宁心安神为基本治法,标本兼顾,气血同治,取得了满意效果。

3.康复处方

(1)酸枣仁芹菜汤:芹菜根 90 克,酸枣仁 9 克,水煎后,睡前服。

(2)桑椹百合大枣粥:桑椹 30 克,百合 30 克,大枣 10 粒,粳米 50 克,蜂蜜 30 克。本方具有滋阴养心,健脾安神的功效,适合各类失眠,对心脾两虚型失眠尤为适宜,可长期食用。

(3)葱白蘸白糖:睡前用大葱白蘸白糖入口内,一般两晚可愈。

(4)足部按摩:临睡前 30 分钟用热水(以脚能承受的热度为宜,即 42～46℃)泡双脚 15～30 分钟,擦干后用两手掌交替擦双足底穴位(涌泉,包括涌泉下方足跟中心处和涌泉穴上方)各 3 分钟。每日按摩 1 次,15 次为 1 个疗程。

(5)拔罐方:取穴为①大椎、关元、中脘、内关穴;②身柱、风池、阴郄、心俞穴。采用单纯拔罐法或刺络后拔罐法。每次选一组穴，留罐 20 分钟，每日 1 次，10 次为 1 个疗程。

(6)艾灸方：于每晚睡前用艾卷悬灸百会穴 10～15 分钟。一般灸后 5～15 分钟即可入睡，个别患者则延迟到 2 小时后才入睡，有的患者于灸中即入睡。一般灸 1～4 次，睡眠时间可持续 8～12 小时。

(二)神经衰弱综合征

神经衰弱是指大脑由于长期的情绪紧张和精神压力，从而产生脑功能的减弱，其主要症状为头痛、失眠、烦躁、记忆力减退、注意力不集中、疲惫乏力、精神萎靡不振等。有些病人由失眠开始，主要是入睡困难，也有表现为早醒，睡眠浅，多梦。胃肠道症状如胃口不佳，腹部胀满，大便次数增多或便秘等。女性病人可有月经不调，性功能减退。病情迁延，症状时轻时重，病情波动常与社会心理因素有关，大多数病例发病于 16—40 岁，两性发病数无明显差异。从事脑力劳动者占多数。本病如处理不当可迁延达数年甚或数十年。如遇新的精神因素或休息不足，症状可重现或加剧。

1.西药处方

处方 1

艾司唑仑，每次 1 毫克，每日 3 次。

艾司唑仑是苯二氮䓬类（BZ）。BZ 不是中枢神经系统的普遍抑制药,小剂量时有抗焦虑作用,还有中枢性肌松弛作用。精神紧张、焦虑不安时常见肌张力提高,甚至引起疼痛不适而失眠,此时 BZ 的抗焦虑、肌松弛等作用均有利于催眠,因而疗效更好。BZ 类反复应用时耐受性和依赖性（包括精神依赖和躯体依赖）产生较慢,也较轻。但应防止对 BZ 类药物滥用性。

处方 2

阿普唑仑,每次 0.4 毫克,每日 3 次。

普萘洛尔,每次 25 毫克,每日 3 次。

本处方适用于伴有紧张、心悸、多汗症状的神经衰弱综合征患者,用阿普唑仑加用普萘洛尔,可迅速缓解。

处方 3

艾司唑仑,每次 1 毫克,每日 3 次。

多塞平,每次 25 毫克,每日 1 次,晚上睡前服。

本处方适用于伴有抑郁症状存在并有早醒失眠的神经衰弱综合征患者,用多塞平或阿米替林,睡前服。

2.中药处方

（1）中成药处方

处方 1

甜梦液。口服,每次 10～20 毫升,每日 2 次,1 个月为 1 个疗程,可连续服用 2 个疗程。

本处方功效是益气补肾，健脾和胃，养心安神。其主要成分为刺五加、蚕蛾、黄精、党参、砂仁、黄芪、山楂、枸杞子、淫羊藿、熟地黄、茯苓、陈皮、法半夏、山药、泽泻等 17 味药材。适用于以头晕耳鸣，视减听衰，失眠健忘，食欲缺乏，腰膝酸软，心慌气短、脑功能减退为主要症状的神经衰弱综合征患者。

处方 2

安神补脑液。口服，每支 10 毫升，每次 1 支，每日 2 次，早、晚服用，60 支为 1 个疗程。宜餐后服。

本处方功效是健脑安神，生精补髓，益气养血。其主要成分为鹿茸、制首乌、淫羊藿、干姜、甘草、大枣、维生素 B_1，辅料为苯甲酸钠、蔗糖、羟苯乙酯。本处方适用于治疗神经衰弱症，主治脑昏耳鸣，恍惚健忘，失眠心悸等症。外感发热患者忌服。

处方 3

复方枣仁胶囊。口服，每次 1 粒，睡前服。宜餐后服。

本处方功效是养心安神。其主要成分为酸枣仁（制）、左旋延胡索乙素。适用于治疗神经衰弱症，主治心神不安，失眠，多梦，惊悸等症。外感发热实证患者忌服。孕妇慎用。

处方 4

眠安康口服液。空腹口服，每次 10 毫升，每日 3 次。

本处方功效是健脾益气，养心安神。其主要成分为茯神(去木)、人参、酸枣仁(炒)、生姜。辅料为蜂蜜、甜菊苷、苯甲酸钠。适用于治疗神经衰弱症,主治心脾两虚所致的失眠多梦,心悸健忘,神疲体倦,面色少华。孕妇禁用,外感发热及阴虚火旺患者禁服。服药期间要保持情绪乐观,切忌生气恼怒。

处方 5

灵芝北芪片。口服,每次 4～6 片,每日 2～3 次。宜餐后服。

本处方功效是养心安神,补气益血。其主要成分为灵芝、黄芪。适用于治疗神经衰弱症,主治神经衰弱,失眠健忘,食少体倦,气短多汗等症。外感发热患者忌服。

处方 6

人参五味子糖浆。口服,每次 10 毫升,每日 2 次。宜饭前服用。

本处方功效是益气敛阴,安神。其主要成分为人参、五味子、蔗糖、苯甲酸。适用于治疗神经衰弱症,主治病后体虚,失眠。糖尿病患者禁服。感冒发热病人不宜服用。

处方 7

养血安神片。口服,每次 5 片,每日 3 次。

本处方功效是养血安神。其主要成分为仙鹤草、墨旱莲、鸡血藤、熟地黄、生地黄、合欢皮、首乌藤,辅料为滑石粉、蔗糖、色素、明胶。适用于治疗神经衰弱症,主治失眠多梦、心悸头晕等症。

（2）中药方剂

☞ 处方1

柴胡20克,黄芩15克,半夏15克,生龙骨20克,生牡蛎各20克,大黄6克,生甘草10克,桂枝15克。

本处方功效是疏肝理气,重镇潜阳,和营安神。适用于神经衰弱综合征患者。

☞ 处方2

百合30克,白芍12克,白芷12克,浮小麦30克,生地黄15克,夜交藤15克,大枣15克,炙甘草9克。

本处方适用于神经衰弱综合征患者,主治心烦失眠,心悸不安,疲惫乏力,精神萎靡等症。

3.康复处方

（1）蜂蜜百合:百合100～150克,蜂蜜50毫升,拌匀蒸熟,临睡前30分钟食用。

（2）龙眼芡实粥:龙眼肉20克,芡实20克,蜂蜜30毫升,酸枣仁(煎汁去渣)15克,糯米100克,共煮成粥。食用时调入蜂蜜,早晚服食。

（3）黑芝麻核桃粥:黑芝麻50克,核桃仁50克,桑叶60克,粳米100克。桑叶加水蘸煮,去渣取汁,芝麻、核桃仁研末,与粳米共煮成粥,加少许白糖调味,早晚分别食用1碗。

（4）日光浴:日光浴是让人体表直接暴晒于太阳光之下,按一定顺序和时间系统照晒,从而达到治疗疾病或锻炼身体的目的,这种自然疗法称为日光浴。阳光作用于皮肤,借助皮肤感受器而作用于中枢神经系统,调整器官功能,使人心情舒畅缓解神经衰弱患者过于紧张而兴奋的神经细胞,可改善睡眠,增强人体的免疫力,提高情绪和劳动效率。一般来说,日光浴的时间,应选在上午 10 时~12 时,下午 3 时~5 时(夏天可选在上午 10 时以前,下午 5 时以后),每次 15 分钟,之后逐渐增加到 30 分钟。

(5)森林浴:森林浴对神经衰弱病人有良好的治疗作用。其优点为绿色、自然。病患身处密林浓荫之中,聆听音乐,呼吸新鲜空气,从而达到治疗目的。空气中含大量负离子,人们称为"空气维生素",能促进人体的新陈代谢,提高人体的免疫功能。

(6)运动疗法:积极参加适当的体育锻炼,提高身体素质,如散步、跑步、游泳、打太极拳等。

(7)劳逸结合:避免思虑和用脑过度,生活要有规律,睡眠、起床的时间要相对固定,一日三餐也要定时定量,从而使人体生物钟有规律地运转。

(三)三叉神经痛

三叉神经痛主要表现为面部三叉神经分布区域内反复发作的、短暂的、阵发性剧烈疼痛,性质如电击样、烧灼样、刀割样、针刺样疼痛。洗脸、刷牙、说话、咀嚼、吞咽时可诱发。原发性三叉神经痛目前病因未明,治疗以止痛为主。继发性三叉神经痛除对症止痛外,应查明病因,进行病因治疗。

1.西药处方

🔖 **处方1**

卡马西平,口服,0.1~0.2克,每日3次。

地巴唑,口服,20毫克,每日3次。

维生素B_1,口服,20毫克,每日3次。

维生素B_{12}(弥可保),口服,500微克,每日3次。

本处方适用于三叉神经痛。卡马西平为治疗三叉神经痛的首选药物,用药注意从小剂量开始,逐步加大剂量,开始为每次0.1克,每日3次,逐渐增加剂量到每次0.2克,每日3次。不良反应有眩晕、思睡、恶心、共济失调、皮疹、白细胞减少。药物止痛无效时可用神经阻滞术(无水酒精或1%普鲁卡因作三叉神经周围支、半月神经节的阻滞术)、半月神经节射频热凝术或三叉神经微血管减压术等。本处方用药剂量,适用于成人患者,儿童患者酌情减量。

🔖 **处方2**

苯妥英钠,口服,0.1克,每日3次。

地巴唑,口服,20毫克,每日3次。

维生素B_1,口服,20毫克,每日3次。

维生素B_{12}(弥可保),口服,500微克,每日3次。

本处方适用于三叉神经痛。苯妥英钠的不良反应与卡马西平类似,但治疗效果不如卡马西平。两药一般不同用,但在一些病例中,卡马西平合并苯妥英钠比单用好。合并用药时,应格外注意药物的不良反应。本处方用药剂量,适应于成人患者,儿童患者酌情减量。

处方 3

维生素 B_{12},肌内注射,1000~3000 微克,每周 2~3 次。

本处方治疗三叉神经痛临床疗效得到了肯定。一般 4~8 周为 1 个疗程,随后改为口服维生素 B_{12} 治疗,每次 500 微克,每日 3 次。

2.中药处方

(1)中成药处方

处方 1

胃苏颗粒。用适量开水冲服,搅拌至全溶。每次 1 袋,每日 3 次。15 天为 1 个疗程。

本处方功效是温中和胃,理气通络。其主要成分为紫苏梗、香附、陈皮、香橼、佛手、枳壳、槟榔、鸡内金(制)。辅料为糊精、甜菊苷、羧甲淀粉钠。适用于脾胃不和、痰阻经络型三叉神经痛,证见脾胃不和,痰阻经络,大便干,舌红,苔黄,脉弦细。

处方 2

五苓散。温开水冲服,每次 9 克,每日 3 次,5 日为 1 个疗程。

本处方功效是温阳化气,利湿行水。其主要成分为泽泻、茯苓、猪苓、肉桂、白术(炒)。方中茯苓、猪苓甘淡,入肺而通膀胱为君;泽泻甘咸,入肾与膀胱,利水渗湿为臣;佐以白术健脾燥湿;使以桂枝外解太阳表邪,内助膀胱气化。配合成方,既能健脾祛湿,又能化气利水。凡属脾虚不运,水湿内停,膀胱气化不宣,见证如上所述者,不论有无表证,均可使用。服药最短者 1 个疗程,最长者 3 个疗程,一般 2 个疗程即可治愈。

处方 3

华佗再造丸。温开水送服,每次 8 克,早、中、晚各服 1次,3 日为 1 个疗程。

本处方功效是活血化瘀,化痰通络,行气止痛。其主要成分为川芎、吴茱萸、冰片等,适用于特发性三叉神经痛。特发性三叉神经痛可见面部阵发性疼痛或抽搐,进食、洗脸均易诱发。服药期间如有燥热感,可用白菊花蜜糖水送服,或减半服用,必要时暂停服用 1～2 天。

(2)中药方剂

处方 1

川芎茶调散加味。川芎 18 克,荆芥 10 克,白芷 10 克,羌活 10 克,细辛 6 克,防风 10 克,薄荷 10 克,桑叶 15 克,蔓荆子 15 克,甘草 3 克,清茶少许。每日 1 剂,水煎服。

本处方功效是疏风散寒、祛风止痛。适用于风寒阻络型三叉神经痛。方中荆芥、防风、细辛、羌活等辛温之剂以疏风散寒;川芎、白芷、蔓荆子以祛风止痛,上行头目;薄荷、桑叶疏风解表,清理头目;甘草调和诸药。加减:若阳虚恶寒较甚者,加麻黄9克,熟附子6克温阳散寒。若颜面肌肉抽搐者,加蜈蚣5克,地龙9克,息风止痉;若寒凝痛甚者,加藁本12克,制川乌6克,散寒止痛;若风寒郁久化热者,加菊花18克,疏散风热。

🍵 处方 2

菊花15克,僵蚕10克,川芎15克,白芷10克,细辛6克,荆芥6克,薄荷10克,桑叶15克,蔓荆子15克,甘草6克,清茶少许。每日1剂,水煎服。

本处方功效是祛风散热,清络止痛。适用于风热阻络型三叉神经痛。方中用菊花、薄荷、桑叶、蔓荆子、清茶疏解风热;白芷、细辛、荆芥以疏风解表;川芎、僵蚕通络止痛;甘草以调和诸药。加减:若风热较甚者,加金银花12克,连翘12克,栀子15克,以辛凉清解;若口渴津伤者,加知母15克,芦根18克,花粉12克,清热生津。若便秘者,加大黄9克,通便泄热;尿赤者,加生地黄12克,竹叶15克,清热利尿;若伴寒热往来者,加柴胡9克,黄芩15克,和解少阳。

🍵 处方 3

生石膏30克,川芎9克,黄连6克,生地黄15克,牡丹皮10克,白芷10克,羌活3克,菊花15克,薄荷10克,升麻6克,甘草6克,每日1剂,水煎服。

本处方功效是清泻胃火,升散郁热。适用于胃热上攻型三叉神经痛。方中石膏清胃泻火,配伍川芎散郁通络止痛;黄连、生地黄、牡丹皮清热泻火;白芷、羌活、菊花清利头面之风;薄荷、升麻升散郁热;甘草调和诸药。加减:若热盛津伤者,去羌活加麦冬 12 克,天花粉 15 克,清热生津;大便秘结者,加大黄 12 克,通腑泄热;上焦有热者,加连翘 15 克,栀子 12 克,桑叶 15 克,清热利咽;颜面肌肉抽搐者,加僵蚕 6 克,全蝎 6 克,息风止痉。

3.康复处方

(1)体针:取穴,第一支痛:太阳、阳白穴;第二支痛:下关、迎香穴;第三支痛:颊车、承浆穴;循经取穴:合谷、太冲穴。操作:毫针刺,实症用泻法,虚症用补法。每日 1 次,留针 30 分钟,10 次为 1 个疗程,间隔 1 周,连用 2 个疗程。

(2)灸法取穴:第一支取下关、合谷、颊车穴;第二支取颊车、阳白、颧髎、合谷、地仓穴;第三支取阳白、太阳、合谷穴;加减:风寒盛者加风池、风门穴;风热盛者加大椎、曲池穴,每日施灸 2 次,以艾条悬灸为宜。

(3)按摩法:以揉、点、压镇痛手法为主,配合内服中药。上下颌支痛取地仓透颊车、承浆、太阳、下关、颞颌关节穴;眼支痛取阳白、鱼腰、头维、太阳穴;触及条索状硬韧带和压痛者取分筋、理筋、点穴镇痛手法隔日 1 次。

(4)膏药敷贴法:樟脑 10 克,细辛 10 克,薄荷 12 克,五加皮 15 克, 全蝎 30 克, 龟甲胶 30 克, 当归 30 克, 白芷 30 克, 寻骨风 30 克, 蒲公英 45 克, 紫花地丁 45 克, 川芎 45 克。除樟脑、龟甲胶外, 余药均经炮制, 干燥粉碎, 取香油 500～750 毫升, 在锅中烧至滴水成珠时, 加入上药, 充分搅拌均匀, 文火至沸, 冷凉成膏状。3 克为 1 丸。用时略加温后压成圆饼状, 敷贴患侧。据受累神经的不同, 选择对应的穴位, 3 日换 1 次。

(5)浴疗法:艾叶 10 克, 苏木 10 克, 牛膝 10 克, 红花 10 克, 王不留行 10 克, 蟾酥 15 克, 酒浸, 擦洗患部。或用制川乌 10 克, 川椒 5 克, 黄柏 5 克, 红花 5 克, 水煎, 温洗患部, 每日 1 次。

(6)热敷法:生乌头(川、草乌均可)、生南星、生白附子各等份, 共研细末, 过筛, 每 30 克药粉用大葱 50 克, 鲜生姜 15 克捣如泥, 纱布包好蒸热, 熨阿是穴和患病神经走向有关的腧穴, 每日 2～3 次, 每次 20～25 分钟。

(四)面神经炎

面神经炎又称急性非化脓性面神经炎, 或称贝尔麻痹。常为急性起病, 表现为一侧面部表情肌的完全性瘫痪, 额纹消失, 闭目不紧, 同侧鼻唇沟变浅, 露齿口角偏向对侧, 鼓腮漏气等。面神经从桥脑发出以后经内听道、面神经管、茎乳突孔出颅腔, 分布至面部表情肌。由于缺血、炎症引起局部面神经组织水肿,此种局部解剖关系使面神经受压迫,神经功能发生障碍。它是一种常见病、多发病,它不受年龄限制。患者面部往往连最基本的抬眉、闭眼、鼓嘴等动作都无法完成。故本病急性期,应及时给予消除神经水肿、护神经等治疗。

1.西药处方

⊃ 处方1

泼尼松,口服,30毫克,每日1次。

三磷酸腺苷,口服,20毫克,每日3次。

地巴唑,口服,20毫克,每日3次。

维生素 B_1,肌内注射,100毫克,每日1次。

维生素 B_{12},肌内注射,100微克,每日1次。

本处方适用于面神经炎急性期(发病后的1～2周内)患者。应用肾上腺皮质激素,可减轻神经水肿,改善局部循环,减少神经受压,故可提高面神经炎的治愈率和减少后遗症。连用7～14日后逐渐减量停药,突然终止治疗有反跳现象。B族维生素药物能促进受损的面神经髓鞘恢复,地巴唑能扩张血管,改善微循环,故急性期和恢复期均可使用。大剂量使用地巴唑时,可引起多汗,面部潮红,轻度头痛,头晕,恶心,血压下降等。本处方用药剂量,适用于成人患者,儿童患者酌情减量。

⊃ 处方2

泼尼松,口服,20～30毫克,每日1次,连用7～14天。

地塞米松，静脉注射，5～10 毫克，每日 1 次，连用 7～14 天。

地巴唑，口服，10～20 毫克，每日 3 次。

维生素 B_1，肌内注射，100 毫克，每日 1 次，连用 7～ 14 天。

维生素 B_{12}，肌内注射，100 微克，每日 1 次，连用 7～ 14 天。

本处方适用于面神经炎患者。运用激素时注意补钾、补钙，保护胃黏膜。糖皮质激素禁用于真菌和病菌感染患者。下列疾病患者一般不宜使用：高血压，血栓病，十二指肠溃疡，精神病，电解质异常，心肌梗死，内脏手术，青光眼等。

2.中药处方

（1）中成药处方

🥣 处方 1

牵正散。口服，每次 3 克，每日 1 次。

本处方功效是祛风豁痰，化瘀通络。适用于风痰阻络证面神经炎。其主要成分为白附子、白僵蚕、全蝎。方中白附子辛温燥烈，入阳明经而走头面，祛风化痰，尤其善散头面之风，是为君药。全蝎、僵蚕均能祛风止痉，其中全蝎长于通络，僵蚕能化痰，合用既助君药祛风化痰之力，又能通络止痉，共为臣药。用热酒调服，可助宣通血脉，能引药入络,直达病所。治疗风痰阻络证面神经炎还可选用全天麻胶囊,口服,每次 4 粒,每日 2～3 次,或大活络丹,口服,每次 1 丸,每日 2 次。

处方 2

升麻散。口服,每次 3 克,每日 1 次。

本处方功效是祛风散寒,温经通络。适用于风寒袭络证面神经炎。其主要成分为升麻、赤芍药、人参、桔梗、葛根、薄荷、防风、甘草等。

处方 3

散风活络丸。口服,每次 1 丸,每日 2 次。

本处方功效是化痰通经,活血化瘀。适用于痰瘀阻络证面神经炎。其主要成分为乌梢蛇(酒炙)、草乌(甘草银花炙)、附子(炙)、威灵仙(酒炙)、防风、麻黄、海风藤、细辛、白附子(矾炙)、胆南星(酒炙)、蜈蚣、地龙等 34 味。为红棕色至棕褐色的大蜜丸;气微香,味先甜后苦。高血压、心脏病患者慎服,或在医生指导下服用。治疗痰瘀阻络证面神经炎还可选用面瘫丸,口服,每次 10 克,每日 3 次。

处方 4

清开灵注射液。每日 30～40 毫升加入 5％葡萄糖注射液或生理盐水 250 毫升中静脉滴注,每日 1 次。

本处方功效是清热解毒,化痰通络,醒神开窍。适用于风热袭络证面神经炎。其主要成分为胆酸、珍珠母、猪去氧胆酸、栀子、水牛角、板蓝根、黄芩苷、金银花。方中胆酸、水牛角、珍珠母清热解毒,镇静安神;栀子清泄三焦之火;板蓝根、金银花、黄芩清热解毒,消痈散结。全方共奏清热解毒,镇静安神之功。到目前为止,已确认清开灵注射液不能与硫酸庆大霉素、青霉素G钾、肾上腺素、阿拉明、乳糖酸红霉素、多巴胺、山梗菜碱、硫酸美芬丁胺等药物配伍使用。

（2）中药方剂

 处方1

小续命汤加减。麻黄 10 克,防己 10 克,杏仁 10 克,桂皮 10 克,防风 15 克,川芎 10 克,白芍 10 克,党参 10 克,黄芩 10 克,白附子 10 克,生姜 6 克,甘草 6 克,僵蚕 10 克,全蝎 5 克。

本处方功效是祛风散寒,温经通络,扶正培本。适用于风寒袭络型面神经炎。方中麻黄、防风、杏仁、生姜开表泄闭,疏通经络而祛风;党参、甘草、附子、桂枝益气温阳以扶正;川芎、芍药调气血,可助元气恢复;黄芩苦寒以清泻里热,并和缓方中之温燥;加僵蚕、全蝎以增强祛风通络之效。若骨节烦痛有热者去附子,倍芍药;乏力自汗者加生黄芪、白术;面肌抽搐者加天麻、蜈蚣。

处方2

大秦艽汤加减。秦艽 10 克,川芎 10 克,独活 10 克,当归 10 克,白芍 10 克,生石膏 15 克,羌活 10 克,细辛 3 克,黄芩 15 克,生地黄 10 克,白术 10 克,僵蚕 10 克,全蝎 5 克,茯苓 15 克,甘草 5 克。

本处方功效是祛风清热,通经活络。适用于风热灼络型面神经炎。方中秦艽祛一身之风而通行经络;芎、归、芍、地以养血荣筋;术、苓、甘草益气健脾,助生化之源,令邪去而不返;石膏、生地黄凉血清热;僵蚕、全蝎加强祛风通络。风热甚者去细辛、独活,加桑叶、蝉衣;兼痰瘀重者加白附子、南星、三七、红花。

处方 3

牵正散合导痰汤加减。陈皮 15 克,半夏 15 克,茯苓 15 克,制南星 10 克,枳实 10 克,僵蚕 10 克,全蝎 5 克,白附子 10 克,桃仁 10 克,甘草 6 克。

本处方功效是祛风豁痰,化瘀通络。适用于风痰阻络型面神经炎。方中白附子、僵蚕善去头面及经络之风痰;南星、枳实、半夏、陈皮行气燥湿、下气化痰、祛风散结;茯苓渗湿,全蝎专解痉搐,桃仁和血,甘草和中,全方合用,功效显著。若面肌抽搐频发者加蜈蚣、乌梢蛇;久病成瘀甚者加赤芍、红花、郁金。

处方 4

赤芍 10 克,川芎 10 克,桃仁 10 克,白附子 10 克,红花 10 克,全蝎 5 克,僵蚕 10 克,干姜 6 克,大枣 15 克,白花蛇 6 克,甘草 6 克。

本处方功效是活血祛瘀,通络止痉。适用于瘀血阻络型面神经炎。方中白附子、僵蚕、全蝎三药合用直达头面受病之所,使风去痰消,经络畅通;赤芍、川芎、桃仁、红花皆为活血化瘀之要药,用以退陈生新;生姜、大枣调和荣卫,助生化之源;白花蛇增强祛风通络之功。若痰浊阻络甚者加白芥子、猪牙皂;顽固不愈者加三七、穿山甲、鬼箭羽;气虚血滞者加黄芪、党参、白术。

3.康复处方

(1)针灸疗法:主穴为阳白、颧髎、地仓、翳风、合谷穴。配穴为:①急性期取风池、太冲、攒竹、四白、睛明、人中、承浆、迎香、颊车、下关穴;②恢复期加取百会、大椎、膈俞、血海穴;③后遗期加取肾俞、脾俞、风门、足三里、风市穴。操作方法如下:①急性期用透刺法,于患侧施针地仓、大迎、颊车穴;阳白透刺攒竹、鱼腰、丝竹空、下关穴。耳门透刺听宫,听会透刺翳风等穴,每日针刺 1 次,留针 30 分钟。②恢复期用电针和灸法,接通电针治疗仪电源,负极接主穴,正极接配穴,选慢率、疏密波或断续波刺激,每日 1 次,每次 20分钟,电流强度以患侧出现面肌节律性收缩为宜;灸法以灸百会、大椎、翳风,患侧面及肾俞、脾俞、膈俞、风门、足三里、血海穴为主。③后遗期重刺穴位翳风、四白、后溪、阳陵泉穴;电针正极分别接翳风、手三里、足三里穴,负极接重刺穴位。

(2)拔罐疗法:适用于口角歪斜为主的面神经炎,选用2～3号玻璃罐,于患侧口角旁 2 厘米处,将下垂面肌向上牵拉,以加强针灸疗法的效力。或用梅花针叩刺地仓、颧髎、颊车、下关、四白、阳白、翳风穴等穴,再以火罐吸拔,每次5~20分钟,对炎症期或后遗面瘫疗效较好。

(3)脐疗:选用胆南星8克,雄黄3克,芫花50克,马钱子总碱0.1毫克烘干研末,喷入白胡椒挥发油,每取0.2克敷于脐中。

(4)按摩法:推揉面颊收放法,双手掌于患者面部环转推抚,患侧上行推,谓之"收";健侧下行推,谓之"放";自然推过下颌,面颊部,额部反复操作十余次,用单手多指上行揉患侧面颊;拇、示指分揉上、下眼眶,取眼周诸穴;搓擦面颊温通法,单手并列四指或小鱼际肌快速搓擦患者面颊,以局部温热红润为准。揪捏面肌牵正法,拇、示指指捏拿咬肌肌腹,轻轻向前外方牵拉,用力适度,两次为宜;拇、示指分别向外上方快速揪提地仓、巨髎、童子髎三穴,每穴揪3~5次;单手拇指按揉牵正穴1分钟,翳风穴1分钟,并取局部其他诸穴;指弹面颊活血法,拇、示指捏拿、捻转患侧面肌,自下而上捏拿三遍;用拇指固定示、中、环指三指猛力弹出,一指端依次弹击面颊;按揉前臂疏经法,单拇指分别按揉两上肢前臂阳明经路线以对侧为主,按压曲池、合谷及手少阳经外关、阳池穴,最后一手示指上取人中,另手示指下取承浆,捏拿肩井结束按摩。

（五）偏 头 痛

偏头痛又称偏头风,是一组常见的头痛类型,为发作性神经-血管功能障碍,以反复发生的偏侧或双侧头痛为特征。时痛时止,迁延不愈,或剧痛时日,痛苦异常,而渐缓解。发作前多有嗜睡、精神不振、视物模糊、畏光或肢体感觉异常等先兆症状。本病临床所见颇多,多为慢性,且病程缠绵,时作时止,日久不愈,颇难根治。中医学认为,偏头痛多因瘀血停滞、脉道闭塞、气血不通而导致。治疗的目的是减轻或终止头痛发作,缓解伴发的症状,预防头痛的复发,分为发作期和预防性治疗。

1.西药处方

处方 1

布洛芬,口服,每次 200～400 毫克,每日 3 次。

本处方适用于轻到中度的偏头痛发作期的治疗,偏头痛的预防性治疗,慢性发作性偏侧头痛的治疗,为发作期用药。成人常用量:轻或中等疼痛及痛经的止痛,每次0.2～0.4克,每4～6小时1次。成人用药最大限量一般为每日 2.4 克。小儿常用量:口服,每次按体重 5～10 毫克/千克,每日 3 次。最常见的不良反应是胃肠系统。

处方2

苯噻啶,口服,每次1.5毫克,每晚1次。

本处方适用于典型和非典型性偏头痛,能减轻症状及发作次数,疗效显著,但对偏头痛急性发作无即刻缓解作用,为预防性治疗用药。口服,每次0.5～1毫克,每日1～3次。为减轻嗜睡不良反应,可在第1～3日,每晚1片,第4～6日,每日中午及晚上各1片,第7日起每日早、午、晚各1片。如病情基本控制,可酌情递减,每周递减1片到适当剂量维持。对房性及室性早搏患者,剂量为每日3次,每次1片。最常见不良反应为嗜睡,故驾驶员、高空或危险作业者慎用。嗜睡一般常见于开始服药的1～2周内,继续服药后可逐渐减轻或消失。其他不良反应有头晕、口干等。长期服用,适当注意血象变化。

2.中药处方

(1)中成药处方

处方1

治偏痛颗粒,口服,每次20克,每日3次。

本处方具有行气、活血、止痛的功效。用于血管性头痛和偏头痛。孕妇慎用。

处方2

天麻钩藤颗粒,开水冲服,每次5克,每日3次。

方中天麻、钩藤、石决明均有平肝息风之效,用以为君。

山栀、黄芩清热泻火,使肝经不致偏亢,是为臣药。益母草活血利水,牛膝引血下行,配合杜仲、桑寄生能补益肝肾,夜交藤、朱茯神安神定志,共为佐使药。诸药合用,共奏平肝息风,清热安神之功。用于肝阳上亢所引起的头痛、眩晕、耳鸣、眼花、震颤、失眠;高血压见上述症状者。

处方3

镇脑宁胶囊,口服,每次4～5粒,每日3次。

方中水牛角清心凉肝,平肝息风止痉;丹参清心凉肝,活血化瘀通络;两药合用,平肝息风,化瘀通络,为主药。辅以天麻等平肝息风;川芎祛风行气,活血化瘀通络。佐以白芷疏经络之风邪,导邪外出而止头痛;猪脑补骨髓,益虚劳,治头风偏正头痛;藁本、细辛祛风寒湿邪,通络而止痛。各药合用,共奏平肝息风,化瘀通络之功。用于风邪上扰所致的头痛,恶心呕吐,视物不清,肢体麻木,耳鸣;血管神经性头痛、高血压、动脉硬化。外感头痛者忌用。

处方4

复方羊角胶囊,口服,每次5粒,每日2～3次。

本处方具有平肝,镇痛的功效。用于偏头痛,血管性头痛,紧张性头痛,也可用于神经痛。

处方5

天麻头痛片,口服,每日3～5片,每日3次。

本处方由天麻、白芷、川芎、荆芥、当归、乳香组成。功效是养血祛风,活血止痛。用于血虚生风,血瘀血滞引起的头痛,伴眩晕、复视、恶心、呕吐、精神萎靡者。

(2)中药方剂

⊃ 处方1

哭来笑去散。雄黄 3 克,火硝 1.5 克,制乳香 1.5 克,制没药 1.5 克,细辛 1.5 克,川芎 1.5 克。将细辛、川芎烘干,乳香、没药去油,与余药共研细末,过 120 目筛,装入玻璃瓶内,密封备用。用时将药瓶口对准头痛对侧鼻孔,让患者将药粉由鼻吸入,一般吸入后头痛立即缓解,如仍痛,可在数分钟后再吸,直至疼痛消失。

本处方功效是活血止痛。用于治疗偏头痛。方中之雄黄,《本草纲目》言其治偏头风病,附方中载五灵散,用雄黄与细辛等份为末,左痛右吹,右痛左吹。火硝,《本草纲目》称之为消石,"头痛欲死,消石末吹鼻内即愈",配合川芎、乳香、没药活血止痛、芳香通窍,治疗偏头痛效优。

⊃ 处方2

散偏汤。川芎 15 克,白芍 12 克,郁李仁 9 克,柴胡 9 克,生甘草 6 克,白芥子 12 克,香附 10 克,白芷 6 克。每日 1 剂,水煎分 2 次服。

本处方功效是疏肝散风,行气和血止痛。用于治疗偏头痛。散偏汤出自清代医家陈士铎《辨证录·头痛篇》,专为治疗偏头痛而设,现代临床验证确有实效。

3.康复处方

(1)梳摩痛点:将双手的十个指尖放在头部最痛的地方,像梳头那样进行轻度的快速按摩,每次梳摩 100 个来回,每日早、中、晚饭前各做 1 次,便可达到止痛目的。

(2)揉太阳穴:每日清晨醒来后和晚上临睡以前,用双手中指按太阳穴转圈揉动,先顺揉 7～8 圈,再倒揉 7～8 圈,这样反复几次,连续数日,神经性头痛可以大为减轻。

(3)中药塞鼻:取川芎 15 克,白芷 15 克,炙远志 15 克,一起焙干,再加冰片 7 克,共研成细粉后装瓶备用。在治疗神经性头痛时,可用绸布包少许药粉塞右鼻,一般塞鼻后 15 分钟左右便可止痛。

(4)热水浸手:神经性头痛发作时,可将双手浸没于一壶热水中(水温以手入水后能忍受的极限为宜),坚持浸泡半个小时左右,便可使手部血管扩张,脑部血液相应减少,从而使神经性头痛逐渐减轻。

(六)帕金森病

帕金森病又称震颤麻痹,是发生于中年以上的中枢神经系统进行性变疾病。临床特征是进行性加重的震颤、肌强直、运动徐缓、姿势反射少,出现静止性震颤、运动徐缓、肌强直、姿势不稳等。病人在日常生活中的活动和运动均减慢,颜面缺乏表情(面具脸),眨眼次数少,吞咽困难致流涎,少动,低声性构音不良,语言、语音单调,起立及翻身困难,协同运动少。约1/3的病人最终合并痴呆。头颅CT检查显示脑萎缩。

1.西药处方

处方1

苯海索,每次2毫克,每日3次。

本处方适用于早期轻症病人。苯海索是抗胆碱能药物,此类药物单用为早期轻症帕金森病的首选药物。本药奏效快,能改善肌肉强直和运动障碍症状,但对震颤效果不理想。本药的注意事项包括:前列腺肥大及青光眼者禁用;70岁以上老年人易引起记忆及认知功能减退最好不用。严重肾功能衰竭,或患有癫痫病史及严重精神障碍者不能应用。

处方2

金刚烷胺,每次0.1克,每日3次。

本处方适用于以震颤、僵直为主要症状表现的帕金森病患者。本药可通过多种方式增强多巴胺功能而发挥治疗作用,对帕金森病的肌肉强直、震颤和运动障碍的缓解作用强。疗效比抗胆碱药更为显著。

处方3

美多巴,每次125毫克,每日3次。

溴隐亭,每次 0.625 毫克,每日 1 次。餐前 30 分钟服用。

本处方适用于帕金森病中晚期患者。美多巴是左旋多巴和苄丝肼的混合剂。苄丝肼是脑外多巴脱羧酶抑制药,与左旋多巴合用可阻止血液中多巴转变为多巴胺,从而减少左旋多巴的用量,加强其疗效,并减少外周不良反应。溴隐亭是多肽类麦角酶,为一特异的中枢多巴胺受体激动药,兴奋突触后多巴胺受体,发挥抗帕金森病作用。常见不良反应有呕吐、厌食、便秘、直立性低血压、运动障碍和精神症状等。

2.中药处方

(1)中成药处方

目前尚无有效中成药,可试服牛黄清心丸、大活络丹等药物。

(2)中药方剂

处方 1

大补阴丸合六味地黄汤加减。龟甲 12 克,生地黄 12 克,熟地黄 12 克,何首乌 12 克,山茱萸 10 克,玄参 12 克,牡丹皮 12 克,知母 12 克,黄柏 12 克,钩藤 12 克,白蒺藜 12 克,生牡蛎 30 克,茯苓 12 克,生山药 12 克,甘草 6 克。

本处方功效是滋补肝肾,育阴息风。适用于帕金森病肝肾不足证,多见于中壮年及老年患者,兼有头晕目眩,耳鸣,失眠多梦,腰膝酸软,肢体麻木,可见呆傻健忘,筋脉拘挛,动作笨拙等。舌体偏小,舌质暗红,少苔,脉细弦或沉细弦。

处方 2

八珍汤合天麻钩藤饮加减。党参 12 克,茯苓 10 克,白术 10 克,当归 12 克,白芍 10 克,熟地黄 10 克,天麻 10 克,钩藤 12 克,生决明 12 克,杜仲 12 克,桑寄生 10 克,益母草 12 克,川牛膝 12 克,丹参 12 克。

本处方功效是益气养血,息风通络。适用于帕金森病气血两虚证,其主要症状为肢体震颤日久,程度重,伴面色无华,精神倦怠,四肢乏力,头晕眼花,舌体胖,边有齿痕,舌质黯淡,或有瘀点,脉细弱。

处方 3

催肝丸合导痰汤加减。胆南星 6 克,钩藤 12 克,黄连 6 克,滑石 10 克,僵蚕 10 克,天麻 12 克,炙甘草 10 克,茯苓 10 克,牛膝 15 克,陈皮 12 克,半夏 10 克,枳实 10 克,黄芩 15 克。

本处方功效是清化痰热,兼以息风。适用于帕金森病痰热动风证,其主要症状为震颤或轻或重,兼胸脘痞闷,头晕,内热口干,咯黄痰,多汗,舌苔黄腻,脉弦滑数。

处方 4

二陈汤加减。茯苓 12 克,陈皮 10 克,半夏 10 克,甘草 6 克,煨皂角 1 克,硼砂 1 克,胆南星 2 克,天麻 10 克,全蝎

6 克。

本处方功效是健脾祛湿。适用于帕金森病痰湿内聚证,其主要症状为胸闷,眩晕,恶心,呕吐痰涎,肢麻震颤,手不能索物,甚则肢体不知痛痒,舌胖,边有齿痕,苔厚腻,舌质淡红,脉沉滑或沉濡。

3.康复处方

(1)自我护理:鼓励患者做自己力所能及的事情,如进食、穿衣、移动、说话、写字等。加强患者主动运动,每天活动各关节 2～3 次。对于日常生活需要全面照顾,不能独立步行或长期卧床的重度病人,家庭护理尤为重要,床垫要保持柔软,定期翻身以防止发生压疮,制定功能锻炼计划,帮助患者被动运动肢体以防止肌挛缩及关节变形。

(2)饮食护理:给予高热量半流质饮食,多食水果及蔬菜,少量多餐。通常每天吃 300～500 克的谷类食物,从谷类中能得到糖类、蛋白质、膳食纤维和 B 族维生素等营养。糖类是机体能量的主要来源,通常不影响左旋多巴的药效。每天大约吃 300 克的蔬菜和瓜类,1～2 个中等大小的水果,从中获得多种维生素、矿物质和膳食纤维,同时有利于缓解便秘。同时要注意限制肉类,由于食物蛋白质中某些氨基酸成分会影响左旋多巴的作用,因此需限制蛋白质的摄入。可合理摄入奶类和豆类。锻炼患者独立进食,对于流涎过多的老人可使用吸管或鼓励老人细嚼慢咽。

(3)心理干预:患者因不自主震颤,给生活工作带来不便,常出现自卑和厌世。鼓励患者正确认识疾病,加强锻炼,基本达到生活自理。

(七)重症肌无力

重症肌无力是一种神经-肌肉传递障碍的获得性自身免疫性疾病,是骨骼肌的自身免疫性突触后膜乙酰胆碱受体病,血中的抗乙酰胆碱受体抗体对受体结合封闭使它不能与乙酰胆碱有效结合,不能完成神经-肌肉传递。本病以横纹肌异常疲劳为特点,可侵犯眼肌、四肢肌、咀嚼肌、吞咽肌,甚至呼吸肌等,并出现眼睑下垂、眼外肌麻痹、复视、斜视、咀嚼无力、吞咽困难、饮水反流、构音不清、四肢无力,甚则呼吸困难,危及生命等临床症状。

1.西药处方

处方

溴吡斯的明,60毫克,每日3次。

泼尼松,30毫克,每日1次。

10%氯化钾溶液,10毫升,每日3次。

5%免疫球蛋白,50毫升,静脉推注,每日2次。

本处方适用于重症肌无力患者,其治疗原则是增加乙酰胆碱,抑制自身免疫反应。溴吡斯的明禁用于:对本药过敏者;心绞痛患者;支气管哮喘患者;机械性肠梗阻和尿路梗阻者。重症肌无力患者还应忌用神经-肌肉传递阻滞的药物,如氨基苷类抗生素、奎宁、奎尼丁、普鲁卡因酰胺、普萘洛尔、地西泮、氯丙嗪以及各种肌肉松弛药等。本处方的用药剂量适用于成人患者,儿童患者应酌情减量。

2.中药处方

(1)中成药处方

🍃 处方1

四妙丸。*每次1丸,每日3次。*

本处方功效是清热利湿。适用于重症肌无力湿热证患者。其症状多为肌肉萎软无力,困倦,胸脘满闷,心烦口干,小便黄赤,舌红,苔黄,脉濡数。备选成药可用三妙丸、滋肾丸。

🍃 处方2

补中益气丸。*每次1丸,每日3次,温开水送服。*

本处方功效是健脾益气。适用于重症肌无力脾虚证患者。其症状多为起病缓,下肢萎软无力,甚则肌肉萎缩,神倦乏力,容易疲劳,眼睑下垂,劳则更甚,舌淡红,苔白,脉细弱。备选成药可用参苓白术散、归脾丸。

🍃 处方3

虎潜丸。*每次1丸,每日2次,淡盐汤送服。*

本处方功效是滋养肝肾。适用于重症肌无力阴虚证患者。

其症状多为肢体萎软无力,肌肉消瘦,腰膝酸软,舌红,少苔,脉细数,病程长。备选成药可用健步丸、金刚丸、大补阴丸。

(2)中药方剂

처 处方1

补中益气汤加减。生晒参 15 克,白术 10 克,黄芪 30克,当归 10 克,升麻 10 克,陈皮 6 克,柴胡 6 克,紫河车 20克,补骨脂 10 克,益智仁 10 克,蔓荆子 10 克,葛根 15 克,炙甘草 6 克。水煎服,2 日 1 剂,10 剂为 1 个疗程。

本处方功效是补中益气,填精培元。适用于重症肌无力脾虚胃弱者,其症状多为上睑下垂或有复视、四肢乏力、晨轻暮重,面色萎黄或口白无华,气短懒言,腹满纳差,大便溏薄、舌质淡、苔薄白、脉沉弱或濡缓。方中参、芪、术、草,补脾益气;升麻、柴胡,升阳举陷,兼舒肝郁;当归、紫河车、补骨脂,养血填精益本元;益智仁补肾固精、缩溺摄唾;蔓荆子、葛根助升麻、柴胡升清气;陈皮理气和胃。

처 处方2

六味地黄汤合生脉散加减。太子参 30 克,山药 30 克,生黄芪 30 克,山茱萸 15 克,茯苓 15 克,麦冬 15 克,生地黄 15 克,升麻 15 克,葛根 15 克,黄精 10 克,当归 10 克,白芍 19 克,炙甘草 5 克。

本处方适用于气阴两虚型、眼肌型或伴有延髓肌无力的重症肌无力患者。其症状表现为眼睑下垂、复视或斜视,四肢乏力,少气懒言,自汗或盗汗,口干咽燥,心烦,大便干。

舌质红、苔少,脉弦细或细数。

3.康复处方

(1)敷贴法:生黄芪、人参、生马钱子各适量,共研细末,制成药膏,贴敷于足三里、三阴交、脾俞、肝俞等穴(每穴敷药直径约为1厘米),3日换药1次,10日为1个疗程,适用于各型重症肌无力。

(2)山药粳米粥:山药30克,菟丝子10克,粳米100克。将菟丝子捣碎,水煎取汁;山药研成细末;与粳米同煮成粥,加白糖调匀,顿服。适用于各型重症肌无力。

(3)山药羊肉汤:羊肉250克,白附片(先煎)10克,山药30克,生姜25克。将羊肉洗净、切块,与山药、生姜、附片同炖熟烂,加盐调味,分2~3次服食。适用于重症肌无力。

(4)黄芪瘦肉汤:黄芪60克,党参30克或五爪龙60克,煲瘦肉(或猪脊骨)食。适用于各型重症肌无力。失眠者,加百合30克;湿气重者,加薏苡仁30克;腹泻者,加山药30克;心烦、燥热者,加龙眼肉30克;复视者,加枸杞子30克,或金钗石斛10克与40克瘦肉同煲;或膨鱼鳃1个,分4次煲瘦肉。

(5)起居上应避风寒,防感冒:感冒后可选用青霉素、头孢菌素类抗生素静脉点滴,或口服阿莫西林、头孢氨苄、头孢羟氨苄等,退热药可选用柴胡针剂肌内注射。

(6)饮食调节:不能过饥或过饱,营养调配要适当,不偏食;应避免食用萝卜、芥菜、绿豆、海带、紫菜、剑花、西洋菜、黄花菜、西瓜、苦瓜、冬瓜、白菜、豆浆、豆奶、冷饮等。

(八)癫 痫

　　癫痫是一组由不同病因所引起,大脑神经元高度同步化,且常具自限性的异常放电所导致,以发作性、短暂性、重复性及通常为刻板性的中枢神经系统功能失常为特性的综合征。每次发作称为小发作,反复多次发作所引起的慢性神经系统病症则称为癫痫。一经确诊,就应进行药物治疗。治疗的关键是按照癫痫发作类型合理选用抗痫药物,疗程要够,不能随意停药,并进行定期的临床和化验检查。

1.西药处方

　　🍃处方 1

　　苯妥英钠,口服,每次 0.1 克,每日 3 次。

　　本处方适用于癫痫、心律失常,为癫痫大发作之首选。苯妥英钠对大脑皮质运动区有高度选择性的抑制作用,能稳定神经细胞膜,抑制强直后电位及其传播,抑制连续放电的触突传导及神经传导。适用于治疗癫痫特发性全面性强直-阵挛发作,单纯部分性发作,复杂部分性发作,部分性发作继发为全面性强直-阵挛发作,对失神发作无效。每次口服 0.1 克,每日 2~3 次,通常成年人剂量为每日 0.3 克,个人可增加到每日 0.5 克。儿童,开始每日 5 毫克/千克,分 3

次服,以后剂量个体化,最大量为每日 0.6 克。主要不良反应为神经系统、造血系统、胃肠道反应、骨骼系统、过敏性反应、齿龈增生、毛发增生、肝损害、致畸反应等。用药期间需检查血象,肝功能、血钙、口腔、脑电图、甲状腺功能并经常随访血药浓度,防止毒性反应。

处方 2

卡马西平,口服,每次 0.1～0.2 克,每日 3 次。

本处方适用于复杂部分性发作,亦称精神运动性发作或颞叶癫痫。成人:开始每次 0.1 克,每日 2～3 次;第二日后每日增加 0.1 克,直到出现疗效为止;维持量根据调整至最低的有效量,分次服用;要注意个体化,最高量每日不超过 1.2 克。儿童:6 岁以前开始每日按体重 5 毫克/千克,每隔 5～7 日增加一次用量,达每日 10 毫克/千克,必要时可增至 20 毫克/千克,维持量调整到维持血药浓度 8～12 微克/毫升,一般为每日按体重 10～20 毫克/千克,0.25～0.35 克,通常卡马西平片每日不超过 0.4 克;6—12 岁儿童,第一日 0.1 克,服 2 次,每隔周增加每日 0.1 克直至出现疗效;维持量调整到最小有效量,一般为 0.4～0.8 克,不超过每日 1 克,分 3～4 次服用。用药期间注意检查全血细胞、尿常规、肝功能、眼科检查、卡马西平血药浓度测定。

2.中药处方

(1)中成药处方

⊃ **处方 1**

癫痫散,口服,每次 1 瓶,每日 2 次。7 岁以上儿童服成人 1/2 量,3—7 岁服成人 1/3 量。孕妇禁服。

本处方具有理气化痰,息风定痫的功效。用于肝风内动,痰迷心窍者。

⊃ **处方 2**

瓜子锭,口服,每次 1.2 克,每日 2 次。

本处方具有平肝息风,镇惊化痰的功效。可用于痫证及高热惊厥。

⊃ **处方 3**

医痫丸,口服,每次 3 克,每日 2～3 次。小儿酌减。

本处方具有祛风化痰,定痫止搐的功效。用于痰阻脑络所致的癫痫,症见抽搐昏迷、双目上吊、口吐涎沫。本品含雄黄、朱砂,不宜过量、久服。孕妇禁用。

⊃ **处方 4**

羊癫疯丸,口服,每次 9 克,每日 1 次。小儿 1—4 岁每次 1.5 克,5—7 岁每次 3 克。

本处方具有清热化痰,镇惊安神的功效。用于痰热壅盛,肝风内动而致癫痫者。孕妇及体弱者忌服。

(2)中药方剂

⊃ **处方 1**

辛开苦降汤。白附子 10 克,细辛 6 克,黄连 6 克,牛大黄 8 克,生龙骨 30 克,生牡蛎 30 克,当归 10 克,制蜈蚣 1～3

条,生甘草5克。每日1剂,水煎,2次分服,症状较平稳者,可隔1～2天服1剂。疗程3个月。

本处方功效是化痰,息风,止痉,治疗癫痫。

处方2

加味龙马丹。马钱子、地龙、党参各等份。共研细末装胶囊或以蜜配丸,每粒含生药0.3克。服用剂量:4—7岁每日0.6～0.9克,8—14岁每日0.9～1.5克,15岁以上者每日1.8～2.4克,分早晚2次口服,通常从小剂量开始可根据病情酌增量,最大日用量不超过3.0克。疗程为6个月。

本处方功效是活血息风。用于治疗癫痫。本方对各型癫痫均有效,但以强直-阵挛发作疗效最好,对原发性癫痫的疗效明显优于症状性癫痫,年龄小、病程短者疗效相对较好,而有严重器质性脑损伤者疗效较差。远期疗效稳定,对造血系统及肝肾功能无明显影响。提示本方是疗效肯定,不良反应小的抗癫痫药,尤适用于强直-阵挛发作治疗。方中马钱子性味苦温,有大毒,过量可致惊厥、血压升高、呼吸急促或困难,甚至昏迷中毒症状,所以不能过量使用。

处方3

定痫镇痛合剂。生铁落60克,制南星12克,石菖蒲9克,炙远志5克,丹参30克,炙地龙6克,甘草9克。将上方配7日的剂量,浓煎成500毫升,制成糖浆合剂。每次内服20毫升,每日3次,同时服蝎蜈片或星蜈片,每日2次,每次4～5片(蝎蜈片:全蝎、蜈蚣等份制成,每片0.3克。星蜈片:生南星1份,蜈蚣3份制成,每片0.3克)。如病情复杂,可用上方随症加减。

本处方功效是豁痰开窍,平肝息风,镇惊安神。用于治疗癫痫。本方是由《医学心悟》生铁落饮加减而成,对三叉神经痛、偏头痛亦有疗效。

3.康复处方

(1)宜多吃酸性食物:科学研究表明,食物对原发性癫痫有一定的影响,碱性食物能诱发癫痫,酸性食物则能抑制发作(指原发性癫痫)。因此,原发性癫痫患者宜多吃酸性食物(酸性食物的代谢产物呈酸性)保证维生素 B_6 的供应,有利于神经递质的合成。酸性食物有:花生、核桃、猪肉、牛肉、鸡、鸭、鹅、鱼、虾、蛋类等。

(2)宜控制饮水,饮食宜淡:刺激间脑可引起癫痫发作,因间脑是人体水液的调节中枢,大量的液体进入体内,会加重间脑的负担,导致癫痫发作。癫痫患者饮食宜淡(少吃盐)。这是因为,有一种学说认为癫痫是神经元的过度放电而引起的,人体如果在短时间内摄入过量的食盐,钠离子可导致神经元过度放电,从而诱发癫痫发作。

(3)宜补充微量元素锰:癫痫与血中缺乏微量元素锰有密切联系,应适当补充微量元素锰。含锰较多的食物有黄豆、小麦、扁豆等。

八、传染科常见病处方

(一)病毒性肝炎

病毒性肝炎是由多种肝炎病毒引起的,以肝脏损害为主要表现的一组全身性传染病,具有传染性强、传播途径复杂、流行广泛、发病率较高等特点。目前按病原学明确分类的有5种:甲型肝炎病毒(HAV),乙型肝炎病毒(HBV),丙型肝炎病毒(HCV),丁型肝炎病毒(HDV)和戊型肝炎病毒(HEV)。其中甲型和戊型主要表现为急性肝炎,一般不转为慢性,乙型、丙型和丁型肝炎主要表现为慢性肝炎并可发展为肝硬化和肝细胞癌。各型病毒性肝炎的临床表现相似,以疲乏、食欲减退、厌油、肝功能异常为主,部分病例出现黄疸。

1.西药处方

⮚处方1

甘草酸二胺注射液,每次 150 毫克,静脉滴注,每日

1 次。

垂盆草冲剂，口服，每次 10 克，每日 3 次。

门冬氨酸钾镁，口服，每次 0.3 克，每日 3 次。

本处方适用于急性肝炎。处方中选用甘草酸二胺，能减轻肝细胞变性坏死，抑制纤维化形成，促使肝功能恢复。垂盆草冲剂对降低丙氨酸氨基转移酶有确切的疗效，是目前被公认的降低丙氨酸氨基转移酶较好的药物。门冬氨酸钾镁对急性肝炎患者，能改善乏力症状与肝功能恢复。

伴有黄疸者，可加用茵栀黄注射液 10～20 毫升，稀释后静脉滴注，每日 1 次，也可以用茵陈黄疸冲剂口服。如为戊型肝炎伴有明显胆汁淤积者，可使用腺苷蛋氨酸 500～1000 毫克，稀释后静脉注射或静脉滴注，每日 1 次。食欲下降、呕吐频繁者，可静脉滴注 10％葡萄糖注射液 1000～1500 毫升，以及维生素 C 2 克和 10％氯化钾 10～20 毫升。

急性乙型肝炎和丙型肝炎患者可按甲肝治疗，但由于有发展为慢性的潜在危险，也可视情况进行早期抗病毒治疗。

处方 2

联苯双酯，口服，每次 6 粒，每日 3 次。

垂盆草冲剂，口服，每次 10 克，每日 3 次。

维生素 C，口服，每次 300 毫克，每日 3 次。

葡醛内酯（肝泰乐），口服，每次 0.2 克，每日 3 次。

本处方适用于慢性迁延性肝炎。药物治疗方案基本上是以护肝治疗为主,加一些非特异性护肝药物。

护肝治疗一般选用 2～3 种。其他药物有齐墩果酸片 40 毫克,每日 3 次口服;亦可用复方益肝灵、复方垂盆草冲剂等。这些药虽具有护肝作用,但停药后易产生丙氨酸氨基转移酶反跳,故显效后应注意逐渐停药。

一些非特异性护肝药物可作为辅助治疗,但用药不宜过多,选用两三种即可。包括维生素类如维生素 C、维生素 E、维生素 K_1、复合维生素 B、维康福、施尔康等;促进解毒功能的药物如肝泰乐,维丙胺(50～75 毫克,每日 3 次口服)等。促进能量代谢药物如三磷酸腺苷、辅酶 A、肌苷等。蛋白质合成药物如肝安干糖浆(1 袋,每日 3 次);5％水解蛋白(500 毫克静脉滴注,每周 2～3 次,4 周为 1 个疗程)。

处方 3

干扰素,每次 500 单位,肌内注射,隔日 1 次。

拉米夫定,口服,每次 100 毫克,每日 1 次。

本处方适用于慢性活动性肝炎的抗病毒治疗。慢性活动性肝炎除护肝治疗外,还应抗病毒治疗和免疫调节治疗。抗病毒治疗主要用于慢性乙肝有病毒复制指标患者,乙肝病毒脱氧核糖核酸(HBV-DNA)定量法阳性(按各试剂说明),HBeAg 阳性者。

干扰素抗病毒主要是通过机体免疫起作用,疗效持久,疗程明确,可提高生存率,减少肝硬化和肝癌患病率等效果。一般连续用 15～20 周。干扰素的不良反应很多,尤其是进口的干扰素,常见的有流感样综合征症状,白细胞、血小板下降等。医生必须熟悉干扰素的不良反应。新上市的聚乙二醇化干扰素(长效干扰素),已成为了医药市场的"明星"。这种药只需 1 周注射 1 次,如果经济条件允许,应为首选。

拉米夫定口服方便,迅速抑制病毒,从短期的疗效来看,对于乙肝病毒脱氧核糖核酸(HBV-DNA)转阴率可达 90%以上,但对乙肝病毒 e 抗原(HBeAg)的阴转率效果不及干扰素。与干扰素合用能明显提高疗效。值得指出的是拉米夫定并非神药,它并未完全解决乙肝的难题,诸如停药后的"反弹"、病毒的变异、远期疗效尚无定论等。这也是强调与干扰素合用的重要原因。

2.中药处方

(1)中成药处方

处方 1

鳖甲煎丸,大蜜丸每次 2 丸,小蜜丸每次 6 克,每日 2~3 次,温开水送服。

本处方适用于病毒性肝炎。本处方具有活血化瘀,软坚散结的功效。现代医学证明,鳖甲煎丸具有抗肝纤维化作用,抑制结缔组织增生作用,另外还有免疫调节作用。

处方 2

急肝退黄胶囊,成人每次 4 粒(每粒 0.25 克),每日服 3

次;7—12岁小儿每次服2粒;3—7岁小儿每次服1粒,温开水送服,或用茵陈20～30克煎汤送服。

本处方具有清热利湿的功效。用于湿热蕴结证,表现为皮肤颜色变黄、目黄、尿黄赤、脘腹满闷、纳呆、恶心或呕吐、肝区胀痛,可有发热身重,舌红,苔黄白而腻或黄干,脉弦数或滑数。多见于急性黄疸型肝炎。

处方3

乙肝扶正胶囊,口服,每次4粒(每粒0.25克),日服3次;6—10岁小儿服2粒,6岁以下小儿每次服1粒。

本处方具有滋养肝肾的功效。用于肝肾阴虚证,表现为肝区隐痛不适,腰膝酸软,全身乏力,心悸气短,头晕纳少,口干便结,五心烦热,午后低热,舌红,少苔,脉弦细无力。多见于慢性肝炎久治不愈者。

(2)中药方剂

处方1

藿朴夏苓柴陈丹草汤。藿香10克,厚朴10克,姜半夏10克,茯苓10克,柴胡15克,茵陈15克,丹参15克,白花蛇舌草15克,车前草15克,大黄6克。每日1剂,水煎2次,取汁300毫升,分早晚2次温服。

本处方功效是清热利湿,解毒退黄。主治急性甲型肝炎湿热并重型,证见身目黄染,小便黄赤,右上腹胀痛,脘痞纳呆,口苦,恶心,肢倦乏力,大便或干或溏而不爽,舌苔黄腻,脉弦滑数或濡数者。

处方 2

鸡骨草汤。鸡骨草 30 克，板蓝根 45 克，茵陈 45 克，红糖 50 克。每日 1 剂，水煎 2 次，分 2 次服。

本处方功效是清利湿热，解毒退黄。用于治疗急性黄疸型肝炎。方中鸡骨草为豆科植物广东相思子或毛鸡骨草的带根全草。鸡骨草味微苦，性凉，归肝、胃经，能清热利湿，民间用治急性传染性肝炎有效，对慢性肝炎效果欠佳。

处方 3

益气活血方。黄芪 30 克，茯苓 30 克，丹参 30 克，赤芍 30 克，生山楂 30 克，大黄 15 克。小儿药量酌减，每日 1 剂，水煎 2 次，混合后早晚 2 次分服，30 日为 1 个疗程。

本处方功效是益气活血。用于治疗气虚血瘀型慢性病毒性肝炎。临床症状主要为纳差，乏力，肝脾大，腹胀，肝区不适等。本方药物选择严谨，既符合中医药理论及其用药法则，又满足药理研究的作用机制。其中黄芪、茯苓、丹参补气养血，固本扶正；赤芍凉血活血，祛瘀生新；生山楂消食活血软坚；大黄通腑攻下，活血破瘀。本方能较好地消除或缓解临床症状，降酶退黄，提高白蛋白和缩短凝血酶原时间，改善肝功能，促进肝细胞恢复，具有抑制乙肝病毒复制的作用，且能较好地双向调节机体免疫功能。

处方 4

芳化愈肝汤。茵陈 40 克，茯苓 15 克，白豆蔻 6 克，杏仁 10 克，薏苡仁 20 克，厚朴 10 克，半夏 10 克。每日 1 剂，水煎,2 次分服。

本处方功效是清热利湿,行气化浊。用于治疗急性病毒性黄疸型肝炎。本方是在三仁汤的基础上加减而成,具有宣通气机,清利湿热的功效;方中以茵陈为主药,取其保肝、利胆和退黄的作用。

处方 5

加味一贯煎。沙参 15 克,麦冬 10 克,当归 10 克,川楝子 10 克,生地黄 10 克,枸杞子 12 克,白芍 12 克,郁金 10 克。每日 1 剂,水煎 2 次,分次服用。

本处方功效是滋阴柔肝,疏肝达郁。治疗慢性肝炎肝肾阴虚证,证见两胁隐痛,头昏,面色黧黑或不泽,口干而渴,大便秘结,睡眠较差,脉弦细或数,舌赤或暗红、苔薄黄等。一贯煎中用川楝子疏肝行气,但川楝子苦寒,有小毒,所含川楝素对实验动物肝脏有损害作用。因此,对于肝炎或有肝损害的患者,在需用一贯煎时对川楝子一药用之宜慎,剂量不宜过重,服用时间不宜过久。有治慢性肝炎肝阴不足者,常用一贯煎加减,多以生麦芽易川楝子,值得临床参考。值得注意的是,对肝炎湿热内盛者应忌用。

3.康复处方

(1)薏仁赤豆茯苓粥:薏苡仁 50 克,赤小豆 50 克,茯苓 20 克,加大米煮粥吃。

(2)足疗方:茵陈 50 克,丁香 12 克。将上药水煎取汁,擦前胸、周身、四肢及双足心,以汗出为佳,每日 1～2 次,每剂 2～4 次,10 日为 1 个疗程,病愈停用。

(二)细菌性痢疾

细菌性痢疾简称菌痢,是由志贺菌引起的常见急性肠道传染病,以结肠黏膜化脓性溃疡性炎症为主要病变,以发热、腹泻、腹痛、里急后重、黏液脓血便为主要临床表现,全身毒血症状严重者可有感染性休克或中毒性脑病。由于志贺菌各组及各血清型之间无交叉免疫,且病后免疫力差,故可反复感染。一般为急性,少数迁延成慢性。

1.西药处方

◢ 处方 1

环丙沙星片,口服,每次 200 毫克,每日 2 次。

卡那霉素注射液,每次 0.5 克,每日 3 次肌内注射。

本处方适用于急性菌痢。一般治疗如卧床休息,消化道隔离,饮食以少渣易消化流食、半流食,保证水分、电解质及酸碱平衡,脱水轻者可给口服补液,严重吐泻者则静脉滴注葡萄糖生理盐水,酸中毒者静滴碱性液等措施。药物治疗的基本方案是进行规范的抗病原治疗。

近年来,志贺菌属耐药菌株不断增加,且呈多重耐药,故用药时应参考细菌培养的药敏情况选择用药。在药敏结果未出来之前通常选用喹诺酮类。本类药物具有杀菌作用，是细菌性痢疾治疗的首选药物。此类药与其他抗菌药物无交叉耐药，因此对质粒传递的耐药菌株亦可取得良好疗效；常用制剂有诺氟沙星（氟哌酸），对革兰阴性菌的作用超过第二代头孢菌素，治疗菌痢效果肯定，细菌对本药不易产生耐药性。剂量为口服每次 0.2～0.4 克，每日 4 次，疗程 5～7 日。培氟沙星 200～300 毫克，每日 2 次；氧氟沙星 200 毫克，每日 2 次，或左旋氧氟沙星 100～200 毫克，每日 2 次。此类药物起效快，在肠道内维持较高浓度，不良反应轻，偶有恶心、呕吐、头晕、皮疹等。因其对胎儿及小儿骨骼生长有抑制作用，故孕妇及小儿不宜选用。

80％以上患者服用上药后均有效。对耐药菌株或重症患者可改用氧氟沙星静脉滴注，病情好转改为口服。

处方 2

0.5％普鲁卡因 100 毫升，阿米卡星 0.5 克，地塞米松 1 毫克。以上 3 药混合后保留灌肠，每晚 1 次。

本处方适用于慢性菌痢。药物治疗基本方案主要是抗病原治疗，一般采用联合用药。慢性菌痢应做病原菌分离及药敏试验，以便合理选择有效抗菌药物。无条件做药敏试验，应选用以往未用过的抗菌药物。可联合应用 2 种不同类型抗菌药物，疗程要充足，需重复 2～3 个疗程。常常采用保留灌肠。

与阿米卡星效果相似的有 0.5％卡那霉素或 0.3％黄连

素或 5％大蒜液,每次 100～200 毫升,每日 1 次,10～14 日
为 1 个疗程,可交替应用。在灌肠液内加用小量糖皮质激
素,可增加其渗透作用。

慢性菌痢长期应用抗菌药物者,易出现肠道菌群失调,
可用乳酸杆菌或双歧杆菌制剂进行纠正。

2.中药处方

(1)中成药处方

☞ 处方 1

香连化滞丸,每次 2 丸,每日 2～3 次,温开水送服。7
岁以上儿童服成人 1/2 量。

本处方具有清热祛湿,行气导滞的功效。用于湿热痢,
表现为痢下赤白脓血,稠黏气臭,腹胀腹痛,里急后重,肛门
灼热,口苦干黏,胸脘痞闷、小便短赤,舌红、苔黄腻,脉滑
数。忌生冷油腻食物,孕妇忌用。

☞ 处方 2

不换金正气散,口服,每次 6～9 克,每日 2～3 次。

本处方具有温化寒湿,行气导滞的功效。用于寒湿痢,
表现为痢下白多赤少,或纯为白冻,腹部冷痛,里急后重,胸
闷纳呆,口黏不渴,头重身困,舌淡苔白腻,脉濡缓。

☞ 处方 3

驻车丸,口服,每次 6～9 克,日服 3 次。

本处方具有养阴清肠的功效。用于阴虚痢,病程较长,

痢久不愈,下痢赤白脓血,黏稠如冻,量少难出,腹痛较轻,里急后重,可伴低热、心烦、口干,舌红绛少苔、脉细数。

（2）中药方剂

处方1

加味白头翁汤。白头翁 20 克,秦皮 10 克,黄柏 10 克,黄芩 10 克,黄连 5 克,木香 5 克,葛根 15 克,槟榔 15 克,芍药 10 克,甘草 5 克。每日 1 剂,水煎 2 次,混合后,上下午 2 次分服。

本处方功效是清热解毒,行气止痛。主治急性细菌性痢疾。本方集白头翁汤、葛根芩连汤、芍药汤三首治痢名方而成。这三首方剂治疗细菌性痢疾都有良好疗效,临床报道也很多。白头翁汤所含四药对痢疾杆菌均有抑制作用,其中黄连、秦皮作用最强,黄柏次之,白头翁最弱。四药之间并无协同作用。增加黄连用量可增强抑菌效力。本方加了葛根、黄芩、甘草,除清热解毒外,具有较好的解热作用。另外,又据芍药汤的组方意义,加入了芍药、木香、槟榔,则又增添了行气散瘀作用,可改善便下脓血、腹痛、里急后重等症。本方针对湿热并重,气滞血瘀诸证,配伍全面,所以能取得较好的疗效。

处方2

香参丸。苦参 1200 克,广木香 600 克,生甘草 150 克。上药共研细末,水泛为丸。每日服 3 次,每次 6.5 克。

本处方功效是清热解毒,燥湿行气。用于治疗急性细菌性病疾。方中苦参性味苦寒,有清热解毒、燥湿、杀虫之功。对痢疾杆菌、大肠埃希菌、变形杆菌、乙型链球菌及金黄色葡萄球菌均有较明显的抑菌作用;木香辛香,行气止痛,二味同用有协同作用。也有用苦薤香汤(苦参 30 克,薤白 10 克,木香 10 克),腹痛甚者,加白芍、甘草;坠胀甚者,加枳壳。每日 1 剂。

处方 3

蓼苋地锦汤。水蓼 15 克,马齿苋 30 克,地锦草 20 克。上药均全草新采,晒干。每日 1 剂,水煎,头、二煎上下午分服。

本处方功效是清热利湿,解毒。用于治疗急性细菌性痢疾。凡痢疾初起一二日,无兼证和明显虚弱的患者,给予 2~3 剂,即愈。方中三药都有抗痢疾杆菌作用,且有止血效果。民间用以治疗痢疾、肠炎。水蓼和马齿苋都有收缩子宫作用,孕妇忌用。

处方 4

泻痢合剂。地锦草 60 克,凤尾草 60 克。每日 1 剂,水煎 2~3 次,分次口服。

本处方功效是清热利湿,解毒凉血。用于主治细菌性痢疾、肠炎湿热型。方中地锦草清热解毒,兼能止血。凤尾草清热利湿,凉血止血,兼有一定涩肠止泻作用。脾胃虚寒者及孕妇忌服。

处方 5

二白苦艾汤。白头翁 100 克,白芍 60 克,艾叶 30 克,苦参 100 克。将上药洗净,用温蒸馏水浸泡一夜,首次用武火煎 30 分钟,过滤取汁,第二次再加冷水适量,文火煎 10～60 分钟,过滤取汁,二汁混合,再用文火煎煮浓缩至 250 毫升,加 1‰苯甲酸钠 0.2 毫升,放置 1 夜,再过滤密封备用。灌肠剂。成人 1 次用 50 毫升,儿童为每次 2 毫升/千克,做高位保留灌肠,每日 2 次,病重者每日 3 次,连用 3 日。

本处方功效是清热解毒,缓急止痛。用于主治急性细菌性痢疾。方中以白头翁清热解毒,凉血止痢为主;辅以苦参清热燥湿;白芍敛阴养血,缓急止痛;艾叶化湿止血。药仅四味,疗效较好,且无毒性反应。

3.康复处方

(1)急性期宜用流质饮食,如浓米汤、淡菜汤;少渣半流质饮食,如面片、粥。但不要饮牛奶,少用蔗糖,以免发酵而导致胀气。大便恢复正常后,可增加馄饨、软饭等。

(2)多喝水使每日排尿量达到 1500 毫升以上。如呕吐严重,可暂停食物,减轻胃肠负担,给予静脉输液以补充水分及电解质。

(三)蛔虫病

蛔虫病是由似蚓蛔线虫所引起的寄生虫病。主要寄生在人体的小肠,但偶尔也可异位寄生于人体其他部位而引起严重并发症。本病以儿童居多,临床多数患者无明显自觉症状。幼虫在体内移行引起呼吸道炎症与过敏症状,成虫在小肠内寄生引起消化不良、腹痛等胃肠功能紊乱。

蛔虫病是由似蚓蛔线虫所引起的寄生虫病。主要寄生在人体的小肠,但偶尔也可异位寄生于人体其他部位而引起严重并发症。本病以儿童居多,临床多数患者无明显自觉症状。幼虫在体内移行引起呼吸道炎症与过敏症状,成虫在小肠内寄生引起消化不良、腹痛等胃肠功能紊乱。

蛔虫病的治疗可分为驱蛔虫治疗及并发症处理,但最根本的是驱虫治疗。

1.西药处方

处方 1

阿苯达唑,400 毫克,一次顿服;或甲苯咪唑,500 毫克,一次顿服。

本处方适用于蛔虫病。阿苯达唑与甲苯咪唑抑制蛔虫摄取葡萄糖,导致糖原耗竭与 ATP 减少,使虫体麻痹,作用较慢,服药后第 2～4 日才排出蛔虫,一般无不良反应。

处方 2

噻嘧啶,500 毫克,一次顿服。

本处方适用于蛔虫病。噻嘧啶的作用为阻滞神经肌肉传导,可使蛔虫麻痹不动,驱虫作用快,儿童剂量按 10 毫克/千克,一次顿服。有轻度头昏、恶心、腹痛等不良反应。

孕妇及有肝、肾、心脏功能不全的患者暂缓用药。

🍵 处方 3

哌嗪，3 克，空腹或晚上一次顿服，2 日为 1 个疗程。

本处方适用于蛔虫病。哌嗪具有抗胆碱能的作用。在蛔虫肌肉神经探头处阻止乙酰胆碱的释放，使虫体肌肉麻痹，其作用温和缓慢。儿童按 80～100 毫克/千克计算，偶有恶心、腹部不适及腹泻等不良反应，有肝、肾疾病及癫痫的患者忌用。

🍵 处方 4

左旋咪唑，150～200 毫克，一次顿服。

本处方适用于蛔虫病。左旋咪唑具有抑制蛔虫肌肉中琥珀酸脱氢酶的作用，导致肌肉能量产生减少，使虫体麻痹而被排出。儿童 2.5 毫克/千克，一次顿服。本药偶可引起中毒性脑病，应慎用。

2.中药处方

中药方剂

🍵 处方 1

安蛔汤。乌梅 30 克，细辛 6 克，川椒 10 克，槟榔 15 克，川楝子 12 克，生大黄（后下）10 克，苦楝皮 6 克，使君子 12 克。每日 1 剂，水煎服。

本处方功效是安蛔，温经止痛。治疗胆道蛔虫病。苦楝皮杀虫效果好，但毒性不能忽视，如出现头晕、呕吐，应立即停药观察。且苦楝皮有毒,不宜过量或连续服用。孕妇、肝脏病患者禁服。心脏病、活动性肺病结核、胃溃疡患者慎用。

🌀 处方2

乌君汤。乌梅20克,使君子15克,川椒6克,生姜6克,黄连9克,大黄9克,槟榔12克,川楝子12克。每日1剂,水煎2次,分3次服。

本处方功效是驱蛔,行气,止痛。用于治疗蛔虫病急性腹痛。方中使君子有小毒,服食过量可引起呃逆,头晕,精神不振,甚则恶心,呕吐。用于儿童剂量酌减。

🌀 处方3

苦酒承气汤。厚朴15克,枳实12克,茵陈30克,生大黄(后下)25克,玄明粉(冲服)30克,苦酒(米醋)35毫升。以上为成人量,小儿酌减。每日1剂,厚朴、枳实、茵陈、大黄煎汤,便秘者煎药一沸即可,便溏者煮沸后再煎5分钟,玄明粉以药汤冲服。先饮苦酒,0.5～0.7毫升/千克,再服汤药100毫升,日服3次。

本处方功效是通下泄热,安蛔。用于治疗胆道蛔虫病腑热实证。

3.康复处方

(1)姜汁饮:生姜30克。将生姜捣烂取汁,加开水20毫升冲服。适用于胆道蛔虫。

（2）鲜苦楝树根水：鲜苦楝树根 120 克，洗净，不可去皮，切成短条，水煎服。每晚睡前服，红糖水为引，连服 3 个晚上为 1 个疗程。2—5 岁每次 1/3 剂。6—10 岁每服 1/2 剂。11—15 岁每次 2/3 剂。16 岁以上每次 1 剂。适用于蛔虫病。

（3）南瓜子：南瓜子 50 克，白糖适量。把南瓜子放在锅内略炒，再加水 250 毫升，煎至 100 毫升，加白糖，空腹 1 次服下，每日 1 剂，连服 2～3 日。适用于蛔虫病。

（四）蛲 虫 病

蛲虫病是一种常见的寄生虫病，是由蛲虫寄生于人体引起的一种肠道寄生虫病。本病在我国古代早有记载。本病以肛周瘙痒为主要表现，多发于小儿。严重者可依寄生部位的不同而出现不同的并发症，如阑尾炎、盆腔炎、腹膜炎、肠梗阻等。

人是蛲虫唯一的终宿主，患者是唯一传染源，排出体外的虫卵即具有传染性。消化道是蛲虫的主要传播途径。由于蛲虫感染程度的轻重不同，异位寄生发生，临床上可以无明显的症状，也可表现出不同的症状体征，甚至出现并发症。

甲苯咪唑和阿苯达唑为驱蛲虫的首选药物。如蛲虫膏、2％白降汞软膏涂于肛门周围，有杀虫和止痒的双重作用。

1.西药处方

🟦 处方 1

甲苯达唑(安乐士),200 毫克,1 次顿服。2 周后重复 1 次。

本处方适用于蛲虫病的驱虫治疗。

🟦 处方 2

阿苯达唑(肠虫清),200 毫克,1 次顿服。

本处方适用于蛲虫病的驱虫治疗。

🟦 处方 3

恩波吡维铵(扑蛲灵),每次 5 毫克/千克,睡前 1 次顿服,总量不超过 0.25 克,2 周后重复 1 次。

本处方适用于蛲虫病的驱虫治疗。扑蛲灵口服粪便可染成红色。

🟦 处方 4

枸橼酸哌嗪(驱蛔灵),口服,每日 60 毫克/千克,每日量不超过 2 克,分 2 次,连服 7～10 日。

本处方适用于蛲虫病的驱虫治疗。

🟦 处方 5

2％氧化氨基汞(白降汞)软膏,涂搽。

本处方适用于蛲虫病的局部治疗。本处方涂于肛周,可止痒杀虫。

🟦 处方 6

10％氧化锌软膏,涂搽。

本处方适用于蛲虫病的局部治疗。本处方涂抹肛周，具有收敛、保护皮肤作用。

处方 7

蛲虫膏（含百部浸膏 30%，甲紫 0.2%），涂搽，连用 3～5 日。

本处方适用于蛲虫病的局部治疗。本处方涂于肛周和肛内。

处方 8

3% 噻嘧啶软膏，涂搽，1～1.5 克，连用 1 周。

本处方适用于蛲虫病的局部治疗。本处方每晚睡前以温水洗净肛门周围，先挤出软膏少许涂于肛门周围，再轻轻插入肛内挤出软膏 1～1.5 克即可，连用 1 周。局部处理和防止小儿再次污染手后食入是防止重复感染的重要措施，否则，会反复感染。影响小儿的生长发育。

2.中药处方

中药方剂

处方 1

槟丑君鸡蛋煎。槟榔（炒）15 克，黑白丑（炒）各 50 克，使君子仁（炒）10 克。上药共为末。用芝麻油煎蛋 1 枚，摊成饼状，只煎其一面。趁热将药末适量撒在蛋面上。煎熟后卷成筒状，于早晨空腹 1 次服完。用药量：6—9 岁每次 4 克，10—14 岁每次 6 克，15—19 岁每次 8 克，每隔 2 日服 1

次,3次为1个疗程。若1个疗程不愈者,隔20日行第2个疗程。

本处方功效是驱虫。用于治疗蛲虫病。

● 处方2

百部煎液。生百部(切碎)30克。(此系小儿1日量,成人加倍)上药加水200毫升,煎沸后文火再煎30分钟,熬成约30毫升,于夜间11时左右做保留灌肠,10～12日为1个疗程。

本处方功效是驱虫。用于治疗蛲虫病。

3.康复处方

(1)热姜水:生姜适量。将生姜洗净,切成薄片,放入热水中浸泡20分钟。每天睡前,先用热姜水清洗肛门周围,然后再饮用热姜水1～2杯,持续10天左右。

(2)花椒熏洗:花椒120～150克。水煎,趁热熏洗肛门。

(3)玉米根水:玉米根数颗。洗净,水煎服,每日3次。

(五)绦 虫 病

绦虫病,全称肠绦虫病,是由各种绦虫寄生于人体小肠所引起的一类肠道寄生虫病。其中以猪带绦虫和牛带绦虫最为常见。猪肉绦虫病是由于生食或半生食含有猪囊虫的猪肉而患病,人为其终宿主,并且还可由于吞食其虫卵成为其中间宿主而患囊虫病。牛肉绦虫病系生食或半生食含有活的牛囊虫的牛肉进入人体后,在小肠中受胆汁的作用,虫头伸出,吸附在肠黏膜上而成为人的终宿主。

临床症状轻重与感染虫数有关。虫数少者无症状,可在粪便中发现白色节片,或节片自肛门逸出,刺激肛门周围皮肤,引起局部不适、瘙痒。虫数多者症状较明显,主要为消化道症状,表现为脐周隐痛、食欲下降、恶心、消化不良、腹泻或便秘。有些患者食欲好或有饥饿感,但体重减轻、消瘦。部分患者可有头晕、失眠及磨牙或皮肤瘙痒。

1.西药处方

🍃 处方 1

吡喹酮:10 毫克/千克,清晨顿服,1 小时后服用硫酸镁。

本处方适用于绦虫病的驱虫治疗。吡喹酮眼囊虫病患者禁用。

🍃 处方 2

阿苯达唑(肠虫清),200 毫克,顿服,连服 6 日。

本处方适用于绦虫病的驱虫治疗。

🍃 处方 3

甲苯达唑,口服,每次 300 毫克,每日 2 次,连服 3 日。

本处方适用于绦虫病的驱虫治疗。

🍃 处方 4

氯硝柳胺,3—6 岁,每次 0.5～0.75 克,每日 2 次;7 岁以上,每次 1～1.5 克,每日 2 次,隔 1 小时 1 次,服完后 2 小时硫酸镁导泻。

本处方适用于绦虫病的驱虫治疗。氯硝柳胺药片宜嚼碎后吞服,少喝水,使药物在十二指肠上部达到较高浓度。服药后 2 小时可服硫酸镁导泻,儿童每岁 1 克。用于猪肉绦虫时于服药前加服镇吐药,以防节片破裂后虫卵释放至肠腔引起囊虫病。

☞ 处方 5

硫氯酚(别丁),每日 50 毫克/千克,分 2 次,间隔 30 分钟,服完后 3～4 小时服泻药。

本处方适用于绦虫病的驱虫治疗。硫氯酚驱绦虫时加服镇吐药防止呕吐,肝、肾、心脏病患者忌用。

☞ 处方 6

20%甘露醇,口服,每次 1～2 克/千克;地塞米松,5～10 毫克,静脉滴注,每日 1 次,连用 3～7 日。

本处方适用于绦虫病降颅内压的治疗。绦虫病患者,应留 24 小时粪便寻找绦虫节片。无论使用何种驱绦虫药,排便时应坐在盛有水温与体温相同的生理盐水中排便,以免虫体遇冷收缩而不能全部排出。

2.中药处方

中药方剂

☞ 处方 1

南瓜仁槟榔合剂。南瓜子(炒熟,去壳)30～120 克,槟榔 40～120 克。槟榔加水 400 毫升,煎成 200 毫升为 1 剂。治疗前 1 日晚上可进晚餐,次日早晨空腹嚼服南瓜仁,半小时后服槟榔煎剂,2 小时后服硫酸镁 20 克,并饮水 600～800毫升,午餐可照常进行。

本处方功效是驱虫。用于治疗绦虫病。方中南瓜子仁的有效成分南瓜子氨酸对绦虫有麻痹作用,与槟榔酸有协同作用。一般用生南瓜子仁。

处方 2

雷丸散。雷丸 500 克。雷丸研成细末,过筛,装入褐色瓶内备用。成人 1 次量为 30 克,极量为 50 克,根据患者身体强弱及年龄增减用量。空腹时用适量凉开水调服。服药后从第一次大便中查白色虫团,寻绦虫头,有头则表示虫已排出。

本处方功效是驱虫。用于治疗绦虫病。方中雷丸对牛肉绦虫、猪肉绦虫和犬绦虫均有作用,临床服用基本可以根治。对肠道滴虫和钩虫也有效,雷丸忌高温,不入汤剂,煎服失效,不宜与酸性食物同服。

3.康复处方

(1)生南瓜子仁:生南瓜子仁 150～300 克。研为细粉,加适量白糖调味。患者于清晨分 3 次服下,每次 50～100克,每次间隔 1 小时,服完后 1 小时,可服硫酸钠 25 克,绦虫就能自行排出。

（2）鲜山楂槟榔：鲜山楂 500～1000 克，槟榔 60 克。将山楂洗净，下午 3 点开始零吃，每次 5～6 个，过段时间再吃，一直到晚上 10 点左右，把山楂吃完，不要吃饭。当天晚上用水浸泡槟榔，第二天早晨，煎取药液 1 小茶杯，饭前 1 次服下。

九、泌尿科常见病处方

（一）尿路感染

尿路感染可由细菌、病毒、支原体、霉菌及寄生虫感染引起，其中细菌感染最为常见。尿路感染包括肾盂肾炎、膀胱炎和尿道炎，因感染有时难以定位，故常统称为尿路感染。肾盂肾炎为上尿路感染，膀胱炎和尿道炎为下尿路感染，下尿路感染可单独存在，肾盂肾炎则多伴随着下尿路感染。

1.西药处方

💊 处方1

呋喃坦啶，口服，成人每次100毫克，每日3次，夜间睡前排尿后加服1次，10天1个疗程。小儿每日每公斤体重6～10毫克，分3～4次服用。

本处方常用于治疗泌尿系感染。因呋喃坦啶对革兰阳性菌和阴性菌均有较强的抑制作用，口服后吸收快，在尿中浓度高。其常引起的不良反应有消化道反应,如恶心、呕吐等。服用时不可嚼碎。剂量过大或肾功能不良时可导致周围神经炎,出现四肢末梢感觉异常、疼痛、麻木等,须停药。肾功能衰竭者忌用。

✑ 处方2

复方新诺明,口服,每次 2 片,每日 2 次,10 天为 1 个疗程。

本处方常用于治疗泌尿系感染。抗菌谱广,抗菌作用较强,对大多数革兰阳性菌和阴性菌均有抑制作用。

✑ 处方3

复方新诺明,口服,每次 2 片,每日 2 次。

庆大霉素,3 毫克/千克,肌内注射,每天 3 次。

本处方适用于肾盂肾炎引起的尿路感染,当复方新诺明单用效果不佳时,可加用庆大霉素。庆大霉素有肾毒性和耳毒性。儿童、老年病人、孕妇及肾功能不全者慎用,使用时要注意监测肾功能。且使用时间不宜过长,不能与其他氨基糖苷类药物同时使用。

2.中药处方

(1)中成药处方

✑ 处方1

穿心莲片。每次 5 片,每日 3 次。

本处方功效是清热解毒,凉血消肿,适用于急性肾盂肾炎湿热淋。服药期间忌烟酒、辛辣、鱼腥食物。不宜在服药期间同时服用滋补性中药。有高血压、心脏病、肝病、糖尿病、肾病等慢性病严重者应在医师指导下服用。儿童、孕妇、哺乳期妇女、年老体弱、脾虚便溏者应在医师指导下服用。服药 3 天症状无缓解,应去医院就诊。

处方 2

三金片。每次 5 片,每日 3 次。

本处方功效是清热解毒,利湿通淋,益肾。其主要成分为金樱根、菝葜、羊开口、金沙藤、积雪草。本处方主治下焦湿热所致的热淋、小便短赤、淋沥涩痛、尿急频数;急慢性肾盂肾炎、膀胱炎、尿路感染见上述症状者。

处方 3

石淋通片,每次 5 片,每日 3 次。

本处方功效是清热利尿,通淋排石。其主要成分为广金钱草。用于湿热下注所致的热淋、石淋,症见尿频、尿急、尿痛或尿有砂石;肾盂肾炎见上述症状者。

(2)中药方剂

处方 1

八正散加减。白茅根 30 克,白花蛇舌草 30 克,萹蓄 20 克,瞿麦 20 克,柴胡 20 克,车前草 20 克,小蓟 15 克,牛膝 15 克,滑石 15 克,栀子 10 克,黄芩 10 克,大黄 10 克,甘草 6 克。

本处方功效是清热解毒,利湿通淋。适用于膀胱湿热型尿路感染,其主要症状为尿频、尿急、尿痛或血尿,小腹胀痛,腰痛,恶寒发热,周身酸痛,脉滑数,舌红,苔黄腻。

处方 2

土茯苓 30 克,半枝莲 30 克,黄芪 20 克,党参 20 克,生地黄 20 克,山药 15 克,车前子 15 克,旱莲草 15 克,白术 10克,牡丹皮 10 克,泽泻 10 克,知母 10 克。

本处方功效是清利湿热,滋养肾阴。适用于脾肾亏虚,湿热留恋型尿路感染,其症状主要表现为尿频而短,小便灼热,腰痛腰酸。乏力、头晕耳鸣、口干咽燥或有低热、手足心热、脉细数,舌红、苔薄黄。

3.康复处方

(1)金钱草饮:金钱草 50～100 克(或新鲜金钱草100～200 克),水煎取汁,当茶频饮。此饮具有清热利湿通淋的功效,适用于老年人尿路感染。

(2)车前子饮:车前子 25～30 克,将车前子用纱布包好,放入砂锅中,加水适量,煎煮取汁饮用。具有利水清热,通淋,益肾养阴,滋肝明目的功效,适用于老年人尿道感染疼痛、小便不畅等症。

(3)凉拌马兰头:马兰头 500 克,调料适量。将马兰头洗净切碎,加盐、麻油拌匀即成,佐餐当菜,随意食用。适用于肾盂肾炎湿热下注者。

(4)赤小豆粥:赤小豆 30 克,粳米 100 克。将赤小豆水泡 2 个小时,再将粳米洗净,同入砂锅,煮粥即成,温后服食。具有清热利湿的功效,适用于膀胱湿热型老年患者。

(5)香菇菜心:香菇 8 朵,菜心 250 克。将菜心洗净择好,入锅加盐,放入少许食用油略煎后捞出滤干,装碟。香菇用湿水浸软,去蒂洗净。锅内加油,炒香菇,加料酒、糖各少许,炒匀,用生粉勾芡。将菜心整齐放置盘周围,香菇出锅倒入盘中央,淋上麻油即成。佐餐当菜,随意食用。具有醒脾开胃的功效,适用于慢性肾盂肾炎,食欲不振,恶心欲呕等症。

(6)黄瓜猪蹄煲:猪蹄 500 克,老黄瓜 600 克,蜜枣 6 枚。将猪蹄去毛洗净,用凉水涮过;黄瓜洗净,连皮切成厚块。用适量水煲滚,放入猪蹄、黄瓜块、蜜枣煲滚,慢火煲 3 小时下盐,调味即可。佐餐当菜,随意食用。具有清热解毒,除湿利尿的功效,适用于火热内盛尿路感染。

(7)揉腹法:仰卧于床上,双脚脚跟相对,双手平伸,手掌向上,往上微颤,待有沉重感后,双手平放在腹上部,指尖向下。然后双手沿腹中线,往下推至耻骨,为呼气;自耻骨手分左右,沿腹股沟向上至起点,为吸气。一上一下为 1 次,做 18 次。再将手分左右,沿腹沟下推至耻骨,为呼气。再由耻骨沿腹中线至起点,为吸气,做 18 次。再将双手重叠,男左手在下,女右手在下,往里按为呼气,抬起为吸气;自腹上部,沿中线至耻骨,点按 18 次。双手放在腹两侧,沿腹股沟往下,点按至耻骨。按为呼,抬为吸,点按 9 次。此法坚持每日早、中、晚饭后 1 小时后做,各做 3 轮。疗效显著。

(二)泌尿系结石

泌尿系结石又称尿石症,包括肾、输尿管、膀胱和尿道的结石。尿道结石较为少见,主要见于男性患者,女性只有在尿道憩室、尿道异物和尿道阴道瘘等特殊情况下才出现。尿道结石绝大多数来自肾和膀胱,结石容易嵌顿前列腺部尿道、球部尿道,舟状窝或尿道外口处。尿道狭窄、尿道憩室或有异物存在,也可在尿道内形成结石。男性前尿道结石可沿尿道触及,后尿道结石也可经直肠指检触及。B 超和X 线检查可以进一步明确其位置和结石大小。

1.西药处方

⊃ 处方 1

氢氯噻嗪,口服,每次 25 毫克,每日 2 次。

枸橼酸钾,口服,每次 1.5 克,每日 3 次。

维生素 B_6,口服,每次 100 毫克,每日 3 次。

氧化镁片,口服,每次 0.2 克,每日 3 次。

本处方适用于草酸盐结石的溶石治疗。氢氯噻嗪类药是惟一能够降低尿钙的利尿药,其作用机制为增加肾远曲小管对钙的重吸收。枸橼酸钾既降低尿钙,又能够溶解草酸盐结石。维生素 B_6 可将大部分乙醛酸转变成甘氨酸,从而减少乙醛酸转变成草酸,对大多数患者可显著减少尿中草酸。镁剂可增加尿中镁,提高尿草酸盐溶解度,抑制草酸钙在尿中析出结晶,从而避免或减少肾结石形成。

⏻ 处方 2

硝苯地平,口服,每次 20 毫克,每日 3 次。

呋塞米,口服,每次 20 毫克,每日 1 次。

本处方适用于输尿管结石。硝苯地平既有解痉止痛作用,又能够松弛和扩张输尿管平滑肌,有利于结石的排出。呋塞米有强利尿作用,两药合用有明显的协同功效。

疼痛明显者可加用解痉镇痛药,如阿托品、山莨菪碱、黄体酮等。对剧烈疼痛者可再加用吗啡 10 毫克,肌内注射。

有感染者,可选用喹诺酮类或氨基糖苷类抗感染。有发热、脓尿、感染较重者可用阿米卡星 0.6 克,静脉滴注或菌必治等头孢菌素治疗。

2.中药处方

(1)中成药处方

⏻ 处方 1

石淋通片,口服,每次 5 片,每日 3 次。

方中金钱草清热利湿、通淋排石为君药。本方具有清利湿热、利尿排石之功。用于湿热下注所致的热淋、石淋,症见尿频、尿急、尿痛或尿有砂石;尿路结石,肾盂肾炎见上述症状者。

处方 2

排石颗粒,开水冲服,每次 1 袋,每日 3 次。

方中连钱草清热利湿,通淋排石为主药。辅以车前子、关木通、石韦、瞿麦、滑石、苘麻子清利湿热而通淋。佐以忍冬藤清热解毒,通络止痛;徐长卿化湿止痛。甘草清热利湿,缓急止痛,调和诸药,为佐使之药。诸药合用,共奏清热利水,通淋排石之功。用于肾脏结石、输尿管结石、膀胱结石等病属下焦湿热。孕妇禁用。

(2)中药方剂

处方 1

金龙排石汤。鸡内金 6～9 克,金钱草 30 克,火硝(冲服)3～4 克,硼砂(冲服)3～4 克,白芍 10～30 克,怀牛膝 9～12 克,地龙 9～12 克,泽泻 9～12 克,茯苓 9～28 克,车前子(包)10～18 克,滑石(包)9～24 克,生甘草梢 9 克。每日 1 剂,水煎 2 次,分早晚 2 次分服。痛甚者或肾绞痛发作时 1 日可连服 2 剂。

本处方功效是利水、化石、通淋。治疗泌尿系结石。

处方 2

内金胡桃膏。胡桃仁(烤或蒸,轧碎)500 克,鸡内金(炮,研细粉)250 克,蜂蜜 500 毫升。将蜜熬开,入胡桃仁,鸡内金粉搅匀,再熬 5 分钟即得,装瓶备用。每次 1 汤匙,每日 3 次,饭前服,服后多饮温水。

本处方功效是消石化积,主治泌尿系结石。方中胡桃仁为温补命门,固精养血之品,《海上集验方》中有用此单味药治石淋的记载。鸡内金能健脾化积,《医林集要》记有用此药治小便淋沥,痛不可忍。蜂蜜通润窍道,缓急止痛。

处方 3

化石利尿合剂。大金钱草 45 克,虎杖 25 克,鸡内金 10 克,滑石 25 克,车前草 25 克,海金沙藤 25 克。以上为 1 剂量,合并 7 剂量,适当加入防腐剂和糖,煎成 500 毫升,装瓶。每次服 25 毫升,每日 3 次,连服 1～2 个月。

本处方功效是清热利湿,通淋排石。用于治疗泌尿系结石。方中以金钱草、海金沙藤利水通淋、清热解毒;鸡内金化石通淋;虎杖、滑石、车前草清热利水。全方有排石利尿之功,适用于泌尿系各部位结石的治疗。其中车前草不仅能显著增加尿量,升高输尿管上段腔压力,而且能增加输尿管蠕动的频率和强度,对促进结石排出起到重要作用。

3.康复处方

(1)炒木耳:黑木耳 15 克,炒食,每周 3～4 次。实践证明,黑木耳有显著的溶石作用。

(2)食核桃:每日吃 5 个核桃仁。核桃仁既有补肾功效,又有溶石作用。如果既吃黑木耳,又吃核桃仁,效果会更好。

（三）急性肾小球肾炎

急性肾小球肾炎（AGN），简称急性肾炎，是一组以急性肾炎综合征（血尿、蛋白尿、水肿和高血压）为主要临床表现的肾脏疾病，可伴一过性肾功能损害。多种病原微生物如细菌、病毒及寄生虫等均可致病，但大多数为链球菌感染后肾小球肾炎。

1.西药处方

➡ 处方 1

氢氯噻嗪，口服，每次 25 毫克，每日 2 次。

青霉素，肌内注射，每次 80 万单位，每日 2 次。

本处方适用于急性肾小球肾炎。用药的基本方案是：利尿药＋抗生素＋降血压药。

急性肾小球肾炎患者大多有程度不同的水肿，一般轻度水肿无需治疗，经限制钠盐及水的摄入和卧床休息即可消退。如经控制水、盐摄入后水肿仍明显者，应加用利尿药（既有利尿作用，又有降血压功效）。先选用噻嗪类利尿药如氢氯噻嗪，效果不佳时应用呋塞米；如血钾偏低仍有水肿者，可加用保钾利尿药如螺内酯（安体舒通）、氨苯蝶啶。

对急性肾小球肾炎患者控制感染可选用青霉素类、头孢菌素类抗生素，如青霉素 G、头孢拉定等。在急性肾炎治疗中,对于应用青霉素或大环内酯类等针对链球菌的抗生素控制感染、消除残存抗原的作用,至今尚无肯定意见。大多数学者认为,在肾炎起病之后开始应用抗生素治疗,对于肾炎的病情及预后无明显作用。但是,目前一般主张在病灶细菌培养阳性时,仍应积极应用抗生素治疗,以起到预防感染蔓延的作用。此外,多数临床医师还主张不管培养结果如何,均应用青霉素等药物,为期 2 周左右或直至治愈。更有人主张治愈后继续用药度过冬季,其目的一方面控制一些隐蔽的感染病灶,另一方面可预防其他细菌或链球菌非肾炎菌株引起新的感染,使肾炎加重而影响肾功能。

积极而稳步地控制血压对于增加肾血流量,改善肾功能,预防心、脑并发症实属必要。常用噻嗪类利尿药和(或)襻利尿药,利尿后即可达到控制血压的目的。必要时可用钙通道阻滞药,如尼群地平、盐酸哌唑嗪以增强扩张血管效果。对于严重的高血压,既往常用肌注硫酸镁降压,在肾功能不良条件下易发生高镁血症,引起呼吸抑制,目前已被许多有效的快速降压药物如硝普钠所取代。

出现严重并发症时的治疗包括:

(1)急性心力衰竭的治疗。控制钠盐和水分往往可使肺淤血或急性心力衰竭好转。近年来,多数学者认为急性肾炎虽出现胸闷、气短、心界扩大、心率增速、肺淤血、肺底啰音等心力衰竭症状,但心排血量不降低,射血分数不减少,似乎与心力衰竭的病理生理基础不同,实质上是水、钠潴留,血容量增加所致的淤血状态;因此,控制心力衰竭主要措施为利尿降压,必要时可应用酚妥拉明或硝普钠静脉滴注,以减轻心脏前后负荷。洋地黄类药物对于急性肾炎合并心力衰竭效果不肯定(因为此时心肌收缩力并不下降),不作为常规应用,仅于必要时使用。

(2)高钾血症的治疗。注意限制饮食中钾的摄入量,应用排钾利尿药均可防止高钾血症的发展。如尿量极少,导致严重高钾血症时,可用葡萄糖胰岛素静脉滴注及高渗碳酸氢钠静脉滴注。但以上措施均加重水、钠潴留和扩张血容量,故应慎重。必要时可用腹膜或血液透析治疗。

处方 2

氢氯噻嗪,每次 25 毫克,每日 2 次。

红霉素,每次 0.6 克,静脉滴注,每日 2 次。

本处方适用于对青霉素 G 过敏者。用 3 日后改用口服大环内酯类,如阿奇霉素、罗红霉素等,也可应用喹诺酮类如环丙沙星等药物。

2.中药处方

(1)中成药处方

处方 1

肾炎消肿片,口服,每次 5 片,每日 3 次。

本处方由陈皮、苍术、茯苓、南五加皮、生姜皮、西瓜皮、大腹皮、泽泻、黄柏、椒目、益母草组成。功效是健脾利湿,通阳利水。用于湿邪困脾引起的水肿,脘腹胀满,纳呆。

🍵 处方 2

肾炎解热片,口服,每次 4～8 片,每日 2 次。

本处方由白茅根、连翘、荆芥、陈皮、大腹皮等组成。功效是疏风清热,宣肺利水。用于急性肾炎见有发热不恶寒或热重寒轻,头面眼睑水肿,咽喉肿痛或口干咽燥,肢体酸痛,小便短赤,舌苔薄黄,脉浮数等属风热证者。

(2)中药方剂

🍵 处方 1

茅坤汤。白茅根 60 克,益母草 25 克,泽泻 25 克,半边莲 25 克,车前子(包)20 克,猪苓 20 克。每日 1 剂,水煎 2 次,早晚各服 1 次。

本处方功效是清热利湿。用于治疗急性肾炎。

🍵 处方 2

复方益肾合剂。生黄芪 15 克,半边莲 9 克,半枝莲 9 克,茜草 9 克,蒲黄 9 克,丹参 9 克。每日 1 剂,水煎服。或制成冲剂,每日 3 次,每次 1 包。

本处方功效是益气活血,清热利水。用于治疗急性肾炎。方中黄芪能益气,有利尿消肿作用;丹参活血祛瘀;半边莲、半枝莲清热解毒,利水消肿;茜草、蒲黄凉血活血,也有利水消肿作用。现代研究蒲黄对缺血性肾脏损害有保护作用。虚寒证慎用。

3.康复处方

(1)西藕苹果汁:西瓜汁、藕汁、苹果汁各适量。将上3汁混合,每日3次,随量饮服。

(2)冬瓜粥:冬瓜100克,粳米100克。将冬瓜洗净,连皮切碎,与洗净的粳米一同放入砂锅内,加适量水煮成粥,随量服食。

(四)慢性肾小球肾炎

慢性肾小球肾炎简称慢性肾炎,是指蛋白尿、血尿、高血压、水肿为基本临床表现,起病方式各有不同,病情迁延,病变缓慢进展,可有不同程度的肾功能减退,最终将发展为慢性肾衰竭的一组肾小球病。由于本组疾病的病理类型及病期不同,主要临床表现可各不相同,疾病表现呈多样化。

1.西药处方

处方1

氢氯噻嗪,口服,每次25毫克,每日3次。

依那普利,口服,每次10毫克,每日2次。

维拉帕米,口服,每次40毫克,每日3次。

本处方适用于慢性肾小球肾炎的治疗。慢性肾炎患者的药物治疗目的是控制血压、消除水肿和蛋白尿,保护肾功能,延缓肾病进展。用药基本方案是:利尿药＋降压药＋其他对症治疗药。

本处方用了1种利尿药,2种降压药。利尿药在慢性肾小球肾炎的药物治疗中占有重要地位,这是因为利尿药不仅可以消除水肿,同时又具有协同降压作用,是治疗慢性肾炎必不可少的药物。

同时,还应积极控制高血压。因为慢性肾炎患者的高血压很普遍,而且很顽固,常常需要几类降压药联合应用。

(1)血管紧张素转化酶抑制药(ACEI)不仅具有降压作用,而且还能降低肾小球内的压力和降低肾小球滤过膜通透性,而发挥独特的降蛋白尿作用。因此,无论患者有无高血压,近年来均主张适当应用此类药物,以降低蛋白尿和保护肾功能。

(2)钙通道阻滞药具有类似血管紧张素转化酶抑制药的双重作用,尤其是维拉帕米降低蛋白尿和保护肾功能作用突出。其他药还有硝苯地平、长效硝苯地平等。

(3)当24小时尿蛋白定量≥1克时,血压宜控制在16.6/10.0千帕(125/75毫米汞柱)以下;当尿蛋白定量在<1克时,血压宜控制在17.3/10.7千帕(130/80毫米汞柱)左右。降低血压在先使用利尿药后血压仍高者,加用血管紧张素转化酶抑制药或血管紧张素Ⅱ受体拮抗药。后两类药被认为是能够延缓慢性肾病进展的最有效的降压药,因此已被推荐为首选降压药。

(4)应控制血液的高凝度。慢性肾炎常有高凝状态,应口服抗血小板聚集药物能降低血液黏稠度,改善微循环,延缓肾衰。常用药物有如下几种。

①双嘧达莫(潘生丁)。抑制血小板聚集,具有抗血栓作用,每次口服 25～50 毫克,每日 3 次。可有轻度头痛、眩晕、恶心等不良反应,对出血时间无明显影响。

②肠溶阿司匹林。具有抗血小板聚集作用,每日口服 50～100 毫克。

③噻氯匹定(力抗栓,抵克力得)。阻断纤维蛋白原受体,抑制血小板聚集,能降低血液黏稠度,改善微循环,每日口服 0.25 克。

☞处方 2

呋塞米,口服,每次 20 毫克,每日 2 次。

依那普利,口服,每次 10 毫克,每日 2 次。

维拉帕米,口服,每次 40 毫克,每日 3 次。

本处方适用于水肿水钠潴留明显,并有肾功能不全者。可先用呋塞米,水肿缓解后改用氢氯噻嗪。

2.中药处方

(1)中成药处方

☞处方 1

舟车丸,口服,每次 1.5～4.5 克,每日 2 次。

本处方具有清热祛湿,利水消肿的功效。适用于头面或遍体水肿,皮色光亮,胸腹痞闷,口渴不欲饮,尿少黄赤。苔黄腻,脉滑数。

💊 处方2

肾炎灵颗粒,口服,每次 10 克,每日 3 次。

本处方具有清热凉血,滋阴养肾的功效。主要用于治疗慢性肾小球肾炎普通型肝肾阴虚内热证,证见目睛干涩,视物模糊,头晕耳鸣,五心烦热,口干咽燥,腰肌酸痛,小便赤灼热,心烦口渴,夜寐不安,舌红少苔或舌红,脉细数或数。孕妇慎服。

(2)中药方剂

💊 处方1

清利健脾汤。半枝莲 30 克,白花蛇舌草 30 克,白术 15 克,山药 15 克,旱莲草 15 克,藕节 30 克。每日 1 剂,水煎服,每日 2 次,2 个月为 1 个疗程。一般治疗 2~3 个疗程。

本处方功效是清热利湿,活血散瘀,健脾益气。用于治疗血尿为主的 IgA 肾病。一般认为 IgA 肾病主要是湿热内盛,瘀血阻滞,脾虚气弱为患。本方用半枝莲、白花蛇舌草清热利湿,活血散瘀;白术、山药健脾补虚;旱莲草凉血止血;藕节散瘀止血。攻补兼顾,标本并治,结合辨证加味,对缓解病情能起到良好作用。

💊 处方2

肾炎Ⅰ号。黄芪 30 克,川芎 30 克,败酱草 15 克,益母草 15 克。每日 1 剂,水煎服,60 日为 1 个疗程。

本处方功效是益气活血,清热利水。用于治疗慢性肾小球肾炎。本方能降低尿蛋白,改善肾血流量和肾功能。可通过减轻已形成的循环免疫复合物在肾小球上的沉着,抗血小板聚集,改善肾小球毛细血管从血液循环和基底膜的通透性等三方面作用而实现。

3.康复处方

(1)黄芪粥:生黄芪 30 克,生薏苡仁 30 克,赤小豆 15 克,鸡内金末 9 克,金橘饼 2 枚,糯米 60 克。用水 600 毫升,先煮黄芪 30 分钟,去渣,次入薏苡仁、赤小豆,煮 30 分钟,再入鸡内金、糯米,煮熟成粥,为 1 日量,分 2 次服。食后嚼金橘饼 1 枚。如无金橘饼,可用陈皮代。连服 1 个月后复查,若有好转,可连服数月,以巩固疗效。

(2)乌龟炖大蒜:大蒜 60～90 克,乌龟 250 克。大蒜去皮,乌龟去肠杂洗净放瓦锅内,加适量清水,隔水炖熟,不加调料,每日或隔日 1 次,连续服用。

(3)冬瓜炒瘦肉:冬瓜(去皮,切片)150 克,猪瘦肉片 30 克,食盐、食油、酱油、淀粉、葱、姜各适量。猪肉片用酱油、淀粉调好。油锅烧热后先煸葱、姜,继下肉片急炒,再放入冬瓜煸炒,最后放盐调味,佐餐食用。

(4)花生蚕豆汤:花生米 120 克,蚕豆 200 克,红糖 50 克。将花生米、蚕豆放入锅内加水适量,微火煮至水呈棕红色、浑浊时即可。日服 2 次,服时加红糖。

(五)肾病综合征

肾病综合征(NS)是各种肾脏疾病主要是肾小球疾病导致的临床综合征,基本特征包括:①大量蛋白尿,即成年人≥3.5 克/日,儿童≥50 毫克/(千克·日),或将随机尿的尿白蛋白/肌酐(ACR)作为标准,ACR≥2200 毫克/克;②低蛋白血症(血浆白蛋白<30 克/升);③程度不等的水肿;④常伴高脂血症。其中前两者为诊断的必备条件。由于肾病综合征的病因不同、病理表现不同,因此"肾病综合征"诊断后,应进一步获得病因和(或)病理诊断。

肾病综合征按病因可分为原发性肾病综合征和继发性肾病综合征两类,大部分儿童的肾病综合征以及成人肾病综合征的 2/3 为原发性,诊断原发性肾病综合征必须先除外继发性肾病综合征。原发性肾病综合征病因为多种病理类型的原发性肾小球疾病,包括:①微小病变肾病(MCD);②膜性肾病(MN);③局灶节段性肾小球硬化(FSGS);④系膜增生性肾小球肾炎(MsPGN);⑤系膜毛细血管性肾小球肾炎(MPGN)。不同病理类型对治疗的敏感性、复发率以及预后均有区别,因此明确病理诊断对于指导治疗与随诊意义重大。

1.西药处方

🔲 处方1

氢氯噻嗪,口服25毫克,每日3次。

氨苯蝶啶,口服50毫克,每日3次。或呋塞米,口服或静脉注射20毫克,每日1次。

20％白蛋白,50毫升静脉滴注。

卡托普利,口服25毫克,每日3次。

本处方适用于肾病综合征的对症治疗。对症治疗以利尿消肿和控制高血压为主,使用利尿药时要注意血电解质的监测,一般水肿选用前两种利尿药,严重水肿选用呋塞米。输血浆白蛋白或血浆可以提高患者血浆胶体(渗透)压,在输血浆白蛋白后再静注呋塞米20毫克,有明显利尿消肿作用。本方法主要适用于严重水肿患者。用卡托普利控制高血压,又可能同时降低尿蛋白。

🔲 处方2

泼尼松,口服60毫克,每日1次。

环磷酰胺,口服0.2克,隔日1次。或环磷酰胺,0.2克＋生理盐水20毫升,静脉推注,隔日1次。

或环孢素每千克体重5毫克,每日2次口服,或静脉推注,隔日1次。

本处方适用于肾病综合征的抑制免疫治疗。泼尼松剂量要用足,减量要缓慢,用药时间要长。常用剂量为1毫克/千克,服 8～12 周有效后减量,每 1～2 周减去原剂量的 10％,至最小有效量后维持半年至 1 年。长期使用激素的患者抵抗力低,易继发感染,出现库欣综合征、骨质疏松、糖尿病等。环磷酰胺用于对激素依赖或无效的肾病综合征,隔日使用,总量为 6～8 克。该药有骨髓抑制、中毒性肝炎、脱发、出血性膀胱炎及性腺损害等不良反应,使用时要特别注意。环孢素与小剂量激素合用对肾病综合征治疗有效,但停药后易复发。5 毫克/千克用药 2 个月就应减量。总疗程不能超过半年。该药有肾毒性,使用时要注意。

处方 3

双嘧达莫,口服 100 毫克,每日 3 次。

5％葡萄糖注射液 500 毫升＋肝素 75 毫克。静脉滴注,每日 1 次。

雷公藤总苷,口服 10 毫克,每日 3 次。

本处方适用于肾病综合征的其他治疗。方中肝素抗凝时间不宜过长。使用肝素时要注意出血倾向。雷公藤多苷为中药制剂,可配合激素治疗,可引起白细胞减少,肝功能损害。

2.中药处方

(1)中成药处方

处方

肾康宁胶囊,开水冲服,每次 1 袋,每日 3 次。

本处方具有温肾，益气，活血，渗湿的功效。用于慢性肾炎，肾气亏损，肾功能不全所引起的腰酸，疲乏，畏寒及夜尿增多。

(2)中药方剂

处方1

加味六味地黄丸。熟地黄9～12克，山茱萸9～12克，牡丹皮9～12克，山药9～12克，泽泻9～12克，茯苓9～12克。每日1剂，水煎服。

本处方功效是补肾养阴。用于治疗肾病综合征肾阴虚型，症见面色潮红，五心烦热，盗汗，口干目涩，腰酸膝软，舌红少苔，脉细弦数等。一般对肾病综合征多从阳虚水泛论治，但久病或长期服用激素后，每多阳损及阴，水不涵木，阴不涵阳而成阴虚温热证，故从滋补肾阴法治之。据观察，本方对提高血浆白蛋白，降低总胆固醇，消除尿蛋白及降低尿素氮确有疗效。

处方2

鱼腥草汤。鱼腥草15克，半边莲15克，益母草15克，车前草15克，倒扣草30克，白茅根30克，灯心草1克。每日1剂，水煎2次，分次口服，8周为1个疗程。

本处方功效是清热利水，活血解毒。用于治疗小儿肾病综合征湿热内盛者。鱼腥草功能清热解毒，利水通淋，实验证明，其利尿作用可能与其扩张血管，增加肾血流量有关，民间用治肾炎水肿。倒扣草为苋科粗毛牛膝，为土牛膝药材之一种,民间也用于治急慢性肾炎。

3.康复处方

(1)饮食禁忌:肾病综合征有肾损害阶段应控制蛋白质摄入,以供给优质动物蛋白为主。肾病综合征由于存在高脂血症,应限制高胆固醇食物(如虾、蟹、肥肉、动物内脏等)。

(2)加味黄芪粥:生黄芪 30 克,陈皮 3 克,生薏苡仁 30克,赤小豆 15 克,鸡内金(为细末)9 克,糯米 30 克。先煎煮生黄芪、陈皮后去渣取汁,再将薏苡仁、赤小豆、鸡内金粉及糯米同煮成粥,每日 1 剂。有健脾利水,扶助正气的功效。适用于肾病综合征的康复调养。

(3)车前子粥:车前子 15 克,粳米 100 克。洗净车前子,装入纱布袋内,加清水煎煮后,取出药袋。将药汁、粳米加水煮粥。每日 2 次,早晚食用。有利水消肿的功效。适用于肾病综合征水肿患者。

(六)慢性肾功能衰竭

慢性肾功能衰竭(CRF)又称慢性肾功能不全、慢性肾衰竭、尿毒症,是指慢性肾脏病引起的 GRF 下降及与此相关的代谢产物潴留,水、电解质及酸碱代谢失衡和全身各系统症状为表现的一种临床综合征,为各种慢性肾脏病持续进展的共同结局。

慢性肾衰竭病因主要有糖尿病肾病、高血压肾小动脉硬化、原发性与继发性肾小球肾炎、肾小管间质疾病（慢性间质性肾炎、慢性肾盂肾炎、尿酸性肾病、梗阻性肾病等）、肾血管疾病、遗传性肾病（多囊肾病、遗传性肾炎）等。

1.西药处方

➤ 处方 1

10％葡萄糖酸钙，10 毫升，静脉推注，立即。

5％碳酸氢钠，100 毫升，静脉滴注，立即。

25％葡萄糖，200 毫升＋胰岛素，16U。静脉滴注，立即。

钠型离子交换树脂，口服，15 克，每日 3 次。

本处方适用于慢性肾功能衰竭伴高钾血症。高血钾患者经上述处理后应立即行透析治疗。

➤ 处方 2

碳酸氢钠，口服，2.0 克，每日 3 次。

5％碳酸氢钠，100 毫升，静脉滴注，立即。

10％葡萄糖酸钙，10 毫升，静脉滴注，立即。

本处方适用于慢性肾功能衰竭伴酸中毒。轻度酸中毒，(CO_2CP）大于 13.5 毫摩/升，可仅口服碳酸氢钠。重度酸中毒应静脉补充碳酸氢钠，每 5％碳酸氢钠 0.5 毫升/千克，可提高二氧化碳结合力 1 毫摩/升。但纠酸不宜纠至完全正常，因纠正酸中毒时可引起离子钙减少，导致抽搐。故在纠酸的同时要补充钙剂。

💊 处方 3

碳酸钙，口服，3.0 克，每日 3 次。

本处方适用于慢性肾功能衰竭伴钙磷失调。

💊 处方 4

普萘洛尔，口服，10 毫克，每日 3 次。

硝苯地平，口服，10 毫克，每日 3 次。

卡托普利，口服，25 毫克，每日 3 次。

培哚普利，口服，4 毫克，每日 1 次。

哌唑嗪，口服，1 毫克，每日 2 次。

本处方适用于慢性肾功能衰竭伴高血压。部分尿毒症患者高血压的治疗常需数种药物联合使用，才能有效控制。使用卡托普利或培哚普利治疗时要注意观察血钾。

💊 处方 5

呋塞米，20 毫克，静脉推注，立即。

50% 葡萄糖，20 毫升＋毛花苷 C，0.4 毫克。静脉推注，立即。

5% 葡萄糖，250 毫升＋酚妥拉明，10 毫克。静脉滴注，立即。

5% 葡萄糖，250 毫升＋硝普钠，50 毫克。静脉滴注，立即。

本处方适用于慢性肾功能衰竭伴心衰。尿毒症心衰患者呋塞米效果不好，常需加大剂量直至 100 毫克静推；而对毛花苷 C 的反应敏感,易出现洋地黄中毒,故洋地黄类用药剂量要小;尤其是追加剂量要慎重;硝普钠要新鲜配制,不宜久用。尿毒症心衰患者用腹透或血透治疗效果好。

处方 6

骨化三醇,口服,0.25 微克,每日 1 次。

本处方适用于慢性肾功能衰竭伴肾性骨营养不良。

处方 7

硫酸亚铁,口服,0.3 克,每日 3 次。

本处方适用于慢性肾功能衰竭伴贫血。

处方 8

重组人类红细胞生成素,皮下注射,3000U,每周 2 次。

本处方适用于慢性肾功能衰竭伴贫血。重组人类红细胞生成素可引起头痛、高血压等,使用中不宜使 Hb 上升过高,在 Hb 上升至 100～120 克/升后,应逐渐减少红细胞生成素用量。

处方 9

青霉素,80 万单位,肌注,每 8 小时 1 次,皮试;或头孢拉定,2.0 克,静脉推注,每 8 小时 1 次。

本处方适用于慢性肾功能衰竭并发感染。肾功能衰竭患者要选择肾毒性小的药物,并应根据肾小球滤过率调整剂量,有较强肾毒性的药物如庆大霉素等要慎用。

2.中药处方

（1）中成药处方

处方

金水宝胶囊，口服，每次 6 粒，每日 3 次。

本处方补益肺肾、秘精益气。用于肺肾两虚，精气不足，久咳虚喘，神疲乏力，不寐健忘，腰膝酸软，月经不调，阳痿早泄；慢性支气管炎、慢性肾功能不全、高脂血症、肝硬化见上述症状者。

（2）中药方剂

处方 1

冬虫夏草。冬虫夏草 4.5～6 克。水煎，分 2 次连渣服。

本处方功效是补肾。用于治疗慢性肾功能衰竭。方中冬虫夏草是中医补肾药，近年来用于治疗急慢性肾功能衰竭，取得较好疗效。实验研究证实冬虫夏草能改善肾功能，提高免疫功能。对肾毒性药物所致肾损害具有确切的防治作用，能降低血肌酐，使尿钠重吸收增加；减少肾衰大鼠尿蛋白，纠正脂代谢紊乱，改善贫血，提高肝脏和肌蛋白合成率。

处方 2

肾衰 I 号。生大黄 15～20 克，制附子 10～20 克（先煎 2 小时），芒硝（冲服）10～20 克，益母草 15～20 克，炙黄芪 30～60 克。每日 1 剂，水煎至 400 毫升，分 2 次服。

本处方功效是温阳益气,泄浊解毒,利尿。用于治疗慢性肾功能衰竭。本方用附子、黄芪温阳益气;大黄、芒硝泄浊通腑,解毒,使湿浊排出体外;益母草活血化瘀,利水消肿,配伍比较全面、攻补结合,对阳虚气弱而又湿浊邪毒留滞者颇为适宜。方中大黄是一味重要药物,对降低血尿素氮(BUN)、血肌酐(Scr)和改善症状,均有较好疗效。尤其适用于早、中期肾功能衰竭,Scr≤884 微摩/升,BUN≤35.7毫摩/升的患者为宜,对终末期疗效渐趋下降。大黄的使用应注意:①剂量控制:可从小剂量开始(生大黄 5 克,制大黄 10 克),如无不良反应,逐渐增加,一般以每日大便 2～3 次为度。一旦病情改善后,可适当减量。②注意配伍:如阳虚者可配附子、桂枝,气虚者配甘草、黄芪,以缓和大黄苦寒攻逐的作用。③配伍禁忌:不要与含有蛋白质的药物如阿胶、鹿角胶等同用。

3.康复处方

(1)食用低蛋白高营养价值的蛋白:蛋白质的摄入量要少而质量要好,少而精。透过限制蛋白质的摄入量可以阻断或延缓慢性肾功能衰竭的进程。高营养价值的蛋白称为优质蛋白,其中含必需氨基酸的量高,且在体内分解后,产生的含氮物质较少。宜选用动物性蛋白质,如鸡蛋、牛奶、瘦肉等。植物性蛋白质一般含非必需氨基酸较多,生物效价低,故应限制。尤其是含植物性蛋白质较高的主食如玉米、面粉等,对肾功能继续恶化者,控制应更为严格。

(2)热量摄入应充足:食物中脂类的变化可以影响不同类型肾脏疾病的进展,其中不饱和脂肪酸,如亚油酸等经实验证实,可以预防肾功能恶化。因此,为了保证食物中不饱和脂肪酸的供给,应该以植物油代替动物脂肪。

(3)维持各种维生素的正常水平:注意 B 族维生素、维生素 C 等的补充。不应补充维生素 A,因体内维生素 A 升高,可刺激甲状腺激素分泌而引起肾性骨营养不良,还可以引起脂肪代谢紊乱,致使胆固醇、三酰甘油水平增高。再者慢性肾衰时,1,25-二羟胆骨化醇产生不足,致使钙磷和骨骼的代谢功能紊乱,出现肾性骨病,因而也应注意补充维生素 D。

十、外科常见病处方

(一)疮 痈

疮痈,即痈疽恶疮。是溃疡的一种,是指由金黄色葡萄球菌侵害多个毛囊和皮脂腺而发生的感染。或由多个疖融合而成,常发于头颈后面及背部,糖尿病患者较易发病。其症状主要是初起皮肤红肿明显,质软无头,疼痛剧烈。快速扩散成按之较硬,呈紫红色隆起的疙瘩,界线不清。此时轻者无全身症状;重者可有发热恶寒,头痛、恶心等。而后中央逐渐见脓变软,可能全身发热持续不退。破溃后流出黄色质稠脓液,痈溃烂成蜂窝状。治疗的关键是应用有效的抗生素和处理感染灶。

1.西药处方

🥄 处方

复方磺胺甲基噁唑片(SMZco,复方新诺明),口服,0.96克,每日2次;或青霉素,每次80万单位肌内注射,每日2

次,5 日为 1 个疗程(皮试)。

本处方适用于疮痈。全身性感染症状明显者,可用青霉素 240 万单位加入生理盐水 100 毫升中,静脉滴注,每日 2 次(皮试),用到体温恢复正常后 3 日。应重视局部感染灶的及时处理,初期红肿阶段,可用金黄膏或 50％硫酸镁外敷。如红肿范围大,已成脓,或全身症状严重,应做手术切开引流,但唇痈不宜采用。如有糖尿病,应根据病情同时给予胰岛素及控制饮食等治疗。

2.中药处方

(1)中成药处方

🔰 处方 1

梅花点舌丸,每次 3 粒,每日 2 次,先饮温开水一口,将药放在舌上,以口麻为度,再用温开水或温黄酒送下。外用时,以醋化开,敷于患处。

方中牛黄、熊胆、珍珠、朱砂、硼砂、蟾酥、雄黄、冰片清热解毒;麝香、乳香、没药、血竭活血消肿止痛;乳香、没药、血竭并能生肌;葶苈子泻肺清热;沉香降逆下气。全方合用,收清热解毒,消肿止痛之效。用于疔疮痈肿初起,咽喉、牙龈肿痛,口舌生疮。孕妇忌服。

🔰 处方 2

醒消丸,口服,每次 3～9 克,每日 1～2 次。

本处方具有解毒活血,消肿止痛的功效。用于痈疽肿毒,坚硬疼痛。疖肿已溃及孕妇均忌用。运动员慎用。

处方3

紫花地丁软膏,外用,涂患处,每日换药1~2次。如用药数日红肿未见消退,应换用他药。

本处方具有清热解毒,凉血消肿的功效。用于一切疖肿,乳腺炎。

处方4

拔毒膏,外用,将膏药稍加温令软化粘匀后贴患处,可1~2日换药1次。

本处方具有清热解毒,活血消肿的功效。多用于治疗疖疔痈发、有头疽之初期或化脓期等病。贴药后应注意观察局部变化,一旦发现疖肿破溃,当换他药,发现周围皮肤起红色丘疹作痒糜烂,应立即停药(本品含轻粉、红粉,为含汞的药)。对汞有过敏反应者禁用。疮口有脓或分泌物较多者均不宜贴用。膏药加温软化后,应待稍凉再贴,以免烫伤。

(2)中药方剂

处方1

大黄蜂蜡药膏。大黄10克,川芎10克,白芷6克,冰片0.5克,蜂蜡适量。将大黄、川芎、白芷浸泡在麻油中,浸透后在火上炸至大黄、川芎变成黑色,冷却后用纱布过滤去渣留油,将蜂蜡加入药油中,外加热熔化,待油温降至60~70℃时加入冰片搅匀,放冷即成。取适量药膏摊于纱布上,外敷疮疡处,2~3 日换药 1 次。

本处方功效是清热解毒,化瘀止痛。用于治疗疮疡。

⬛ 处方 2

银芷消疮汤。全银花 30 克,白芷 9 克,当归 12 克,丹参 12 克,甘草 6 克。水煎服,病轻每日 1 剂,病重每日 2 剂。

本处方功效是清热解毒,活血消肿。用于治疗疮痈。

3.康复处方

(1)黄芪托脓茶:取炙黄芪 30 克,当归 10 克,忍冬藤 20 克,生甘草 4 克。将上药研为粗末,置热水瓶中,冲入沸水闷泡 20 分钟,代茶频饮,每日 1 剂。此方具有补气益血,扶正排脓的功效。适用于治疗疮痈出脓稀薄,久久不能收口。

(2)外敷方:大黄、黄药子等量,共研细末,加适量米醋调匀,敷患部,每日换 2~3 次,直至痈肿消失。

(二)血栓闭塞性脉管炎

血栓闭塞性脉管炎是一种慢性进行性的周围血管疾病,主要累及四肢中、小动、静脉,以下肢血管为主。病因不明,可能与神经内分泌功能紊乱及免疫功能异常有关。寒冷、潮湿、吸烟、外伤等外因刺激,可以促进发病。其特点是四肢远端小血管血栓形成,管腔闭塞,最后导致肢体坏死、脱落。

本病多见于男性青壮年,女性少见,好发于下肢。患肢呈现一时性或持续性苍白、发绀、有灼热及刺痛,病肢下垂时皮色变红,上举时变白,继之足趾麻木,小腿肌肉疼痛,行走时激发,休息时消失;小腿部常发生浅表性静脉炎和水肿。检查时发现足背动脉搏动减弱或消失。随着病情发展可出现间歇性跛行及雷诺现象、夜间疼痛加剧,足趾疼痛剧烈,皮肤发绀,进而趾端溃疡或坏疽而发黑,逐渐向近心端蔓延。

1.西药处方

处方1

2.5%硫酸镁溶液100毫升,静脉滴注,每日1次,15日为1个疗程。

低分子右旋糖酐500毫升,静脉滴注,每日1次,15日为1个疗程。

本处方适用于血栓闭塞性脉管炎。溃疡坏疽继发感染时不宜使用低分子右旋糖酐,以免引起炎症扩散。可高压氧辅助治疗;必要时手术治疗,对于干性坏疽的部位,用酒精消毒后以无菌纱布保护,保持干燥,以免转变为湿性坏疽而发生严重感染。

处方2

5%葡萄糖注射液500毫升＋前列腺素 E_1 100微克,静脉滴注,每日1次,7日为1个疗程。

本处方适用于血栓闭塞性脉管炎。前列腺素 E_1 的滴速以 20 滴/分钟为宜。疼痛的处理,主要用于中西医结合办法改善肢体缺血,减轻疼痛。绝对戒烟,消除烟碱对血管的收缩作用。患肢保暖,避免受寒受潮,但不能热敷和理疗,以免加重组织缺氧。

2.中药处方

(1)中成药处方

🍃 处方 1

通塞脉片,口服,每次 5～6 片,每日 3 次。

本处方具有活血通络、益气养阴的功效。用于血栓性脉管炎的毒热证。血栓脉管炎属于阴寒证者慎用。糖尿病病人应用时应注意监测血糖的变化情况。脂肪肝病人应注意监测 ALT 情况。

🍃 处方 2

脉络宁注射液,每次 10～20 毫升,加入 5% 葡萄糖注射液或氯化钠注射液 250～500 毫升中滴注,静脉滴注,每日 1 次,10～14 天为 1 个疗程,重症患者可连续使用 2～3 个疗程。

本处方具有清热养阴,活血化瘀的功效。用于血栓闭塞性脉管炎、动脉硬化性闭塞症、脑血栓形成及后遗症、静脉血栓形成等病。孕妇、有过敏史或过敏体质者禁用。

(2)中药方剂

🍶 处方 1

舒脉宁。黄芪 15 克,党参 15 克,丹参 15 克,红花 10
克,石斛 10 克,延胡索 10 克,制附子 6 克,肉桂 3 克,金银花
12 克,连翘 12 克,制乳香 10 克,制没药 10 克。每日 1 剂,水
煎 2 次,早晚分服。30 日为 1 个疗程。

本处方功效是益气温阳,活血止痛。用于治疗血栓闭
塞性脉管炎。本方药物补泻并用,寒热共存,在使用时应根
据病情作药物和剂量的加减。如本病缺血期和营养障碍期
应重在益气温通,坏死期重用清热解毒药物,这样有利于提
高疗效。

🍶 处方 2

四妙勇安汤。玄参 90 克,金银花 90 克,当归 60 克,炙
甘草 30 克。每日 1 剂,水煎,连服 10 剂。

本处方功效是养阴清热,活血通脉。用于治疗血栓闭
塞性脉管炎。

3.康复处方

按不同病情和病证选用不同方药煎汤进行熏洗。

(1)坏疽未形成前或创面愈合后遗留有关节强直、肢体
肿胀、运动受限者,可用活血化瘀通络之剂,如羌活、川芎、
当归、红花、艾叶、木瓜、食盐、大葱等各适量,煎水 3000 毫
升,日洗 1～3 次,每次 30 分钟。用前药应煎沸 5～10 分钟。
若病灶未溃破但局部冰冷,宜用棉花蘸红灵酒揉拭患部的

皮肤,每日 2～3 次,每次 20 分钟,可有活血通络止痛的作用;若局部红肿,宜用金花膏或消炎膏或芙蓉叶、茶叶、菊花各适量捣烂,以敷之。

(2)坏疽未成或创面愈合后肢体发凉、怕冷、麻木者,可用温阳通络散寒药物,如羌活、秦艽、艾叶、生川乌、木瓜、红花等各适量,水煎 3000 毫升,熏洗方法同上。

(3)坏疽已成,但局限坏死组织未清,脓性分泌物较多,可用清热解毒中药,如金银花、大黄、黄柏、蒲公英等各适量,如上法水煎熏洗;或用蜀羊泉、马齿苋各适量,同上法外用;也可用玉红膏纱布,以祛腐生肌。

(三)肩关节周围炎

肩关节周围炎,又称肩周炎、漏肩风,是肩关节周围软组织的一种退行性炎性疾病。本病早期以肩部疼痛为主,夜间加重,并伴有怕凉、僵硬感觉。后期病变组织有粘连,肩关节运动功能障碍。其病变特点是广泛,即疼痛广泛、功能受限广泛、压痛广泛。发病年龄大多 40 岁以上,女性发病率略高于男性,且多见于体力劳动者。由于 50 岁左右的人易患此病,所以本病又称为"五十肩"。

中医学认为本病多由营卫虚弱,局部又感受风寒,或过度劳累、慢性劳损,或闪挫、扭伤,使筋脉受损,气血阻滞,脉络不通所致。患者可经常刮拭肩部周围的穴位,起到缓解疼痛的作用。

1.西药处方

🍃 处方1

对乙酰氨基酚,口服,每次 0.5 克,每日 3 次。

肩关节周围炎的药物治疗目的主要是镇痛缓解症状,然后配合功能锻炼,使之恢复其功能。用药基本方案是用一种消炎镇痛药,必要时再加用糖皮质激素。除了对乙酰氨基酚之外,其他常用消炎镇痛药如双氯芬酸、布洛芬等均可。

消炎镇痛药共同的不良反应是消化道反应,严重者可引起胃出血和溃疡,有溃疡病者禁用。扑热息痛是同类药物中最安全的。

此外,还可做封闭治疗。即用醋酸氢化可的松或醋酸泼尼松龙 12.5～25 毫克加 2％普鲁卡因 0.5～1 毫升,局部痛点封闭,每 1～2 周 1 次,连续应用不宜超过 4 次。

局部贴敷伤湿止痛膏、天和止痛膏、舒筋活血膏等。

🍃 处方2

吡罗昔康,口服,每次 20 毫克,每日 1 次。

多塞平,口服,每次 25 毫克,每日 1 次。

本处方适用于处方 1 治疗效果不满意的患者。

2.中药处方

（1）中成药处方

处方1

寒湿痹冲剂。每次2袋（每袋10克），每日2～3次，开水冲服。

本处方功效是散寒祛湿，通络止痛。主治肩关节周围炎，症见肩关节冷痛沉重，遇寒加重，得热痛缓，关节功能受限，舌淡红，苔白，脉弦紧或沉迟。

处方2

伸筋丹胶囊。每次5粒（0.75克），每日2次，饭后口服。

本处方适用于肩周炎、血瘀型颈椎病、跌打损伤、筋骨折伤。本处方由乳香、没药、马钱子、红花、地龙、骨碎补、防己、五加皮组成。功效活血化瘀、舒筋活络。

处方3

天麻头痛片。每次3～5片（3～5克），每日3次，温开水送服。

本处方适用于肩周炎、颈椎病、头痛等。本处方由天麻、白芷、川芎、荆芥、当归、乳香组成。功效养血祛风、散寒止痛。

（2）中药方剂

处方1

肩痹汤。鲜桑枝 90 克,鲜槐枝 60 克,鲜柏枝 60 克,鲜柳枝 30 克,鲜松枝 30 克,鲜艾叶 30 克,桂枝 15 克,白酒(后下)15 毫升。上药水煎,局部熏洗。每日 2 次,每次 20～30分钟,每日 1 剂。每次热敷后,令患者自行做回环法、拉绳法、引体向上、爬墙运功等操练 20～30 分钟。

本处方功效是祛风胜湿,通经活络。用于治疗肩周炎。

处方 2

蠲痹汤。羌活 25 克,防风 20 克,当归 20 克,姜黄 15克,炙黄芪 30 克,赤芍 15 克,甘草 5 克,生姜 3 克。每日 1剂,水煎服。

本处方功效是祛风胜湿,益气活血。用于治疗肩关节周围炎。

3.康复处方

(1)桑枝汤:鲜桑枝 250 克,将鲜桑枝煎 2 碗开水。用毛巾浸热水熏患处。

(2)外敷疗法:取生姜 500 克,大葱根 50 克,花椒 250克,小茴香 100 克,白酒 150 毫升。先把生姜和葱根切碎,捣如泥浆,小茴香和花椒捣成面,然后将 4 味混在一起搅匀,置于铁锅中用文火炒热,加白酒搅和,再装入纱布袋中,敷于患处。温度以能耐受为度,上盖毛巾,再盖上棉被,使之发汗。第二日药袋用锅炒热继续用,不必换药,此药袋可加酒。每晚 1 次,坚持治疗,疗效显著。

(3)拔罐疗法:肩周炎用一般西药治疗只是治标,往往疗效欠佳,而中医学传统疗法在本病治疗中有独到之处。采用拔火罐的方法。在肩关节周围尤其是压痛点明显处,进行拔火罐。此疗法的要点是掌握好拔火罐的时间,一般在 20 分钟左右,病情越长拔火罐时间也越长,但不宜超过30 分钟。一般以拔罐处起疱为度。

(四)颈 椎 病

颈椎病是指颈椎间盘退行性变,及其继发性椎间关节退行性变致脊髓、神经、血管损害而表现的相应症状和体征。

颈椎病是中老年人的常见病、多发病,然而近年来由于互联网、游戏机的使用,长期伏案工作,中青年发病也有增多的趋势,甚至青少年亦有发病。虽然大多数患者症状轻微,或者经过保守治疗后症状改善或消失,但仍有为数众多的重症患者需要综合治疗及手术治疗,因此颈椎病正越来越被人们所重视。

颈椎病的主要症状是颈肩痛,放射至头枕部和上肢,少数患者有眩晕、猝倒,或一侧面部发热、出汗异常,病情严重者双下肢活动受影响,甚至截瘫。一般而言,患者可出现颈部发僵、发硬、疼痛、颈部活动受限、肩背部沉重、肌肉变硬、上肢无力、手指麻木、肢体皮肤感觉减退、用手握物时常不自觉地落下等表现;有些患者出现下肢僵凝,似乎不听指挥,或下肢绵软,犹如在棉花上行走;另一些患者甚至可以有头痛、头晕、视力减退、耳鸣、恶心等异常感觉;更有少数患者出现大小便失控、性功能障碍,甚至四肢瘫痪。以上症状不会在每一个颈椎病患者身上全部表现出来,常常是仅仅出现其中的部分症状,而且大部分颈椎病患者的症状比较轻微,病程也比较长,所以完全没有必要整日忧心忡忡而影响病情的康复。

1.西药处方

处方1

双氯芬酸钠(扶他林),口服,每日 100～150 毫克,分2～3 次服用。

本处方适用于颈椎病。每日 100～150 毫克,分 2～3 次服用,饭前服,轻患者每日 75～100 毫克,儿童每日 0.5～2 毫克/千克,分 2～3 次服。胃肠功能紊乱、胃肠道溃疡、溃疡性结肠炎、克罗恩病及肝功能不全者、凝血障碍者、中枢神经系统障碍者慎用。本品含双氯芬酸钠,为非甾体类化合物,主要机制是抑制前列腺素的合成(前列腺素为致炎症、疼痛、发热的主要原因),具有明显的抗风湿、消炎、镇痛、解热作用,药物进入小肠后,可迅速被吸收,服用 0.5 克后,2 小时即达到平均峰值血药浓度,本药可进入滑膜,当血浆浓度达峰值后 2～4 小时内测得滑液中浓度最高,药物在滑液中消除半衰期为 2～6 小时,意味着用药后 4～6 小时滑液中活动物质的浓度就已经高于血液中的浓度,并能持续 12 小时。给药剂量的 60% 以代谢物的形式经肾排出,原形药物的排泄不足 1%,其余部分以代谢物的形成通过胆道排泄到肠道,从粪便中清除。

🍃处方 2

吲哚美辛(消炎痛)栓,每次 1 粒,直肠给药,24 小时内不超过 4 粒。

本处方适用于颈椎病、肩周炎、肌肉痛、关节痛等。直肠给药,每次 1 粒,若持续高热或疼痛,或间隔 4~6 小时用药 1 次,24 小时内不超过 4 粒。对解热镇痛药过敏者禁用,皮肤损伤或感染性伤口禁用,肝肾功能不全者慎用。口服吲哚美辛由于对胃肠刺激等不良反应,使许多患者不能持续服用,从而影响了镇痛效果,吲哚美辛栓通过直肠给药,可有效地避免对胃肠的不良反应。吲哚美辛(消炎痛)栓为前列腺素合成抑制药,具有抗炎、镇痛作用,外用时其有效成分可穿透黏膜、皮肤到达炎症区域,缓解急、慢性炎症反应,对外伤、风湿病引起的炎症,可使肿胀减轻,疼痛缓解。

2.中药处方

(1)中成药处方

🍃处方 1

颈椎宁胶囊。口服,第 1~3 日每次 1 粒,每日 3 次,以后每次 2 粒,每日 3 次,均在饭后服。

本处方功效是祛风通络止痛。适用于颈椎病。

💊 处方 2

颈复康颗粒。口服,每次 1～2 袋,每日 2 次。

本处方适用于颈椎病引起的脑供血不足,头晕,颈项僵硬,肩背酸痛,手臂麻木等症。沸水冲服,每次 1～2 袋。每日 2 次,饭后服用。少量黄酒为引,效果更佳。15 日为 1 个疗程,总疗程为 1 个月。孕妇忌服,经期停用;消化性溃疡或肾性高血压等患者慎用或遵医嘱。

(2)中药方剂

💊 处方 1

葛根颈椎汤。煨葛根 30～60 克,山萸肉 10 克,制附子 10 克,杜仲 10 克,细辛 10 克,土鳖虫 10 克,桂枝 15 克,当归 15 克,羌活 15 克,独活 15 克,鸡血藤 30 克,川牛膝 30 克,赤芍 30 克,甘草 5 克。水煎,每日 1 剂,分 2～3 次温热。药渣再加食醋 100 毫升,加热用布包好,放在颈部热敷,每日数次。15 日为 1 个疗程,一般 1～3 个疗程。

本处方功效是散风祛湿,活血通络。用于治疗颈椎病。

💊 处方 2

颈痿汤。炙黄芪 30 克,鸡血藤 30 克,鹿角片 12 克,当归 12 克,骨碎补 12 克,牛膝 12 克,鹿衔草 12 克,木瓜 12 克,龟甲 15 克,生地黄 15 克,熟地黄 15 克,淫羊藿 15 克,枸杞子 15 克。水煎,每日 1 剂,日服 2 次。

本处方功效是活血通络,补益肝肾。用于治疗脊髓型颈椎病。

处方 3

葛根汤。葛根 20～40 克,桂枝 20 克,白芍 30 克,麻黄 6 克,炙甘草 10 克,生姜 12 克,大枣 7 枚。每日 1 剂,水煎服。

本处方功效是解肌通脉,缓急止痛。用于治疗颈椎病。本方重用葛根、白芍、桂枝,意在解肌通脉,缓急止痛,而不是解表发汗。故方中药虽同,但剂量与原方不同,功能自然有所不同。

3.康复处方

(1)枸杞子猪骨汤:枸杞子 50 克,猪骨(最好用猪尾骨)300 克,植物油、食盐、味精各适量。将猪骨切碎,与枸杞子同入锅中,加清水 1200 毫升,大火煮沸,再改以小火煨煮 60 分钟,加植物油、食盐,汤稠后调入味精即成。佐餐食用。补肾益精,强筋健骨。适用于颈椎骨质增生、骨质疏松、颈肌韧带钙化症属气血虚弱,肝肾不足者。现代医学研究认为,枸杞子有补肾益精,抗衰老,抗肿瘤作用。猪骨含有大量的钙磷元素,可直接补充人体骨质正常需要的钙磷元素,防止骨质退化性病变。

(2)菊花葛根粥。菊花 15 克,葛根 50 克,大米 100 克,冰糖适量。菊花放入锅中加水适量,煎后取汁弃渣。葛根洗净,切成碎粒,粳米洗净一起放入锅中加水适量煮粥,加白糖适量。早晚 2 次分食。升清降浊,通络止痛。可辅助治疗神经根型颈椎病,对头痛项强,视物不清者尤为适宜。

(3)敷贴疗法:防风、透骨草、当归、川芎、铁屑、米醋。将药粉和铁屑倒入碗内,混匀,每 250 克加米醋 15 毫升,立即拌匀,装入布袋,用棉垫盖严,发热后敷于患处,药凉后取下,再用时仍可拌醋 15 毫升,如前法,反复数次,直到不产热为止。每日 1～2 次,也有袋装去塑料纸后即自动发热,敷于患处,维持约 24 小时,不热可再换药。

(4)药浴疗法:生姜 50～100 克,切成薄片,放入500～1000 毫升热水中,浸泡片刻,待姜汁泡出后,以洁净的纱布蘸取药汁,在头颈和肩背等疼痛部位进行反复擦洗,也可直接用浸泡的姜片在患处擦洗。因生姜有辛辣刺激的作用,擦洗后,能改善患处的血液循环,促进气血流通,对颈椎病引起的头痛,颈项部疼痛,上肢疼痛、麻木和活动不便均有治疗作用。

(五)骨质疏松症

骨质疏松症是多种原因引起的一组骨病,骨组织有正常的钙化,钙盐与基质呈正常比例,以单位体积内骨组织量减少为特点的代谢性骨病变。在多数骨质疏松中,骨组织的减少主要由于骨质吸收增多所致。发病多缓慢,个别较快,以骨骼疼痛,易于骨折为特征,生化检查基本正常。早期无症状,以后逐渐出现腰、背、四肢酸痛,如不及时治疗,可逐渐发展为骨骼畸形,发生驼背、病理性骨折。病理解剖可见骨皮质菲薄,骨小梁稀疏,萎缩类骨质层不厚。

1.西药处方

处方 1

碳酸钙,口服,0.5 克,每日 1 次。

维生素 D,口服,5~30 微克,每日 1~2 次。

本处方适用于轻度骨质疏松症。治疗骨质疏松症,应当补充适量钙剂,使每日元素钙的总摄入量达 800~1200 毫克;在补充适量钙剂的同时,补充维生素 D,可促进骨形成。

处方 2

碳酸钙,口服,0.5 克,每日 1 次。

骨化三醇,口服,0.25 微克,每日 1~2 次。

降钙素(鲑鱼降钙素),皮下注射或肌内注射,50~100单位,每周 2 次。

阿伦膦酸钙,口服,10 毫克,每日 1 次。

本处方适用于中重度骨质疏松症。目前骨质疏松的治疗药物主要有两大类,一类为骨吸收抑制药,如钙剂、降钙素、双膦酸盐、维生素 D 及其衍生物、雌激素和选择性雌激素受体调节药;另一类为骨形成促进药,如氟化物、合成类固醇、甲状旁腺激素和维生素 D 及其衍生物,后者具有抑制骨吸收和促进骨形成的双向作用。

⯈ **处方 3**

碳酸钙,口服,0.5 克,每日 1 次。

骨化三醇,口服,0.25 微克,每日 1～2 次。

替勃龙,口服,1.25～2.5 毫克,每日 1 次。

本处方适用于绝经期后骨质疏松症。

2.中药处方

(1)中成药处方

⯈ **处方 1**

肾骨胶囊。口服,每次 1～2 粒,每日 3 次;孕妇和儿童遵医嘱。

本处方功效是促进骨质形成,维持神经传导、肌肉收缩、毛细血管正常渗透压,保持血液酸碱平衡。适用于儿童、成人或老年人缺钙引起的骨质疏松、骨质增生、骨痛、肌肉痉挛、小儿佝偻病。本品宜饭后服用,服药后应多饮水。

⯈ **处方 2**

健肾地黄丸。口服,每服 60 粒(10 克),每日 3 次,空腹淡盐水送服。

本处方功效是滋补肝肾、强筋壮骨。为水蜜丸,其主要成分为生地黄、熟地黄、茯苓、山药、泽泻、覆盆子、枸杞子、五味子、沙苑子、菟丝子等。适用于骨质疏松症属肝肾阴虚,临床表现以腰膝酸软、乏力倦怠、眩晕、耳鸣为主者。

处方 3

更年安。口服,每次 6 片,每日 3 次,1 个月为 1 个疗程。

本处方适用于患骨质疏松症的老年人。本品为胶囊剂,内为黑褐色颗粒,主要成分为地黄、熟地黄、泽泻、麦冬、玄参、牡丹皮、茯苓、珍珠母、仙茅、五味子、磁石、首乌藤、钩藤、浮小麦、制何首乌。气微香,味微甜而后苦。防治老年人骨质疏松症疗法显著。

处方 4

复方补骨脂冲剂。口服,每次服 20 克(1 袋),每日 3 次,空腹淡盐水送下。

本处方功效是温补肝肾,强壮筋骨。其主要成分为补骨脂、锁阳、续断、狗脊、赤芍、黄精等。适用于骨质疏松症证属肝亏虚者,临床表现以腰痛酸软无力、眩晕、耳鸣为主者。

(2)中药方剂

处方 1

清燥救肺汤加减。人参 6 克,麦冬 20 克,桑叶 12 克,石膏 20 克,甘草 10 克,胡麻仁 20 克,阿胶 10 克,熟地黄 20克,当归 15 克,白芍 30 克。

本处方功效是清热润肺,生津养血。适用于骨质疏松症肺热津伤型,证见长期有呼吸道疾病反复发作,逐渐出现肢体软弱无力,疼痛,皮肤枯燥,心烦口渴,咳呛少痰,咽干不利,小便黄少,大便干燥,舌质红,苔黄,脉细数。本处方中人参、麦冬养肺生津;石膏、桑叶清热润燥;阿胶、熟地黄、当归、白芍养阴生血活血;麻仁通便润燥。咳呛重者加川贝、桑白皮、瓜蒌;咽干不利加花粉、玉竹、百合、芦根;食欲减退、口燥咽干较甚者加山药、薏苡仁、谷芽。

处方 2

参苓白术丸散加减。党参 20 克,茯苓 12 克,白术 15 克,桔梗 10 克,山药 15 克,甘草 10 克,白扁豆 12 克,莲子肉 15 克,陈皮 12 克,砂仁 10 克,薏苡仁 20 克,川芎 12 克,当归 15 克,赤芍 12 克。

本处方适用于骨质疏松脾胃亏虚型,证见肢体痿软无力,疼痛逐渐加重,面色不华,气短,神疲乏力,食少,腹胀,便溏,苔薄白,脉细。本处方中党参、白术、山药、扁豆、莲子肉益气健脾;茯苓、薏苡仁利湿扶脾;陈皮、砂仁和胃利气;当归、川芎、赤芍养血活血。气短重者加人参,或重用黄芪;疼痛重者加红花、乳没;兼有胃阴虚者酌加沙参、麦冬。

处方 3

身痛逐瘀汤加减。当归 15 克,川芎 12 克,桃仁 10 克,红花 10 克,没药 9 克,五灵脂 15 克,香附 9 克,牛膝 12 克,桔梗 12 克,甘草 10 克,地龙 20 克,地鳖虫 12 克。

本处方适用于骨质疏松淤血阻络型,证见全身疼痛或麻木,关节不利,四肢痿软,舌质暗紫,或有瘀斑、脉涩。部分病人有外伤史。本处方中当归、桃仁、红花养血活血祛瘀;没药,五灵脂祛瘀止痛;香附、川芎行气活血;桔梗引药上行;牛膝引药下行;地龙、地鳖虫通络祛瘀。若有外伤史者加乳香、狗脊;兼有肾虚者,加川断、杜仲、熟地黄补肾壮骨;兼有气滞、纳差者加柴胡、枳实、白术。

3.康复处方

(1)牛肉脯:牛肉 2500 克,胡椒 15 克,荜茇 15 克,陈皮(去白)6 克,草果 6 克,砂仁 6 克,良姜 6 克,生姜汁 5 合,葱汁 5 合,盐 120 克。用牛肋部瘦肉 2500 克,去脂膜,切成大片。胡椒、荜茇、陈皮、草果、砂仁、良姜共为细末,与生姜汁、葱汁、盐混合均匀,将切好的牛肉放入其中腌制两天,取出烘焙作脯。随意食用。具有补脾胃,益气血,强筋骨的功效。

(2)紫河车 1 具,研末,每晚服 2 克。

(3)海马 50 克,鹿骨 100 克,米酒 500 毫升,浸 2 周后,每晚服 30 毫升。

(4)针灸法:大杼、大椎、至阳、腰阳关、命门、悬钟、百会。肾精亏虚者加肾俞、关元、太溪;脾胃虚弱者加脾俞、胃俞、足三里、三阴交;风寒湿邪者加风府、膈俞、关元、阴陵泉;腰背和四肢痛者加相应病变部位穴位。大杼、脾俞、胃俞、膈俞穴宜斜刺,风府穴注意针刺方向和深度,百会穴平刺,其余穴位常规操作。每日或隔日治疗 1 次。

(5)生活中多吃乳类、豆浆、海带、花生、虾米皮、苋菜、荠菜等含钙量较高的食物大有裨益。注重合理膳食,注意维生素 D、维生素 B_{12}、维生素 K 的摄入,少饮酒和咖啡。不吸烟,不滥用镇静药。

十一、妇产科常见病处方

（一）痛　经

痛经是指妇女在行经前后或月经期出现下腹痉挛性疼痛、坠胀、腰酸或合并头痛、头晕、乏力、恶心等其他不适，以致影响生活和工作。痛经有原发性和继发性之分，原发性痛经指生殖器官无明显器质性病变的月经疼痛，又称功能性痛经，常发生在月经初潮或初潮后不久，多见于未婚或未孕妇女，多数经生育后痛经缓解或消失；继发性痛经指生殖器官有器质性病变如子宫内膜异位症、盆腔炎和子宫黏膜下肌瘤等引起的月经疼痛。患者可在腰部、腹部以及臀部进行大范围的刮拭，能有效缓解痛经症状和预防痛经，而且可以令人的气色变得越来越好。但是对于由子宫内膜异位症、盆腔炎和子宫黏膜下肌瘤等引起的月经疼痛，要在刮痧治疗的同时积极治疗引起痛经的器质性病变。

中医学认为本病的形成与先天禀赋不足、冲任未充，或肝肾不足、精血亏少，或畏寒饮冷、经血凝涩，或情志不调、肝郁气滞,或经血瘀阻等因素有关,故可用益气养血,补益肝肾,温宫散寒,疏肝理气,活血化瘀等法治疗。

1.西药处方

> 处方1

硝苯地平,口服,每次 10 毫克,每日 3 次。

痛经发病机制多为子宫平滑肌痉挛导致组织缺血而引起。硝苯地平具有抑制全身各个器官平滑肌的兴奋性,减轻平滑肌收缩的作用,对子宫平滑肌有抑制作用并可延长妊娠期。但因本品有扩张血管作用,故低血压者慎用。

本处方于每次月经前 3～5 日或月经来潮出现前驱症状时开始服用效果更好。每次 10 毫克,每日 3 次,连服 7～10 日,3 个月为 1 个疗程。

> 处方2

吲哚美辛,口服,每次 25 毫克,每日 3 次。

吲哚美辛(消炎痛)是前列腺素合成酶抑制药。基于痛经与前列腺素过多密切相关,前列腺素合成酶抑制药能减少前列腺素的生成,从而可减轻或缓解痛经。本类药物品种很多,但用于治疗痛经的主要是吲哚美辛,该药对子宫内膜前列腺素合成酶有高度选择性,效果明显优于其他制剂。

本处方虽然对痛经有明显效果,但不良反应较多,尤其有溃疡病和哮喘患者忌用。若不能用吲哚美辛者,可以改用罗通定,每次 60 毫克口服,每日 3 次。

处方 3

黄体酮注射液，每次 20 毫克，肌内注射，每日 1 次。

本处方适用于严重痛经。严重痛经往往需要注射给药。用黄体酮治疗严重痛经，一般需要连续注射 5 日左右，如果在经前 1 周开始用药，效果更佳。

对呈规律性严重痛经者，可以采用孕、雌激素序贯疗法，即用炔雌醇每日 0.05 毫克，共 20 日，在最后 10 日加服安宫黄体酮每日 10 毫克。尚可以用口服避孕药，连续应用 3 个月经周期。

2.中药处方

（1）中成药处方

处方 1

月月舒痛经宝颗粒，口服，每次 1 袋，每日 2 次。

本处方组成成分有红花、丹参、延胡索（醋制）、当归、肉桂、三棱、莪术、五灵脂、木香。白开水冲服，每次 1 袋，每日 2 次；于月经前 1 周开始，持续至月经来 3 日后停服，连续服用 3 个月经周期或遵医嘱。

本处方具有温经化瘀，理气止痛的功效。适用于寒凝气滞血瘀、妇女痛经、少腹冷痛、月经不调、经色暗淡。

处方 2

痛经灵颗粒，口服，每次 1～2 袋，每日 2 次。

本处方适用合于气滞血瘀型所致痛经，具有活血化瘀，理气止痛的功效。开水冲服,月经来潮以前五日开始服药,隔日服,每次服用1~2袋,一日2次。经期开始后连服两日。二至三个经期为1个疗程。服本药同时不宜服用人参及其制剂。

(2)中药方剂

🥄 处方1

泽兰汤。泽兰14克,续断14克,醋炒延胡索10克,当归10克,制香附12克,赤芍12克,柏子仁12克,红花2克,牛膝3克。文火煎药30分钟,取汁200毫升,再加水煎取200毫升。每日1剂,将两次煎液混合,分2次温服。每次药后饮少量米甜酒。正值经期者,连服3~5剂。

本处方功效是补肾调经,化瘀止痛。主治痛经。如血块较大且多者,增加当归、牛膝用量;月经量多者加阿胶12克;气虚者加黄芪20克,焦白术10克;月经先期加丹皮、栀子各10克;月经后期加炒小茴香6克,乌药10克;月经先后无定期加柴胡8克,白芍14克。

🥄 处方2

三味痛经膏。五灵脂250克,郁金250克,冰片1克。上药共研细末,装瓶备用,于月经来潮前3~5日,选关元、中极穴,每穴取15克药末,以白酒调成糊状,摊于纱布上,敷贴于穴位上。月经来潮后2~3日如无腹痛,即可去掉药膏。

本处方功效是行气活血,化瘀止痛。用于治疗功能性痛经。

🍃**处方3**

加味桃红四物汤。桃仁 12 克，红花 10 克，地黄 10 克，白芍 15 克，当归 10 克，川芎 10 克，五灵脂 10 克，生蒲黄（包煎）12 克。自月经第 5 日开始连服 20 日，每日 1 剂，水煎分 2 次服，20 日为 1 个疗程。

本处方功效是养血活血，化瘀止痛。用于治疗瘀滞性痛经（膜样痛经）。本处方为桃红四物汤加失笑散组成。《苏沈良方》所载失笑散由五灵脂、蒲黄两药组成，化瘀止痛作用较强，在妇科痛经、产后腹痛中常被选用。

3.康复处方

（1）热牛奶加蜂蜜茶：受痛经困扰的女性们不妨每晚临睡前喝一杯加一勺蜂蜜的热牛奶，这对痛经尤其是原发性痛经，可起到一定的缓解甚至短期消除痛经作用。

（2）老丝瓜汤：干丝瓜 1 条。将干丝瓜加水 1 碗煎服。每日 1 次，连服 3～4 天。

（3）当归酒：当归 20 克，红糖 20 克，米酒 30 毫升。先将当归水煎取汁，加入红糖、米酒调匀，分 2 次服。

（二）乳腺增生症

乳腺增生症既不是炎症，也不是肿瘤，而是由内分泌失调引发的乳腺疾病，是困扰女性的常见病之一。突出症状是乳房胀痛和乳内肿块,触摸可感知大小、形状、数量不一的可移动肿块,常伴有头晕、烦躁、易怒、口苦、咽干等不适症状。它这时可重点刮拭膻中穴、肝俞穴等,刮拭 3 次后,患者乳腺增生及头晕、烦躁等症都会得到明显的缓解。

1.西药处方

⬥ 处方 1

达那唑,口服,每次 100 毫克,每日 2 次。

本处方适合于纤维囊性乳腺病。应于月经来潮的第一日开始服药。每次 50～200 毫克,每日 2 次,如停药后一年内症状复发,可再给药。在治疗期间应密切注意心脏功能、肾功能、生殖器官出血及肝功能。

⬥ 处方 2

溴隐亭,口服,每次 2.5 毫克,每日 1 次。

本处方适合于溢乳。开始每日 2.5 毫克,在 1 周内逐渐增至每日 2～3 次,每次 2.5 毫克。忌与降压药物、吩噻嗪类或 H_2 受体阻滞药合用。

2.中药处方

(1)中成药处方

⬥ 处方 1

逍遥丸合小金丹,前者每次 9 克,后者每次 0.6 克,每日 2 次(孕妇禁用小金丹),温开水送服。

本处方功效是疏肝解郁。化痰散结。主治乳腺增生症,症见乳房结块,推之可动,乳房胀满不舒,心烦易怒,舌淡苔白,脉弦滑。

处方2

参茸白凤丸合小金丹,前者每次1丸,后者每次0.6克,每日2次,温开水送服。

本处方功效是调理冲任。主治乳腺增生症,症见乳房结块,大小不等,质韧实或有囊性感,境界不清,推之可动,可伴乳头溢乳,神倦乏力,腰酸,月经不调或闭经,舌淡红,脉弦细。

处方3

乳核散结片,口服,每次4片,每日3次,连续服用30～45日为1个疗程。

本处方适合于乳腺囊性增生,乳腺纤维腺病。本处方具有疏肝解郁,软坚散结,调理冲任等功效。本处方组成成分有海藻、昆布、山慈菇、鹿衔草、柴胡、郁金、漏芦、淫羊藿、黄芪、当归。

处方4

乳康片,每次5～10片,每日2次,饭后服。

本处方适合于乳腺增生症。本方具有疏肝解郁,软坚散结,消积化痰,活血破瘀,理气止痛,补气健胃。20日为1个疗程,间隔5～7日继续第2个疗程,亦可连续服药。本处方组成成分有生牡蛎、夏枯草、生黄芪、丹参、没药、乳香、天冬、瓜蒌、鸡内金、白术、海藻、浙贝母、三棱、莪术。

（2）中药方剂

🍵 处方1

鹿甲散。鹿角片60克，穿山甲60克，王不留行100克，三棱100克，莪术100克。上药混合研细末，过80目筛。每次9克，每日3次，饭后用温水送下。连服3个月。

本处方功效是补肾温阳，化瘀散结。用于治疗乳腺小叶增生。鹿角水提物可抑制己烯雌酚所致乳腺增生大鼠血中催乳素的升高。故在治疗乳腺增生中经常配伍他药使用。

🍵 处方2

乳腺增生汤。柴胡10克，当归12克，玄参12克，浙贝母12克，白术12克，茯苓15克，生牡蛎15克，鹿角霜15克，薄荷6克，甘草6克。每日1剂，水煎分2次服，30天为1个疗程。

本处方功效是疏肝解郁，软坚散结。用于治疗乳腺增生症。

3.康复处方

（1）刮痧疗法：一般在能摸到病灶的部位痧较重，痧重的部位是瘀堵厉害的部位，多刮几次，没痧为止；刮时以病灶为中点向四周刮，手法以轻为主，面积可以向外扩展到整个上胸部。

（2）拔罐疗法：肿块较深、较硬，再采取拔罐，在病灶周围区域向外延伸拔,因皮肉较嫩以轻为主,肿块消散为止。

(三)功能失调性子宫出血

功能失调性子宫出血(简称功血),是指由调节生殖的神经内分泌机制失常所引起的异常子宫出血,无全身及生殖器官的器质性病变。功血分为排卵性和无排卵性两类,约 85% 的病人属于无排卵性功血。功能失调性子宫出血治疗的原则是首先应止血,然后调整月经周期,纠正贫血和防治感染。青春期女性止血后应使卵巢恢复排卵功能,更年期者则应调整周期,减少出血。

1.西药处方

处方 1

炔诺酮,口服,每次 5 毫克,每日 3 次。

炔诺酮(妇康片)是孕激素类药物,可抑制雌激素促使子宫内膜有丝分裂、抑制子宫内膜生长。足量的孕激素可使子宫内膜出现分泌期变化,且子宫内膜间质呈蜕膜样变化,停药后有类似月经的内膜脱落,这种止血效果发生在撤退性出血之后,适用于患者体内有一定的雌激素水平。同类药物有黄体酮、甲孕酮(安宫黄体酮)、己酸孕酮等。

炔诺酮止血效果好,但用药期间对肝功能影响较大。流血一般在 3 日内停止。随后减量,每 3 日减少 1/3 药量,直至维持在每日 2.5～5 毫克,到血止后 10 日左右停药,必要时可加用少量雌激素。

处方 2

安宫黄体酮,口服,每次 10 毫克,每日 3 次。

三合激素,每次 1 支,肌内注射,每日 1 次。

本处方选用安宫黄体酮加三合激素,止血效果更强。适宜于出血量大的患者。

对于出血量小的患者,可采用调节周期法。一般采用性激素引起内膜的周期性变化和按时撤退出血,特别是用雌、孕激素序贯疗法可使内膜有类似正常月经周期的变化。常用的方案有以下几种。

(1)雌、孕激素序贯疗法:适用于青春期或生育年龄卵巢功能低落、子宫偏小者。己烯雌酚每日 1 毫克或炔雌醇每日 0.05 毫克,共 20～22 日,在最后 10 日加服安宫黄体酮每日 8～10 毫克,或在最后 5 日加黄体酮每日 10 毫克,肌内注射。

(2)雌、孕激素合并疗法:适用于生育年龄,雌激素水平偏高,子宫内膜较厚及子宫较饱满者。复方炔诺酮片(1 号避孕片)或复方甲地孕酮片(Ⅱ号避孕片),全量或半量,每晚 1 片,共 22 日。在治疗过程中,应注意严格按周期用药,不能随意停药,以免治疗失败。另外,需要观察肝功能变化。

2.中药处方

(1)中成药处方

⚑ 处方1

震灵丸,口服,每次 9 克,每日 2～3 次,空腹温开水送服。

本处方具有固涩冲任,止血定痛的功效。用于崩漏,吐血,咳血,便血,尿血。

⚑ 处方2

崩漏丸,口服,每次 6 克,每日 2 次,温开水送服。

本处方具有扶正固本,固崩塞漏的功效。适用于崩漏,以及功能性子宫出血、女性生殖器炎症、肿瘤等所引起的阴道流血。

(2)中药方剂

⚑ 处方1

茅红汤。茅膏菜全草 12.5 克,红花 4.5 克。2 味药加水 300 毫升,煎 20 分钟取汁,加入红糖 30 克,在月经来潮的第 2 日上午(经量增多时)服下,服药后视患者酒量大小,饮适量白酒,卧床休息 1 小时左右。其药渣加水 200 毫升煎汁,如法下午再服 1 次。每日 1 剂,连服 3 剂。

本处方功效是调经止血。用于治疗有排卵性功能性子宫出血。方中茅膏菜又名捕虫草(福建)、夏无踪(湖南)、黄金丝(江苏)、苍蝇草(云南),为茅膏菜科植物茅膏菜的全草。有活血止痛,祛风除湿的功效。本处方对皮肤、黏膜有一定的刺激性,故宜饭后服用。

💭 处方2

七物调经止血汤。熟地黄 15 克,杭白芍 10 克,当归 10 克,黄芪 30 克,贯众炭 30 克,益母草 15 克,三七(研末另冲)10 克。每日 1 剂,水煎服。每次月经来潮 3 日开始服用,连服 3～6 日,视出血程度而定。

本处方功效是益气养血,化瘀止血。用于治疗功能失调性子宫出血。

💭 处方3

温经汤。吴茱萸 6 克,桂枝 6 克,炙甘草 6 克,炒白芍 10 克,丹皮 10 克,制半夏 6 克,炮姜炭 6 克,川芎 5 克,党参 15～30 克,麦冬 15 克,阿胶 12 克。每日 1 剂,水煎,分 2 次服。经前 3～5 天及经期服用。

本处方功效是温经止血。主治功能性子宫出血,证属冲任虚寒型。

3.康复处方

(1)穴位贴敷疗法:用红蓖麻仁 15 克,捣烂如泥,敷贴百会穴。血止后洗去。

(2)食疗方:多吃含有铁质的蛋类、猪肝、菠菜,具有补血作用的黑木耳、红枣,及含维生素丰富的水果、蔬菜。属血热型功血者,日常饮食应多食一些清热凉血止血食品,如莲藕、生地黄、芦笋及水果,尽量避免姜、酒、辣椒等辛燥动血食品。病久不愈的气血亏虚之证,如头晕眼花、面色苍白、四肢倦怠等,宜多食一些血肉有情之品,如鱼、肉、鸡、鸭等,或与参、芪并用。本病初愈之时,多因失血伤精,肾元大亏,应配食当归生姜羊肉汤、乌鸡阿胶汤、黄芪杞子鸡等以充其血,补先天,养后天以固根本。

(四)阴 道 炎

阴道炎即阴道炎症。正常健康妇女阴道由于解剖组织的特点对病原体的侵入有自然防御功能。如阴道口的闭合,阴道前后壁紧贴,阴道上皮细胞在雌激素的影响下的增生和表层细胞角化,阴道酸碱度保持平衡,使适应碱性的病原体的繁殖受到抑制,而颈管黏液呈碱性,当阴道的自然防御功能受到破坏时,病原体易于侵入,导致阴道炎症。临床上常见的有如下几种。

(1)细菌性阴道炎:是女性阴道炎的一种类型,是阴道内菌群失调所致的一种混合感染,多发生于身体衰弱及卫生条件较差的妇女。本病相当于中医学"带下病""淋病""阴痛"等范畴。

(2)滴虫性阴道炎:是由阴道毛滴虫引起的一种阴道炎。寄生人体的毛滴虫有阴道毛滴虫、人毛滴虫和口腔毛滴虫,分别寄生于泌尿生殖系统、肠道和口腔,与皮肤病有关的是阴道毛滴虫,引起滴虫性阴道炎。是一种主要通过性交传播的寄生虫疾病,具有传染性。

(3)念珠菌性阴道炎:是一种常见的阴道炎,由白色念珠菌感染所致,又称霉菌阴道炎。发病率仅次于滴虫性阴道炎,近年来有逐渐升高的趋势。念珠菌阴道炎在近年来发病率呈现上升趋势。大约有75％的妇女一生中至少有一次发病,40％～50％可重复感染,4％～5％的妇女可反复感染。

(4)老年性阴道炎:又名萎缩性阴道炎,是一种非特异性阴道炎。主要表现为绝经前后多种原因所致的阴道局部抵抗力低下,致病菌感染所致的阴道炎症,严重时可引起阴道狭窄甚至闭锁。常见于妇女绝经期前后、双侧卵巢切除术后或放射性治疗后。

1.西药处方

处方1

甲硝唑,口服,每次200毫克,每日3次(男女双方同服)。

甲硝唑泡腾片,每日200毫克,放入阴道,每晚1次。

醋酸铅20克,配成0.5％冲洗阴道,每晚1次。

本处方适合于滴虫性阴道炎。滴虫性阴道炎可通过性交传染,治疗时男女双方均应用药,7日为1个疗程。它常于月经后复发,故治疗后虽然滴虫检查阴性时,仍应于下次月经后继续治疗两个疗程。每次月经后复查白带,三次滴虫检查均为阴性方称治愈。为了避免重复感染,内裤及洗涤用的毛巾应煮沸5～10分钟。服用甲硝唑后偶有胃肠道反应或白细胞减少。甲硝唑能通过胎盘进入胎儿体内,并可由乳汁排泄,可能有致畸作用,妊娠早期和哺乳期最好不用。

🍃 处方 2

伊曲康唑(斯皮仁诺),口服,每次 200 毫克,每日 2 次。

本处方适合于假丝酵母菌阴道炎。该处方为新一代的抗真菌制剂,作用在真菌细胞膜的 p-450 酶,杀菌能力强。10 日为 1 个疗程,比较方便。为达到最佳吸收,该药应在餐后立即服用。孕妇禁用。

🍃 处方 3

替硝唑,口服,每次 2.0 克,每日 1 次。

本处方适合于细菌性阴道炎。替硝唑与甲硝唑相比具有服药次数少、疗程短和应用方便的特点。对一般硝基咪唑类药物过敏者、孕妇和哺乳期妇女禁用。

🍃 处方 4

醋酸铅,10 克,配成 0.5％液冲洗阴道,每晚 1 次。

甲硝唑,每日 200 毫克,放入阴道,每晚 1 次。

雌激素软膏,涂阴道,每晚 1 次。

本处方适合于老年性阴道炎。酸性液体冲洗阴道可增加阴道酸度,冲洗后局部用消炎药 7～10 日为 1 个疗程。如炎症较重者局部可加用雌激素治疗。乳腺癌、子宫内膜癌患者禁用雌激素制剂。

2.中药处方

(1)中成药处方

处方1

白带丸,口服,每次6克,每日2次。

方中椿皮苦凉,清热燥湿,固精止带为主药。辅以黄柏清热燥湿,泻火益阴。佐以香附理气疏肝调经止痛;白芍、当归养血柔肝,当归尚能活血化瘀。三药合用,肝血得养,肝气条达,有助于下焦湿热之消除。诸药合用,共奏清热燥湿,化血瘀,止带之功。用于湿热下注所致的带下病,症见带下量多、色黄、有味。

处方2

调经白带丸,口服,每次9~15克,每日2次。

本处方具有调经补血,滋肾养阴的功效。用于月经不调,白带多,腰膝酸痛等。

(2)中药方剂

处方1

苦参蛇床子方。苦参50克,蛇床子50克。上药研细粉过筛,混匀备用。另将上药按上述剂量煎制成250毫升的阴道冲洗液,冷却后加10毫升食醋,混匀备用。用法为:每日上午用苦参蛇床子冲洗液浸泡大棉球后作阴道彻底冲洗,然后将 2 克粉剂均匀撒入阴道壁,每日 1 次,7 日为 1 个疗程。

本处方功效是清热利湿,解毒杀虫。用于治疗滴虫性阴道炎。

处方 2

苦参四妙外洗方。苦参 60 克,蛇床子 30 克,黄柏 30 克,苍术 15 克,薏苡仁 15 克。水煎取汁,趁热洗涤外阴及阴道,每日 1 剂,分 2～3 次洗,7 日 1 个疗程,连用 3 个疗程。

本处方功效是清热利湿,解毒杀虫,止痒。用于治疗湿热下注所致阴痒、妇女带下、真菌性、滴虫性或非特异性阴道炎。本方即为中成药洁尔阴洗液(泡腾片)的配方。

处方 3

百蛇煎。百部 30 克,蛇床子 30 克,苦参 30 克,白鲜皮 30 克,鹤虱 30 克,蒲公英 30 克,紫花地丁 30 克,黄柏 30 克,川椒 15 克,枯矾 10 克。将上药浓煎成 500 毫升药液,作阴道冲洗液,每日 1 次,每 6 次为 1 个疗程。如重度滴虫性阴道炎,可配合使用阴道塞入灭滴灵药片,效果更佳。

本处方功效是清热燥湿,杀虫止痒。主治滴虫性阴道炎、真菌性阴道炎。

3.康复处方

(1)马齿苋茶:鲜马齿苋 50 克,蜂蜜 25 克。将鲜马齿苋洗净,冷开水再浸洗 1 次,切小段,搅拌机搅烂,榨取鲜汁,加入蜂蜜调匀,隔水炖熟即成。分 2 次饮用。清热解毒,利湿止带。适用于细菌性阴道炎。证属湿热或热毒内盛者。孕妇禁用。

(2)鸡冠花鸡蛋汤:鸡蛋 2 只,鸡冠花 30 克。将鸡冠花洗净,鸡蛋煮熟后去壳。把全部用料放至锅内,加清水适量,大火煮沸后,小火煲约 1 小时,调味。佐餐食用。去湿止带。适用于滴虫性阴道炎。

(3)扁豆粥:白扁豆(干者)20 克,粳米 50 克,红糖适量。将白扁豆用温水浸泡 1 夜,加入淘洗干净的粳米,再加水500 克,小火煮成稠粥,停火闷 5～7 分钟,调入红糖即成。每日 2～3 次温服。解毒止痒。适用于念珠菌性阴道炎。

(4)鹿茸炖乌骨鸡:乌鸡 25 克,鹿茸 30 克,山药 30 克。乌鸡去皮,切块,放滚水中煮 5 分钟,取出过冷,与鹿茸、山药同入炖盅。加沸水适量,盖好盅盖,隔滚水文火炖 2～3 小时,汤成趁热服。佐餐食用,每日 1 剂。温肾壮阳,收敛止带。适用于肾阳不足型老年性阴道炎,症见腰膝酸软,头晕耳鸣,畏寒肢冷,带下清稀、绵绵不断,小便频多。亦可用于阳气虚型更年期综合征。

(5)药浴疗法:苦参 30 克,生百部 30 克,蛇床子 30 克,地肤子 30 克,白鲜皮 30 克,紫槿皮 30 克,蒲公英 30 克,龙胆草 10 克,黄柏 10 克,花椒 10 克,苍术 10 克,枯矾 10 克,鲜桃树叶 60 克。诸药加清水 3000 毫升,煎至 2000～2500毫升,将药液倒入盆内,趁热先熏后洗阴部,再坐浴,并用药液涂于阴道壁,或用带线棉球浸药后塞入阴道内,洗后睡前自塞,次日取出。每次取出。每次熏洗 30 分钟。也可每日早晚各 1 次,10 日为 1 个疗程。

（五）盆 腔 炎

盆腔炎是指病原体通过生殖道的血管、淋巴管或直接蔓延,从而引起女性盆腔生殖器官及其周围的结缔组织、盆腔腹膜发生的炎症。其炎症可局限于某一部位,也可几个部位同时发病。多因寒凝气滞或气滞血瘀所致,且多兼挟湿热为多。常由急性盆腔炎反复发作迁延转化而成,如湿热偏重或积瘀化热或挟肝热,又可引起急性或慢性急性发作。

常见临床症状有下腹部胀痛或隐痛,有明显压痛,腰骶部酸痛,劳累、情绪波动、月经前后加重。同时可伴有白带增多、月经失调、痛经、不孕等。

1.西药处方

⌐ 处方 1

氨苄西林,每次 2 克,静脉滴注,每日 2 次。

甲硝唑,每次 1 克,静脉滴注,每日 2 次。

本处方适合于急性盆腔炎。用药的基本方案是一般抗菌药＋抗厌氧菌药。由于大多数盆腔炎患者是多种病菌同时感染，因此为提高疗效，常常采用联合用药。

氨苄西林为广谱青霉素类，尤其对革兰阴性杆菌作用强。剂量为每日 2～6 克，静脉滴注。治疗过程中应根据药物敏感试验结果与临床治疗反应，随时予以调整。在临床病情稳定或好转后改为口服用药。

一般抗菌药除青霉素类外，可用头孢类。本类药抗菌谱广，为高效杀菌药，而且对组织细胞的渗透性强。适合于急、慢性盆腔炎。常用的有以下几种。

(1)头孢噻吩(先锋霉素Ⅰ)，每日 2 克，分 4 次肌内注射。

(2)头孢唑啉(先锋霉素Ⅴ)，每次 0.5～1 克，每日 2～4 次，静脉滴注。

(3)头孢拉定(先锋霉素Ⅵ)，每日 2～4 克，分 4 次口服。

(4)头孢呋辛钠(西力欣)，每次 0.75～1.5 克，每日 3 次肌内注射或静脉滴注。

(5)头孢哌酮钠，每日 4～8 克，每日分 2～4 次静脉滴注。

(6)头孢他啶(复达欣)，每日 2～6 克，分 2～4 次静脉滴注。

(7)头孢噻肟钠(凯福隆)，每日 2～6 克，分 2～4 次静脉滴注。

甲硝唑为抗厌氧菌药物。厌氧菌感染在盆腔炎的发病中占重要地位。本类药物还有替硝唑等，是抗厌氧菌的基本药物,同时还杀灭滴虫。

💊 处方2

克林霉素,口服,每次300毫克,每日3次。

甲硝唑,口服,每次200毫克,每日3次。

本处方适合于慢性盆腔炎。慢性盆腔炎的治疗包括抗菌药物,中药及物理疗法等。西药用药基本方案与急性盆腔炎基本相同,一般采用口服给药。

克林霉素对盆腔组织渗透性较强,除此之外也可用新型大环内酯类、喹诺酮类等。为减轻药物不良反应,可将不同类型药物交替应用。

2.中药处方

(1)中成药处方

💊 处方

金妇康胶囊,口服,每次4~6粒,每日2~3次。

本处方适合于慢性盆腔炎、阴道炎的预防及治疗。本处方主要成分由丹参、当归、延胡索、党参、鱼腥草等19味中药组成。

(2)中药方剂

💊 处方1

大血藤汤。大血藤30克,败酱草30克,蒲公英30克,桃仁15克,赤芍15克。上药浓煎2次取汁400毫升,早晚分2次灌肠。每次灌肠后嘱患者卧床休息1小时,一般7日

1个疗程,治疗期间停用抗生素。

本处方功效是清热解毒,活血化瘀。用于治疗急性和慢性盆腔炎。

🍵 处方2

康宁汤。紫花地丁50克,蒲公英50克,败酱草30克,白花蛇舌草30克,苦参15克。上药加水浓煎成100毫升后加防腐剂备用。每次取50毫升,加开水稀释到100毫升,药温在38℃左右,保留灌肠时肛管需插入15厘米左右,速度宜慢。每日1次,10日为1个疗程。

本处方功效是清热,解毒,利湿。用于治疗盆腔炎。

🍵 处方3

加味三黄汤。黄芩15克,黄柏15克,黄连15克,虎杖30克。水煎成100毫升药液,温度调至38℃左右,保留灌肠。灌肠前令患者排空大小便,灌肠后令患者侧卧位15分钟。每日1次,10日为1个疗程。行经期间暂停。

本处方功效是清热解毒。用于治疗慢性盆腔炎。

3.康复处方

(1)荔枝核蜜茶:荔枝核30克,蜂蜜20克。荔枝核敲碎后放入砂锅,加水浸泡片刻,煎煮30分钟,去渣取汁,趁温热调入蜂蜜,拌和均匀,即可。早晚2次分服。理气,利湿,止痛。主治各类慢性盆腔炎。

(2)银花冬瓜仁蜜汤:冬瓜子仁20克,金银花20克,黄连 2 克,蜂蜜 50 克。先煎金银花,去渣取汁,用药汁煎冬瓜子仁 15 分钟后入黄连、蜂蜜即可。每日 1 剂,连服 10 日。

(3)蒲公英马齿苋粥:马齿苋 15 克,蒲公英 15 克,粳米 100 克,冰糖 10 克。将马齿苋、蒲公英加入适量冷水煮煎,去渣取汁后放入粳米煮粥熟,然后入冰糖煮沸。每日 1 剂,分 2 次服,连服 7～10 日为 1 个疗程。清热解毒祛湿。适用于湿热内虚型急性盆腔炎。

(4)栗子核桃羹:核桃仁 30～50 克,栗子 30～50 克,白糖适量。将栗子炒熟去皮,与核桃肉共捣如泥,加入白糖拌匀,沸水冲调,即成。补益肾精。适用于因肾气不足之慢性盆腔炎。

(5)大蒜泥外敷疗法:大蒜泥外敷下腹部,每日 1 次,直至皮肤起疱则停止。还可以用鲜蒲公英 250 克,捣烂如泥,外敷下腹部,每日 1 次。

(6)药浴疗法:蒲公英 30 克,土茯苓 30 克,蒲公英 15 克,鱼腥草 15 克,王不留行 15 克,苦参 15 克,三棱 10 克,莪术 10 克,泽兰 10 克,乳香 6 克,没药 6 克。将上述药材加水 1000 毫升浓煎 100 毫升,药液温度在 36～40℃之间,每日灌肠 1 次,10 日为 1 个疗程,经期暂停。

(六)妊娠期高血压疾病

妊娠期高血压疾病(简称妊高征),是指妊娠 20 周后新发高血压[收缩压≥140毫米汞柱和(或)舒张压≥90毫米汞柱]和蛋白尿(>0.3克/24小时),常伴水肿和高尿酸血症为特征的一组临床综合征。

妊娠期高血压疾病临床可分为妊娠性高血压、慢性高血压、先兆子痫/子痫和慢性高血压合并先兆子痫四种类型。

妊娠期高血压疾病的临床表现:①先兆子痫第Ⅰ期:即无症状期。特征是滋养体对母体螺旋动脉重塑异常,胎盘缺血,胎盘分泌和释放一系列因子进入母体血液循环,抑制肾小球内皮细胞生长和修复。②先兆子痫第Ⅱ期:即临床症状期,孕妇出现临床症状与体征,包括高血压、蛋白尿、水肿,高尿酸血症,也可以出现全身炎症反应综合征,最终靶器官功能损害。

1.西药处方

☞ 处方1

苯巴比妥,口服30毫克,每日3次;或地西泮,口服2.5毫克,每日3次。

本处方适用于轻度妊娠期高血压疾病。轻度妊高征应注意休息,保证充分睡眠,左侧卧位;监测体重、血压、尿蛋白、水肿及胎儿情况,每周1~2次;一般不需药物治疗,对精神紧张、夜间睡眠欠佳者,可给予镇静药物。

☞ 处方2

地西泮,口服每次5毫克,每日3次;或地西泮10毫克,肌注或静脉推注(重症患者)。

本处方适用合于中、重度妊娠期高血压疾病。地西泮具有镇静、抗惊厥、催眠和肌松弛作用,中度妊高征可口服给药,重症患者可肌注或静脉给药。胎儿肾排泄地西泮速度较慢,可在体内蓄积,使新生儿神经系统受到抑制,因此临产后地西泮剂量不宜过大。

☞处方3

5％葡萄糖注射液 1000 毫升＋低分子右旋糖酐 500 毫升。静脉滴注,每日 1 次,连用 3 日。

本处方适合于中、重度妊娠期高血压疾病。妊高征患者血液浓缩,合理扩容可改善重要器官的血液灌注,改善病情。低分子右旋糖酐 500 毫升及 5％葡萄糖注射液 1000 毫升为一个扩容单位,一般每日用一个扩容单位。扩容的指征为:①血细胞比容≥0.35;②尿相对密度＞1.020;③全血黏度比值≥3.6;④血浆黏度比值≥1.6。心血管负担过重、有肺水肿表现、全身水肿和肾功能不全者不能扩容。扩容剂还有白蛋白、血浆、全血等,可根据病情选用。扩容过程中应严密观察,防止肺水肿和心力衰竭发生。必要时可同时用呋塞米利尿,用法为 20 毫克静脉推注。

2.中药处方

(1)中成药处方

☞处方1

天麻钩藤颗粒,开水冲服,每次 1 袋(5g),每日 3 次,或遵医嘱。

本处方具有平肝息风,清热安神的功效。用于肝风内动型妊娠期高血压疾病,证见妊娠后期,常感头晕头痛,头胀眼花,颜面时有潮红,心悸而烦,口干咽燥。病发时猝然昏仆,不省人事,四肢抽搐,舌红苔薄黄,脉弦数。本处方主要由天麻、钩藤、石决明、栀子、黄芩、杜仲、牛膝、益母草、夜交藤等组成。

处方 2

牛黄降压丸,口服,每次 1 丸,每日 2~3 次。

本处方具有清心凉肝,息风潜阳,平肝降压的功效。用于肝风内动型妊娠期高血压疾病,证见妊娠后期,常感头晕头痛,头胀眼花,颜面时有潮红,心悸而烦,口干咽燥。病发时猝然昏仆,不省人事,四肢抽搐,舌红苔薄黄,脉弦数。本处方主要由牛黄、水牛角、天麻、郁金、冰片等组成。

处方 3

天麻眩晕宁合剂,口服,每次 10 毫升,每日 3 次。

本处方具有平肝息风,健脾化痰,利湿通络的功效。用于痰火上扰型妊娠期高血压疾病,证见妊娠后期,常觉胸闷恶心,食欲不振,头目眩晕。病发时突然昏倒,不省人事,手足抽搐,气喘痰鸣,舌红,苔黄腻,脉滑数。本处方主要由天麻、钩藤、陈皮、半夏、茯苓、白术、泽泻、竹茹、白芍、川芎、生姜、炙甘草等组成。

处方 4

肾炎消肿片，口服，每次 5 片，每日 3 次。

本处方具有健脾行气利湿的功效。用于痰火上扰型妊娠期高血压疾病，证见妊娠后期，常觉胸闷恶心，食欲不振，头目眩晕。病发时突然昏倒，不省人事，手足抽搐，气喘痰鸣，舌红，苔黄腻，脉滑数。本处方主要由苍术、陈皮、南五加、茯苓、姜皮、大腹皮、西瓜皮、泽泻、黄柏、益母草等组成。

（2）中药方剂

处方 1

黄芪腹皮汤。黄芪 30 克，大腹皮 15 克，白术 20 克，当归 15 克，茯苓 20 克，党参 15 克，山药 30 克，泽泻 10 克，车前草 15 克。每日 1 剂，水煎。分 2 次服。

本处方功效是补气健脾，利水消肿。主治妊娠水肿。兼肾阳虚者去党参、当归，加制附子 15 克，白芍 15 克，生姜 3 片；兼气滞者去党参、山药，加香附 15 克，乌药 10 克；兼血虚者加熟地黄 30 克，阿胶 20 克；兼胎动不安者加杜仲 15 克，桑寄生 20 克；兼食欲不振者加山楂 15 克，神曲 15 克。

处方 2

复方当归散。当归 9 克，川芎 9 克，泽泻 9 克，白芍 20 克，茯苓 12 克，白术 12 克。上述药物共研细末，装入胶囊，每粒合药粉 0.5 克，每次服 3 克，日服 2 次。

本处方功效是养血调肝，健脾利湿。用于治疗轻、中度妊娠期高血压疾病。本方实际上就是《金匮要略》的当归芍药散,只是部分药物的剂量略有不同。妊娠期高血压疾病的基本病理生理变化是全身小动脉痉挛而导致脑、肾、心、肝、子宫胎盘不同程度的病理生理改变,从而产生相应的临床表现。本方大剂量白芍配伍当归、川芎可能对降低血黏度,缓解小动脉痉挛有所裨益。

处方 3

右归饮。熟地黄 6～9 克或加至 30～60 克,山药 6 克,山萸肉 3 克,枸杞 6 克,炙甘草 3～5 克,杜仲(姜制)6 克,肉桂 3～6 克,制附子 3～9 克。每日 1 剂,水煎,分 2 次服。

本处方功效是温补肾阳,填精补髓。主治肾阳不足型妊娠期高血压疾病。原方出自《景岳全书》。妊娠期高血压疾病临床表现有多种证型,本方仅适用于肾阳不足型。本方虽为温补肾阳方,但重在填精补髓,阴中求阳,颇得阴阳互根之真谛,有利于机体阴阳恢复平衡,使妊娠正常进行。

处方 4

加味五苓散。茯苓 15 克,桑寄生 15 克,大腹皮 15 克,白术 12 克,猪苓 9 克,泽泻 9 克,桂枝 6～9 克,木瓜 30 克,砂仁 6 克。每日 1 剂,水煎服。水肿消退,血压稳定于正常范围后,改为 2 天或 3 天 1 剂,直至分娩。

本处方功效是健脾补肾,利水消肿。主治妊娠期高血压疾病。应用本方时如血压高、头晕目眩者加夏枯草、钩藤、石决明各 15 克;如头痛、视物不清、恶心欲吐者加半夏 10 克,珍珠母 30 克,羚羊角粉(冲服)1 克。

3.康复处方

(1)每天卧床 10 小时以上,并以侧卧位为佳,以增进血液循环,改善肾供血条件。

(2)饮食不要过咸,保证蛋白质和维生素的摄入。可适当食用一些西芹,西芹含有丰富的钾,可以代谢人体内的钠,有降低血压的功效,还含有丰富的维生素、铁和纤维质。

(七)产后尿潴留

尿潴留是指尿液在膀胱内不能排出。多数产妇于分娩后 4～6 小时可以自行排尿,但有些产妇产后长时间(>8 小时)膀胱充盈,而不能自行排尿,这种现象称为产后尿潴留。多见于初产妇。如尿液完全潴留膀胱,称为完全性尿潴留;如排尿后仍有残余尿液,称为不完全性尿潴留。急性发作者称为急性尿潴留;缓慢发生者为慢性尿潴留。

1.西药处方

🍵 处方

新斯的明 1 毫克,肌内注射。

本处方适用于产后尿潴留。孕期潴留在体内的大量液体,产褥早期主要通过肾排出,故产后尿量明显增加,应鼓励产妇在产后 4～6 小时内自行小便。如不能自行排尿,则可先诱导,即热水熏洗外阴、温开水冲洗尿道外口周围等;或下腹正中放置热水袋,刺激膀胱肌收缩;鼓励产妇克服伤口疼痛,坐起或下床小便;也可针刺关元、气海、阴陵泉、三阴交等。新斯的明系抗胆碱酯酶药物,可兴奋膀胱逼尿肌促其排尿。以上治疗无效,应予导尿,必要时留置尿管1~2日,并予抗生素预防感染。

2.中药处方

(1)中成药

☞ 处方1

通关散,口服,每次0.5~1克,每日2次。

本处方具有通关开窍之功效。适用于膀胱逼尿肌功能失调所致的尿潴留。

☞ 处方2

知柏地黄丸,口服,每次1丸,每日3次。

本处方具有滋阴清热的功效。适用于结石或泌尿系统感染所致的尿潴留。

☞ 处方3

排石胶囊,口服,每次2粒,每日3次。

本处方具有利水,通淋,排石,解毒的功效。适用于尿路结石所致的尿潴留。

(2)中药方剂

☞ 处方1

益气活血通癃汤。黄芪 30 克,党参 30 克,当归 10 克,赤白芍 10 克,桔梗 10 克,乌药 10 克,桃仁 10 克,牛膝 10 克,车前子 10 克,川芎 6 克,枳壳 15 克,路路通 12 克,肉桂 2 克。每日 1 剂,水煎,分 2 次服。

本处方功效是益气活血,通阳利尿。主治产后尿潴留。阴虚者加生地黄、玄参各 10 克;脾气虚弱者加白术、茯苓各 10 克;湿热重者加泽泻 12 克,通草 6 克;大便秘结加熟大黄、火麻仁各 10 克;恶露不下者加益母草 30 克,牛山楂 10 克。

🖐 处方 2

加味生化汤。当归 10～15 克,桑白皮 10～15 克,川芎 6～10 克,炮姜 6～10 克,桃仁 10～12 克,紫菀 10～12 克,马兜铃 10～12 克,炙甘草 4～6 克,白通草 3～5 克。每日 1 剂,水煎,分 2 次服。

本处方功效是活血化瘀,通阳利尿。用于治疗产后尿潴留。生化汤出自《傅青主女科》,原方由当归、川芎、桃仁、炮姜、炙甘草组成,主治产后血瘀恶露不行,小腹冷痛诸症。现在原方基础上加桑白皮、紫菀、马兜铃、白通草,与炮姜配伍,旨在宣肺通阳利尿。马兜铃含有马兜铃酸成分,对肾有损害,故肾功能不良者慎用。

🖐 处方 3

益气通尿汤。炙黄芪 12 克,炙升麻 9 克,肉桂(后下)2 克,荆芥穗 9 克,琥珀(冲服)3 克,甘草梢 3 克。每日 1 剂,水煎,早晚分服。

本处方功效是益气温阳,利尿通闭。主治产后尿潴留。本方用药少,剂量轻为其特点,方中用荆芥穗宣上透表,有提壶揭盖之意,与琥珀配伍共奏利尿通闭之效。

3.康复处方

(1)产后要鼓励产妇尽快排尿,如出现排尿困难可用热水熏洗外阴,以促进排尿。

(2)外阴或会阴手术后如不能自行排尿或由于水肿而不便排尿者,应及时导尿。

(3)食疗方可用车前炖猪肉,鲜车前草 50 克洗净,猪肥瘦肉 250 克,将猪肉切成小块,作料适量与肉共炒后加汤炖至熟烂后加入车前草,煮开后食用。

(八)先兆流产

先兆流产指妊娠 28 周前,先出现少量的阴道流血,继而出现阵发性下腹痛或腰痛,盆腔检查宫口未开,胎膜完整,无妊娠物排出,子宫大小与孕周相符。如症状加重,可能发展为难免流产。大部分自然流产患者均有明显停经史。首先出现的症状往往是阴道出血,一般出血量少,常为暗红色,或为血性白带,但历时有时可达 4~5 日至一周以上。在流血出现后数小时至数周,可伴有轻度下腹痛或腰背痛,在妊娠 12 周以后,患者有时可感到阵发性腹痛。

1.西药处方

处方

黄体酮,每次 20 毫克,每日 1 次,肌内注射。

维生素 E,口服,每次 100 毫克,每日 1 次。

本处方适用于先兆流产。早期妊娠时,卵巢的妊娠黄体是分泌孕激素的主要场所。随着胎盘的逐渐形成,胎盘滋养细胞产生孕激素,至孕 8 周后就成为产生孕激素的主要场所。如果黄体功能不全往往影响孕卵的种植,易发生流产。先兆流产患者应卧床休息,严禁性生活,给予足够的营养支持。对于精神紧张者,为安定情绪,消除紧张,可配合使用镇静剂。黄体酮是一种天然孕激素,既能补充黄体功能,又能抑制子宫收缩,减弱子宫对催产素的敏感性,使子宫活动减少而起保胎作用;对黄体功能不足引起流产的患者更为适宜。它需要用至阴道流血停止 1 周后方能停药。维生素 E 有类似黄体酮的作用,可配合使用。用药期间应动态观察血 hCG、孕酮变化,根据结果调整用药剂量、间隔时间及决定是否停药。在保胎治疗过程中,如腹痛加剧、阴道流血增多时,应及时送入医院治疗。

2.中药处方

(1)中成药处方

🥄 处方1

保胎灵,口服,每次5片,每日3次。

本处方具有补肾、固冲、安胎的功效。用于先兆流产,习惯性流产及因流产引起的不孕症。服用时应注意以下方面。

①有"胎漏,胎动不安"之先兆流产症状者,立即服用,用至症状消失后,再继续服用一个月。

②对"滑胎"即习惯性流产者,有预防堕胎和小产的作用,一经确证妊娠后,立即服用,用至既往流产时最长妊娠时间,再巩固一个月。

③对长期不孕或流产后不孕者,有促进妊娠的作用,应于月经干净三天开始服用,直至妊娠为止(经期停服)。

④对妊娠后身体虚弱、疲乏无力,易患感冒或胎萎不长者,有增强机体免疫力和促进胎儿发育的作用,宜长期服用,直至分娩。

⑤对晚育妇女妊娠后,有促进胎儿发育和预防流产的作用,宜长期服用,直至分娩。

🥄 处方2

滋肾育胎丸,口服,每次5克,每日3次,淡盐水或蜂蜜水送服。

本处方具有补肾健脾，益气培元，养血安胎，强壮身体的功效。用于脾肾两虚，冲任不固所致的滑胎(防治习惯性流产和先兆性流产)。感冒发热者忌服。服药时忌食萝卜、薏苡仁、绿豆芽。如肝肾阴虚患者，服药后觉口干口苦者，改用蜂蜜水送服。

(2)中药方剂

💭 处方1

安胎止血汤。菟丝子15克，桑寄生15克，杜仲15克，熟地黄15克，白芍15克，党参15克，山药15克，当归身10克，山茱萸10克，阿胶(烊化冲服)10克，旱莲草30克，苎麻根30克，牛甘草6克。每日1剂，水煎，分2次服。

本处方功效是补肾益气，固摄安胎。主治先兆流产。应用本方时若见阴道出血量多有热者，加黄芩炭10克，贯众炭12克，莲房炭6克；神疲气少，小腹下坠者加黄芪15克，炒白术10克，升麻10克。

💭 处方2

安胎合剂。党参15克，白术10克，山药15克，制首乌15克。炒杜仲10克，菟丝子12克，桑寄生15克，续断10克。每日1剂，水煎，分2次服。

本处方功效是益气固摄，补肾安胎。用于治疗先兆流产。妊娠期出现阴道流血、下腹坠胀或胀痛、腰部酸胀或酸痛即可诊断为先兆流产。中医学称为胎漏和胎动不安。补肾益气，固摄安胎是总的治疗原则。具体应用时可以酌加止血药或清热安胎药。

🔖 处方3

寿胎丸加味。菟丝子 10 克,川续断 10 克,阿胶(加冰糖烊化冲服)10 克,党参 10 克,炒白术 10 克,山药 10 克,白芍 10 克,黄芩 10 克,桑寄生 25 克。每日 1 剂,水煎,分 2 次温服,连服 10 剂为 1 个疗程。

本处方功效是补肾益气,安胎固摄。用于治疗妇女肾虚滑胎,先兆流产。寿胎丸原方出自《医学衷中参西录》,由菟丝子、桑寄生、川续断、阿胶四药组成,重用菟丝子补肾。以本方加味治疗先兆流产常为临床所采用。本方的安胎作用主要体现在以下三个方面:抑制子宫平滑肌收缩活动,增强垂体-卵巢促黄体功能,具有雌激素样活性。研究表明方中黄芩、菟丝子、续断的作用较明显。

3.康复处方

(1)胶艾茶:阿胶 15 克,艾叶 20 克。将 2 药捣碎如茶状,沸水冲泡,代茶饮。每日 1 剂。

(2)干苎麻桂圆红枣粥:干苎麻根片 50 克,桂圆 15 粒,红枣 50 克。用清水浸泡 10 分钟后煎汤,汤成后加糯米 1～2 两,隔水蒸成药粥,1 日内分 1～2 次服,服至症状及体征消失后 1 周。

十二、男科常见病处方

(一)前列腺炎

前列腺炎可分为急性和慢性两种。急性前列腺炎是由细菌或其毒素所致的前列腺体和腺管的急性炎症,可有发热、尿频、尿急、尿痛、腰部酸胀等症状。慢性前列腺炎可继发于急性前列腺炎或慢性后尿道炎,也可继发于全身其他部位的感染,可有排尿后尿道不适感,排尿终末可有白色黏液,继而可有尿频、尿滴、会阴部或腰部酸胀,尿道口可有白色分泌物流出,常伴有阳痿、早泄、遗精,久之可致前列腺肥大。患者必须坚持综合治疗,同时辅助刮痧疗法,利尿通淋,以提高疗效。

前列腺炎是发生于成年男性的常见病之一,可发生于各年龄段的成年男性,几乎 50% 的男性在一生中某个时期曾受前列腺炎的影响。其发生率占泌尿外科门诊患者的 8%～33%。前列腺炎虽然不直接威胁患者的生命,但严重影响患者的生活质量,给患者造成巨大的经济压力和精神困扰。

1.西药处方

处方 1

头孢拉定,口服,每次 0.5 克,每日 3 次。

醋氨酚,口服,每次 0.5 克,每日 3 次。

本处方适用于急性前列腺炎。用药的基本方案是应用抗菌药物,局部疼痛者酌情应用镇痛药。

治疗急性前列腺炎以前曾经将青霉素 G 作为首选药。近年来发现,急性前列腺炎的致病菌一般为大肠埃希菌、肠球菌和葡萄球菌等,大多数的致病菌对青霉素 G 不敏感或耐药,而对头孢类较敏感。如果选青霉素可用广谱青霉素类,如氨苄西林或阿莫西林。病情较重者可用头孢三嗪深部肌内注射。急性前列腺炎的抗菌治疗一般需要 2～3 周,以防病情迁延转为慢性或复发。

急性前列腺炎多有局部疼痛,应给予镇痛药如阿司匹林、醋氨酚等,以利患者休息。此外,尚可使用热水坐浴,每日 3～4 次,有利于炎症消退。

处方 2

克拉霉素,口服,每次 0.25 克,每日 2 次。

碳酸氢钠,口服,每次 2 克,每日 2 次。

本处方适用于慢性前列腺炎。慢性前列腺炎药物治疗的基本方案是应用渗透性强的抗菌药物进行长程治疗。治疗慢性前列腺炎的药物主要有大环内酯类、四环素类、喹诺酮类及呋喃类等。各类药物的疗效除了抗菌活性的差异之外,更重要的是药物在前列腺组织中的分布,后者取决于药物的渗透力。

本处方是用大环内酯类的克拉霉素与碳酸氢钠合用,前者渗透性强,在前列腺组织有较高浓度,碳酸氢钠碱化尿液,能明显提高克拉霉素的抗菌效果,这样联合用药对慢性前列腺炎疗效较好,而且还可减轻克拉霉素的胃肠道反应。克拉霉素也可用同类药替代。

喹诺酮类由于其良好的渗透性和抗菌谱广,临床证实对慢性前列腺炎有良好的效果。常用药有环丙沙星、氧氟沙星、左氟沙星等。此外还可用利福平 600 毫克,每晚每次口服,2 周后改为半量。

治疗慢性前列腺炎抗菌药物,一般需要 3～4 周的疗程,为减轻药物不良反应,可交替用两种不同方案。

2.中药处方

(1)中成药处方

处方 1

前列回春胶囊,口服,每次 5 粒,每日 2～3 次。

本处方适用于慢性前列腺炎引起的尿频、尿急、尿道涩痛、淋浊、性欲减退、阳痿早泄等症。本处方功能益肾回春,活血通淋,清热解毒。本处方主要成分有鹿茸、黄芪、淫羊藿、菟丝子、虎杖、白花蛇舌草、地龙、穿山甲（炮）、王不留行、蜈蚣、萹蓄、关木通等 19 味。

处方 2

分清五淋丸，口服，每次 6 克，每日 2～3 次。

本处方具有清湿热，利小便的功效。用于湿热壅阻型，表现为小腹、会阴、精索、睾丸部位不适，小便频急，茎中热痛或刺痛，尿色黄，淋漓不尽，尿末或大便时常见白色分泌物滴出，舌红，苔黄腻，脉弦数。治宜清利湿热。孕妇慎用。本处方主要由关木通、车前子（盐炒）、黄芩、茯苓、猪苓、黄柏、大黄、萹蓄、瞿麦、知母、泽泻、栀子、甘草、滑石组成。

处方 3

荡涤灵，口服，每次 1 包（重 20 克），每日 3 次。

本处方具有清热通淋，除湿利尿的功效。用于湿热壅阻型，表现为小腹、会阴、精索、睾丸部位不适，小便频急，茎中热痛或刺痛，尿色黄，淋漓不尽，尿末或大便时常见白色分泌物滴出，舌红，苔黄腻，脉弦数。脾胃虚寒，大便溏薄者慎用。本处方主要由石韦、车前子（炒）、琥珀、猪苓、虎杖、知母、黄连、地龙、赤芍、黄芪、当归、甘草、地黄组成。

处方 4

金沙五淋丸，口服，每次 6 克，每日 2～3 次。

本处方具有清利湿热的功效。用于湿热壅阻型，表现为小腹、会阴、精索、睾丸部位不适，小便频急，茎中热痛或刺痛，尿色黄，淋漓不尽，尿末或大便时常见白色分泌物滴出,舌红,苔黄腻,脉弦数。本处方主要由海金沙、车前子、萹蓄、瞿麦、关木通、猪苓、茯苓、黄柏、大黄、黄芩、赤芍、当归、山楂、熟地黄组成。

处方 5

茵陈五苓丸,口服,每次 6 克,每日 2 次。

本处方具有清热利湿,退黄的功效。用于湿热壅阻型,表现为小腹、会阴、精索、睾丸部位不适,小便频急,茎中热痛或刺痛,尿色黄,淋漓不尽,尿末或大便时常见白色分泌物滴出,舌红,苔黄腻,脉弦数。本处方主要由茵陈蒿、黄芩、茯苓、猪苓、泽泻、苍术、白术(麸炒)、陈皮、厚朴(姜制)、枳椇子、神曲(麸炒)、山楂、甘草组成。

处方 6

前列舒丸,口服,水蜜丸每次 6 克,或大蜜丸每次 1～2 丸,每日 3 次。

本处方具有扶正固本,滋阴益肾,利尿的功效。用于肾阴亏损型,表现为腰膝酸软,头晕眼花,口干咽燥,耳鸣遗精,失眠多梦,会阴部下坠,阳事易兴,小便黄少,尿末时常有白色分泌物滴出,欲念萌动时也常自溢,舌红,苔薄白,脉细。治宜滋阴补肾。尿闭不通者不宜用。本处方主要由熟地黄、薏苡仁、冬瓜子、山茱萸(制)、山药、牡丹皮、苍术、桃仁、泽泻等组成。

处方 7

前列通片,口服,每次 4～6 片,每日 3 次。

本处方具有温肾健脾,清利湿浊的功效。用于肾阳不足型,表现为头晕,精神不振,腰膝酸冷,面色苍白,阳痿,早泄,夜尿频数,舌质淡,苔薄白,脉沉细。治宜温肾固精。本处方主要由黄芪、肉桂油、黄柏、薜荔、车前子、竹节香附、琥珀、泽兰、蒲公英、八角茴香油组成。

处方 8

尿塞通片,口服,每次 4～6 片,每日 3 次。下焦虚寒者慎服。

本处方具有理气活血,利水散结的功效。用于气血瘀滞型,表现为小腹、阴部、睾丸、尿道酸胀疼痛为主,分泌物较少,或有血尿、血精,舌质有紫点或瘀斑,脉弦或涩。治宜行气活血祛瘀。本处方主要由丹参、泽兰、赤芍、红花、桃仁、泽泻、黄柏、白芷、王不留行、小茴香组成。

(2)中药方剂

处方 1

活血清利方。丹参 20 克,莪术 10 克,王不留行 10 克,牛膝 15 克,败酱草 30 克,白花蛇舌草 30 克,黄柏 10 克,瞿麦 20 克,车前草 30 克,生地黄 30 克,女贞子 20 克。每日 1 剂,水煎,分 2 次服。20 日为 1 个疗程,一般用 3 个疗程。

本处方功效是活血化瘀,清热利湿。主治慢性淋球菌性前列腺炎。

处方 2

加减活络效灵丹。乳香 30 克,没药 30 克,当归 30 克,续断 30 克,大血竭 50 克。乳香、没药、当归、续断加水煎 2 次,煎汁合并。大血竭研细末,加入煎汁中,浓缩成 200 毫升。药液温度控制在 41℃左右。患者膝胸卧位,保留灌肠,自控排便,隔日 1 次,每 10 次为 1 个疗程。

本处方功效是活血化瘀。用于治疗慢性前列腺炎气血瘀滞型。活络效灵丹载于《医学衷中参西录》,原方由丹参、乳香、没药、当归组成,现去丹参,加血竭、续断。以血竭为君药,改口服法为灌肠法,既不伤脾,又可直达病所。血竭,又名麒麟竭,为棕榈科植物麒麟竭果实中的红色树脂。文献记载有散瘀止痛、敛疮止血功能。药理研究发现,本品有良好的抗菌消炎和抗血栓作用。若有温热之象,不宜用之。

处方3

前列腺炎Ⅰ号方。白花蛇舌草 30 克,生黄芪 20 克,蒲公英 20 克,土茯苓 20 克,虎杖 10 克,败酱草 10 克,萹蓄 10 克,黄柏 10 克,生大黄 10 克,生甘草 10 克。每日 1 剂,水煎服。

本处方功效是清热利湿,解毒化浊。用于治疗慢性前列腺炎湿热蕴结型。白花蛇舌草、蒲公英、土茯苓、败酱草、萹蓄、虎杖、黄柏、大黄均有良好的抗菌、消炎作用;生黄芪、蒲公英、大黄、虎杖等可刺激网状内皮系统,增强吞噬细胞的吞噬能力,提高淋巴细胞转化率,促进免疫球蛋白形成,诱导产生干扰素。所以本方具有良好的抗菌消炎,提高机体免疫功能的作用。

3.康复处方

(1)针刺疗法:常用穴位有两组,第一组有关元、膀胱俞、合谷穴;第二组为中极、肾俞、尺泽穴。两组穴位交替使用;每日或隔日 1 次,每次 15 分钟左右,10 次为 1 个疗程。针刺这些穴位有补肾利水,理气活血之功效。

(2)针灸疗法:对肾阳虚型选灸肾俞、三阴交等穴位;对中气不足型选灸脾俞、肾俞、足三里、气海等穴位;对气滞瘀阻型选灸血海、气海、阳陵泉等穴位。每次灸 20 分钟左右,或先针后灸,或针与灸隔日交替使用。

(二)前列腺增生症

前列腺增生症(BPH),全称良性前列腺增生症,俗称前列腺肥大,其病理改变主要为前列腺组织及上皮增生。症状以前列腺体积增大、尿频、进行性排尿困难为表现;是老年男性的常见病,60 岁以上老年人 BPH 总发病率为33%～63%,BPH 发病呈上升趋势,是泌尿外科最常见的疾病之一。

1.西药处方

⊃ 处方

非那雄胺,每次 5 毫克,每晚服 1 次。

本处方适用于轻度前列腺增生症。每次 5 毫克,每日 1
次。早晚、饭前、饭后均可服用,建议长期服用。非那雄胺
为一种 4-氮杂甾体化合物,它是睾酮代谢成为更强的二氢
睾丸酮过程中的细胞内酶-Ⅱ型 5α-还原酶的特异性抑制药。
对于有大量残留尿和(或)严重尿流减少的患者,应密切监
测其尿路梗阻的情况。

2.中药处方

(1)中成药处方

⤵ 处方1

前列通片,口服,大片每次 4 片,小片每次 6 片,每日 3
次。30～45 日为 1 个疗程。

本处方适用于前列腺增生或急性前列腺炎所致尿潴
留、尿血、尿频、小便胀痛等症。本处方功能清热解毒,清利
湿浊,理气活血,消炎止痛,祛瘀通淋。本处方主要成分有
八角茴香油、肉桂油、琥珀、黄芪、黄柏、车前子、蒲公英、王
不留行等。

⤵ 处方2

分清五淋丸,口服,每次 9 克,每日 2 次。

本处方具有清热利湿的功效。用于湿热下注证,尿少
黄赤,尿时不爽或闭塞不通,少腹胀满,口渴不欲饮,烦躁不
安,大便秘结,舌质红,苔黄,脉滑效。

⤵ 处方3

尿塞通,口服,每次 4～6 片(每片 0.35 克),每日 3 次。

本处方具有化瘀散结,通利水道。用于浊瘀互结证,尿淋不畅或尿闭,或小便浑浊,少腹急痛难忍。舌暗或有瘀斑,脉涩。

(2)中药方剂

➌ 处方 1

补肾活血汤。怀牛膝 10 克,知母 10 克,炮穿山甲 10 克,赤芍 10 克,桃仁 10 克,莪术 10 克,山萸肉 10 克,肉桂 3 克,蒲公英 30 克,石韦 30 克,路路通 30 克,皂角刺 15 克,生地黄 15 克。每日 1 剂,水煎服。30 日为 1 个疗程。

本处方功效是清热解毒,活血化瘀,益肾利湿。主治前列腺增生症。方中蒲公英、石韦、路路通剂量大,均为 30 克,为方中主药,故本方偏重在清热利湿方面。

➌ 处方 2

癃闭散。穿山甲片(炒),肉桂。上药剂量按 6∶4 配伍,制成散剂,每日 2 次,每次 10 克,蜜水冲服,20 日为 1 个疗程。

本处方功效是攻坚散结,助阳化气。用于治疗前列腺增生症。本方特点为用药少,仅二味药。穿山甲为脊椎动物鲮鲤科的穿山甲的鳞片炒后入药。穿山甲有活血化瘀,通经下乳,消痈排脓的功能,古今均为外科要药。近年临床上常应用于前列腺增生症的治疗,常与肉桂配伍同用。实验研究表明,癃闭散的混匀液,在 350 毫克/千克剂量下,对丙酸睾丸素引起的小鼠前列腺增生有明显的抑制作用,能使组织胺引起的小鼠毛细血管通透性明显下降,并能明显抑制小鼠棉球肉芽肿组织的生长,提示本方对前列腺增生有一定的治疗作用。

➤ 处方3

黄芪琥珀汤。生黄芪 30 克,琥珀末(冲服)30 克,王不留行 10 克,山茱萸 10 克,夏枯草 10 克,车前子(包)15 克,肉桂 5 克,桔梗 5 克。每日 1 剂,水煎服。30 日为 1 个疗程。

本处方功效是益气补肾,化瘀散结。用于治疗前列腺增生症。

前列腺增生症的临床表现主要为排尿困难,原因有两个,一为膀胱瘀阻,一为膀胱气化无力。解决后者的方法一为益气,一为助阳,故大剂量黄芪常与适量肉桂配伍间用,有助于膀胱气化。在现代临床报道中常可见到。琥珀,历代本草记载该药有散瘀止血,利尿通淋的功能,《杨氏家藏方》忘忧散即以本品研细末吞服,治小便赤涩不通,淋漓作痛。现常移用于治疗前列腺增生症引起的小便不利,排尿困难。

3.康复处方

(1)生南瓜子嚼服,每次 50 克,每日 1 次。

(2)选用洗净的葵花籽盘 50 克,加适量绿茶,煎汤代茶频饮,常饮即可见效。

(3)不要坐潮湿地。不宜长途骑自行车。坚持长期热水坐浴。避免性交过于频繁,也忌完全绝欲。

(4)加强体育锻炼,以加快血液循环,减少局部血液瘀滞。

十三、儿科常见病处方

(一)小儿急性上呼吸道感染

　　急性上呼吸道感染俗称"感冒"，是由各种病原体引起的上呼吸道的急性感染，简称"上感"，是小儿时期最常见的疾病。主要侵犯鼻、鼻咽部和咽部。根据主要感染部位可诊断为急性鼻炎、急性咽炎、急性喉炎、急性扁桃体炎等。

　　各种病毒和细菌均可引起上感，以病毒感染为最多见，占原发感染的 90% 以上，主要有鼻病毒、呼吸道合胞病毒、流感病毒、副流感病毒、腺病毒、肠道病毒等。少数为细菌感染所致，常见的有溶血性链球菌，其次为肺炎球菌、流感嗜血杆菌等，近年来肺炎支原体亦不少见。

　　婴幼儿时期由于上呼吸道的解剖和免疫特点易患本病。若患有营养性疾病，如维生素 D 缺乏性佝偻病、营养不良、维生素 A 缺乏、锌缺乏症或护理不当、气候变化等因素，则易发生反复上呼吸道感染或使病程迁延。

　　本病多发生于冬春季节，病情轻重不一，与年龄、病原体及机体抵抗力有关。一般年长儿症状常较轻,婴幼儿多较重。

1.西药处方

处方1

对乙酰氨基酚,12岁以下按每日1.5克/平方米分次服用。如按年龄计:2—3岁,160毫克;4—5岁,240毫克;6—8岁,320毫克;9—10岁,400毫克;大于11岁,480毫克。必要时4小时服用1次。

本处方适用于小儿急性上呼吸道感染的退热治疗。

处方2

布洛芬混悬液:1—3岁,每次4毫升;4—6岁,每次5毫升;7—9岁,每次7毫升,10—12岁,每次10毫升。

本处方适用于小儿急性上呼吸道感染的退热治疗。

处方3

红霉素,每次3毫克/千克,每日2次,饭后服用。

本处方适用于小儿急性上呼吸道感染细菌感染时的抗感染治疗。

处方4

阿奇霉素,10毫克/千克,每日1次,口服3日,必要时停4日后相同剂量再服3日。

本处方适用于小儿急性上呼吸道感染细菌感染时的抗感染治疗。

2.中药处方

中药方剂

🌀 处方1

清解汤。金银花 10～15 克，连翘 10～15 克，僵蚕 3～10 克，蝉蜕 3～10 克，杏仁 3～10 克，黄芩 3～10 克，麦冬 3～10 克，生石膏 20～60 克，大黄 2～5 克。上药煎汁 100～200 毫升。3 岁以下幼儿每小时服 10～15 毫升，4 岁以上儿童每 2 小时服 20～40 毫升。体温降至正常后再服 1～2 天，每日 3 次。

本处方功效是疏风解表，清热生津。主治小儿外感高热。

🌀 处方2

大柴胡汤。柴胡 10 克，炙枳实 6 克，生姜 6 克，黄芩 6 克，芍药 6 克，半夏 6 克，大黄 4 克，大枣 5 枚。每日 1 剂，水煎，分 3～4 次服。

本处方功效是和解少阳，内泻热结。用于治疗小儿高热，证属少阳、阳明合病者。原方出自《伤寒论》，为治疗少阳、阳明合病的方剂。

🌀 处方3

葛根汤。葛根 10～15 克，麻黄 3～6 克，桂枝 5～10 克，芍药 5～10 克，大枣 1～3 枚，生姜 3～9 克，甘草 3 克。每日 1 剂，水煎，分 3～4 次温服。

本处方功效是发汗解表,生津解肌。用于治疗外感风寒表证,发热恶寒,头痛无汗,项背强直者。本方出自《伤寒论》,为治太阳病恶寒发热,项背强痛的要方。

处方 4

新加香薷饮。香薷 12 克,金银花 12 克,连翘 12 克,扁豆 9 克,藿香 9 克,厚朴 9 克,甘草 6 克。上药加水适量煎煮,连煎 2 次,去渣取汁,将 2 次药汁合并。日 1 剂。早、晚各 1 次,温热口服。

本处方功效是清暑解表。用于治疗暑湿型上呼吸道感染。

3.康复处方

(1)姜糖茶:生姜 10 克,红糖 15 克。把生姜洗净,切丝备用。把生姜丝放入锅内,加入红糖,再加适量清水煮沸。关火,将汤倒入杯中即可。趁热饮用。解表散寒。适用于小儿急性上呼吸道感染。

(2)葱白姜草汤:白萝卜 100 克,淡豆豉 15 克,甘草 10 克,连根葱白 15 克,生姜 10 克,植物油 10 克,食盐适量。将白萝卜洗净后削皮,切薄片;将葱白、生姜、甘草洗净后切碎;汤锅洗净,置火上烧干,倒入植物油烧至六成热,然后下入葱、姜炒香;将剩余材料倒入锅中翻炒均匀,然后倒入适量清水,烧开后调小火煮 20 分钟关火,加入食盐调味即可。每日 1 剂,温热食用。祛风散寒。可辅助治疗外感引发的上呼吸道感染。

（3）西瓜番茄汁：西瓜 150 克，番茄 50 克。西瓜取里面的红色瓜瓤，去掉西瓜子，用纱布绞挤西瓜汁液出来。番茄先用沸水烫过，剥去番茄皮，去掉里面的番茄子，也用纱布绞挤番茄汁液出来。两汁合并，一起饮用。清热解毒，祛暑化湿。适用于暑热型上呼吸道感染。

（4）绿豆粥：绿豆 100 克，粳米 50 克。将绿豆与粳米除去杂质，洗净，共放入锅内加水文火煮成稀粥即可。每日 2 次，温食。清热解毒。适用于风热感冒及暑邪感冒。

（5）萝卜炖排骨：猪排 250 克，白萝卜 200 克，料酒、草菇老抽、蚝油、盐、白糖（红糖更佳）、鸡精各适量，姜片、葱段各少许。排骨在清水中浸泡半日，中间换一次水，倒去血水，洗净备用；铁锅注入冷水，大火烧开，将切成大块的白萝卜放入，水开后捞出。再将排骨放入，加少许料酒，汆烫后捞出；另起油锅，放入姜片爆香，放入汆烫好的排骨；放料酒去腥；加草菇老抽上色，中小火翻炒 5 分钟；待排骨内的油稍出，注入半锅热水（漫过排骨），大火烧开，再放入葱段，盖上锅盖，小火焖烧 1 小时；将白萝卜倒入锅内，加蚝油、盐，转中小火烧 20 分钟；待汤汁浓稠，加两勺白糖（红糖更佳）、鸡精，再烧 5 分钟，即可出锅食用。佐餐食用。滋补润心，通气活血。适用于小儿伤风感冒、咳嗽吐痰。

（6）敷贴疗法：细辛 5 克，防风 5 克，川芎 5 克，草乌 5 克。取上药分别研成细末，和匀，用温水适量将药末调成膏状,捏成椭圆状药饼。敷在患儿囟门处。一般敷 1 次即可,如果未愈,3 日后再敷 1 次。祛风散寒。适用于风寒感冒鼻塞不通者。

(二)小儿急性支气管炎

小儿急性支气管炎是由上感蔓延到支气管黏膜的炎症。其病原体除与上感相同外,常有继发性细菌感染,或为流感、百日咳、麻疹等急性传染病的并发症。年龄小、体质差的儿童容易患病。病原体为各种病毒、细菌或病毒及细菌的混合感染。凡能引起上呼吸道感染的病原体皆可引起支气管炎。特异性体质、免疫功能失调、营养失调、佝偻病、慢性鼻窦炎等患儿易反复发生支气管炎。气候变化、空气污染、化学因素的刺激也为本病的发病因素。

可有发热,其中咳嗽为主要症状,婴幼儿如患哮喘性支气管炎时,可见哮喘、呼吸性呼吸困难,鼻翼扇动、口唇发绀、烦躁、睡眠不安等,肺部叩诊呈鼓音,听诊时发现呼气延长、呼吸音减低以及大量哮鸣音等。

1.西药处方

⊃ 处方

注射用青霉素,80 万单位,肌内注射,每日 2 次(皮试)。

复方甘草合剂,口服,每次 3 毫升,每日 3 次。

双黄连口服液,口服,每次 10 毫升,每日 3 次。

本处方适用于小儿急性支气管炎。咳嗽为其主要症状,应在抗炎、抗病毒基础上镇咳,一般不用中枢性镇咳药如喷托维林等,嘱多饮水,发热者按前。部分患儿可伴恶心、呕吐等消化道反应,及时静脉补液,加用对革兰阴性杆菌敏感的磷霉素静脉滴注,剂量每日 100~200 毫克/千克,分 2 次给药,药物浓度为 1 克磷霉素加 25 毫升生理盐水。哮喘或喘息性支气管炎患儿可加用硫酸特布他林(博列康尼)每次 1.25~2.5 毫克,每日 2~3 次,舒张支气管,解除痉挛。

2.中药处方

中药方剂

🍃 处方 1

儿咳清肺汤。鲜芦根 90 克,生石膏 30 克,车前子 30 克,净枇杷叶 30 克,桔梗 10 克,生甘草 10 克,光杏仁 10 克,制僵蚕 10 克,净连翘 10 克,浙贝母 10 克,陈皮 10 克。上药水煎,浓缩至 250 毫升,装瓶备用。1—2 岁每瓶服 3~4 天,3—4 岁服 2.5~3 天,5—6 岁服 2~2.5 天,7 岁以上 2 天服完。日服 3 次。3 天 1 个疗程,观察 1~3 个疗程。

本处方功效是清肺化痰止咳。主治小儿急性支气管炎。

🍃 处方 2

宣降汤。麻黄 2~4 克,杏仁 6~8 克,前胡 6~8 克,桔梗 3～6 克,苏子 4～7 克,葶苈子 4～6 克。每日 1 剂,水煎,分 3～4 次服。

本处方功效是疏散外邪,宣肺降气。用于治疗小儿表邪未尽,咳嗽不畅,痰多。

处方 3

王氏止嗽散。半夏 15 克,葶苈子 8 克,川贝母 8 克,熟大黄 6 克,竹沥 6 克。

将前 4 味药烘干研细末,过筛,竹沥混入粉中,此为 1 包量。1 岁以下每次服 1/3 包,1—3 岁服 1/2 包,3—5 岁服 2/3 包,5—10 岁服 1 包,10 岁以上服 2 包。服用时将药末用纱布包裹,置茶缸中加适量水,煎煮 5～10 分钟,然后将包内药液挤尽,取汁,每日分 2 次服饮。

本处方功效是清热化痰,通腑泻肺。用于治疗小儿急性支气管炎。小儿痰热咳喘,在清化痰热同时,重视运用通腑泻肺法。肺与大肠同治,有利于痰热壅肺症状的改善,常用药对为大黄配葶苈子。

处方 4

杏仁散。杏仁 6 克,紫苏叶 6 克,半夏 6 克,前胡 10 克,橘红 10 克,茯苓 10 克。上药加水适量煎煮,连煎 2 次,去渣取汁,将 2 次药汁合并。每日 1 剂。早晚各 1 次,温热口服。

本处方功效是散寒宣肺。用于风寒咳嗽。

3.康复处方

（1）山药半夏汤：山药 30 克，清半夏 15 克，米汤 250 毫升，白糖 50 克。山药碾成细末待用，清半夏入锅加水煎汤取汁 1 小碗待用，最后把山药末、半夏汤汁、米汤混合拌匀，在炉上煮数沸，加白糖调味。一般空腹服用。清肺化痰，和胃止吐。适用于痰热咳嗽兼有恶心、呕吐、痰多、食欲缺乏。

（2）金橘柠檬苦瓜汁：金橘 5 个，柠檬 1/2 个，苦瓜 100 克，蜂蜜适量。将柠檬、金橘洗净切成瓣，苦瓜洗净切成小块，备用；将柠檬、金橘、苦瓜一起放入榨汁机中榨成汁；将果蔬汁倒出，加入适量蜂蜜拌匀即成。随饮。理气止咳，健胃化痰。用于预防哮喘及支气管炎。

（3）枸杞川贝花生粥：枸杞 10 克，川贝母 10 克，水发花生米 70 克，水发大米 150 克，盐少许。将枸杞、川贝母、花生米洗净备用；大米洗净泡发备用；砂锅中注入适量清水烧开，倒入大米、花生米、川贝母、枸杞拌匀，烧开后用小火煮 30 分钟，至大米熟透，加入适量盐调味即成。早、晚餐空腹食用。清肺化痰。适用于痰热咳嗽。

（4）炒羊肝：羊肝 250 克，生姜 5 克，酒、生粉、食盐、味精各适量。先将羊肝洗净，切片，加酒、生粉拌匀待用，生姜洗净切片，起油锅，把羊肝、生姜倒入翻炒片刻，加水适量煮熟，最后加盐、味精调味即成。佐餐食用。疏散风寒，宣通肺气。适用于 3 岁以上风寒咳嗽。

（5）敷贴疗法：生半夏 2 克，南星 2 克，淡附片 2 克，白大川 1 克，公丁香 1 克，樟脑 0.4 克。上药共研细末，用烧酒调成糊状。敷贴于脐部。祛风散寒。适用于风寒咳嗽。

（三）小儿百日咳

百日咳，中医学多称之为"顿咳""天哮""疫咳""痉咳""鸬鹚咳""鸡咳"等名。本病由于病程较长，可持续 2～3 个月或以上，故称"百日咳"。本病一年四季均可发生，尤以冬春两季为多。本病传染性较强，各年龄小儿皆可罹患，但以 5 岁以下幼儿最多。多因内蕴伏痰，外感时疫之邪，初袭肺卫而致肺气郁闭，肺气受伤，与伏痰搏击，阻遏气道，肺失肃降而气上逆，遂发本病，或由传染而致。现代医学认为多由百日咳杆菌感染所引起。

根据临床表现，一般分初期、中期和后期。初期形似感冒咳嗽；中期咳嗽继而加重，出现阵发性痉咳性咳嗽，咳后有特殊的鸡鸣样回声，而后倾出痰涎泡沫而止，多伴有颜面和眼睑水肿，甚则有鼻出血和咯血现象；至后期痉咳逐渐缓解而恢复健康。本病在痉咳期（中期）病情重，也可出现严重的并发症（为肺炎喘嗽、惊厥窒息等），切不可忽视。

1.西药处方

❧ 处方 1

红霉素片，口服，每次 0.125 克，每日 4 次。

异丙嗪片，口服，每次 12.5 毫克，每日 3 次。

本处方适用于小儿百日咳。百日咳一般护理包括呼吸道隔离，室内安静及空气新鲜，婴幼儿应专人守护，痉咳剧烈者可给予镇静药，如地西泮、苯巴比妥钠。早期的首选药物红霉素常能减轻病情，因百日咳杆菌对此药极度敏感，并能渗进呼吸道分泌物中达到有效浓度，每日 25～50 毫克/千克，分次口服，10～14 日为 1 个疗程。应注意胃肠道反应及肝毒性。异丙嗪能抑制咳嗽中枢形成的兴奋灶。因为百日咳患者对一般止咳药疗效甚微，而用异丙嗪抑制大脑病理兴奋灶后，止咳常能奏效。也可合用氯丙嗪。异丙嗪或氯丙嗪按每次 1 毫克/千克计算，服后镇静安睡，咳嗽缓解。注意百日咳合并肺炎者不宜用本药，应按肺炎治疗。

处方 2

青霉素 G 注射液，每次 160 万单位，加入 5% 葡萄糖注射液中。静脉滴注（皮试后），每日 2 次。

异丙嗪片，每次 12.5 毫克，每日 3 次口服。

本处方适用于有合并症的百日咳患者。同时加强支持疗法，如少量多次输注血浆等。

如果合并百日咳脑病，于痉咳期出现高热、惊厥、抽搐或昏迷等，应采取下列措施：止惊药物可用地西泮（安定）每次 0.1～0.3 毫克/千克静脉注射或苯巴比妥钠每次 5 毫克/千克，肌内注射；或用 10% 水合氯醛每岁 1 毫升，灌肠。

有脑水肿可用 20% 甘露醇,每次 1~2 克/千克,快速静脉滴注,每日 3~4 次。糖皮质激素可用地塞米松注射液 5 毫克加入 25% 葡萄糖注射液中静脉滴注,以后酌情每隔 3~4 小时重复 1 次,直至病情好转。

2.中药处方

(1)中成药处方

处方 1

桑菊口服液,口服,3 岁以下每次 5 毫升,3—5 岁每次 10 毫升,每日 2~3 次。

本处方由桑叶、菊花、桔梗、杏仁、连翘、芦根、甘草、薄荷组成。功效是疏散风热,止咳化痰。主治小儿百日咳初期,症见咳嗽初起似外感,但有逐渐加剧之势,常流涕,痰白而稀,多泡沫,舌苔薄白,脉浮有力,指纹淡红。

处方 2

鹭鸶咯丸,口服,1 岁以下每次半丸,1—3 岁每次 1 丸,每日 2 次。3 岁以上每次 1 丸,每日 3 次。

本处方具有宣降肺气,清泻肺胃,止咳化痰。用于小儿百日咳的痉咳期,4~6 周,咳嗽频频阵作,咳后有回吼声,反复不已,入夜尤甚,痰多而黏,呕吐后阵咳暂停,神烦面赤,大便干,小便黄,舌苔厚腻,脉数有力,指纹紫滞。本处方主要由麻黄、杏仁、生石膏、紫苏子、瓜蒌皮、蛤壳、白芥子、栀子、青黛、射干、牛蒡子、细辛、龙涎香、麝香、天花粉、甘草组成。

🔹 **处方 3**

人参保肺丸,口服,每次 1 丸,每日 2 次。

本处方具有健脾益肺的功效。用于小儿百日咳的恢复期,证见阵发咳嗽渐减,回吼声亦渐消失,呕吐减少,2～3 周可恢复健康。本处方主要由人参、玄参、麻黄、杏仁、川贝母、石膏、罂粟壳、五味子、陈皮、砂仁、枳实、甘草组成。

🔹 **处方 4**

百日咳片,口服,1 岁以下每次 1 片,1—3 岁每次 2 片,3—7 岁每次 3 片,每日 3 次。

本处方具有清热化痰止咳的功效。用于小儿百日咳的痉咳期,4～6 周,咳嗽频频阵作,咳后有回吼声,反复不已,入夜尤甚,痰多而黏,呕吐后阵咳暂停,神烦面赤,大便干,小便黄,舌苔厚腻,脉数有力,指纹紫滞。本处方主要由禽胆组成。

(2)中药方剂

🔹 **处方 1**

解痉止咳汤。紫菀 10 克,杏仁 10 克,百部 10 克,半夏 10 克,代赭石 30 克,橘红 3 克,蜈蚣 3 克,甘草 3 克。每日 1 剂,水煎,分 3～4 次服。

本处方功效是解痉、止咳、化痰。用于治疗百日咳痉咳期。

🔹 **处方 2**

顿咳止汤。桑白皮 10 克,山栀 10 克,黄芩 10 克,鱼腥草 10 克,枇杷叶(包)10 克,百部 10 克,北沙参 10 克,天冬 10 克,麦冬 10 克,蜈蚣 2 条,生甘草 6 克。上药加水 500 毫升,浓煎成 200 毫升药液。1 岁内每日喂 50 毫升,1—2 岁每日喂 100 毫升,3 岁以上每日喂 200 毫升,上述剂量每日分 3～4 次服完。连服 3 剂后,去蜈蚣,加僵蚕 6 克,再服 3 剂,用量用法同上。另外,每晚用大蒜瓣 1～2 枚捣烂敷于患儿双侧涌泉穴,用纱布带固定,晨起去之,连用 2～3 晚。

本处方功效是清热化痰,解痉止咳。用于治疗小儿百日咳痉咳期。本处方适合于痰热胶结,痉咳不止,在清化痰热、止痉平咳的同时,配伍养阴润肺之品如沙参、麦冬、天冬,有利于症状的改善。

✦ 处方 3

小柴胡汤。柴胡 9 克,制半夏 6 克,黄芩 6 克,百部 6 克,生姜 3 片,大枣 3 枚,甘草 5 克。上药加水适量煎煮,连煎 2 次,去渣取汁,将 2 次药汁合并。每日 1 剂。早晚各 1 次,温热口服。

本处方功效是和解表里。用于治疗百日咳。

3.康复处方

(1)鲜橄榄汁:新鲜橄榄 10 枚,冰糖适量。将橄榄捣碎,加入冰糖,取其汁。每日 1～2 次,慢饮其汁。

(2)鱼腥草苏叶绿豆粥:鱼腥草(鲜品)50 克,苏叶 15 克,绿豆 60 克,粳米 60 克,冰糖 30 克。将鱼腥草、苏叶水煎本处方适用于鹅口疮局部用药清洁口腔、抗真菌,促进口腔创面愈合的治疗。

处方 3

双歧三联活菌胶囊,口服,每次 1 粒,每日 2～3 次。

本处方适用于鹅口疮的纠正肠道菌群失调,抑制真菌生长的治疗。

处方 4

双歧杆菌(肠乐),口服,每次 0.5～1 粒,早晚餐后各 1 次。

本处方适用于鹅口疮的纠正肠道菌群失调,抑制真菌生长的治疗。

处方 5

枯草杆菌、肠球菌二联活菌多维颗粒剂(妈咪爱),口服,2 周岁以下,每次 1 袋,每日 1～2 次;2 周岁以上,每次 1～2 袋,每日 1～2 次。

本处方适用于鹅口疮的纠正肠道菌群失调,抑制真菌生长的治疗。

2.中药处方

(1)中成药处方

处方 1

凉膈散,口服,每次 3 克,每日 1～2 次。3 岁以下儿童。

本处方具有清热解毒,泻火解毒,清上泄下之功效。用于上中焦邪郁生热证。面赤唇焦,胸膈烦躁,口舌生疮,谵语狂妄,或咽痛吐衄,便秘溲赤,或大便不畅,舌红苔黄,脉滑数。体虚患者及孕妇忌用或慎用。

处方2

导赤散,口服,每次1丸,每日2次。3岁以下儿童减半。

本处方具有清脏腑热,清心养阴,利水通淋之功效。主治心经火热证。心胸烦热,口渴面赤,意欲冷饮,以及口舌生疮;或心热移于小肠,小便赤涩刺痛,舌红,脉数。临床常用于治疗口腔炎、鹅口疮、小儿夜啼等心经有热者。脾胃虚弱者慎用。

处方3

六味地黄丸,口服,每次半丸,每日2次。3岁以下小儿酌减。

本处方由地黄、山药、山茱萸、牡丹皮、茯苓、泽泻组成。功效是滋补肝肾。用于治疗鹅口疮,症见口腔溃烂点较少,表面黄白色,周围颜色淡红,神疲颧红,口干不渴,舌红少苔,脉细数。

处方4

冰硼散,外用,每次适量,涂患处,每日1～2次。

本处方由冰片、硼砂组成。功效是清热解毒。

(2)中药方剂

处方1

淡竹叶合剂。竹叶8克,山楂8克,大青叶8克,金银花

8克,生石膏4.5克,川黄连4.5克,甘草4.5克,薄荷4.5克。上药加水适量煎煮,连煎2次,去渣取汁,将2次药汁合并。每日1剂。早、晚各1次,温热口服。

本处方功效是清热解毒,泻火通便。适用于小儿实热鹅口疮。

处方2

清热泻脾散。栀子9克,石膏15克,黄连3克,生地9克,黄芩9克,茯苓9克,灯心草3克。将上药共研为末,备用。每次3~6克,水煎服。也可用饮片作汤剂水煎服。

本处方功效是清热泻火解毒。适用于小儿鹅口疮。

3.康复处方

(1)银黄乳:黄连3克,金银花10克,灯心草6束,乳汁(人乳或牛乳)100毫升。前3味水煎20分钟取汁,再煎1次,取浓汁共100毫升,拌人乳中搅匀。口服,每次30~50毫升,每日2~3次。清热泻火。适用于鹅口疮。

(2)荷叶冬瓜汤:鲜荷叶1块,鲜冬瓜500克。每次用鲜荷叶、鲜冬瓜加水煮汤,另加食盐调味。饮汤,食冬瓜。清心泄热。适用于鹅口疮。

(3)番茄汁:番茄数个。将番茄洗净,用沸水浸泡,剥皮去籽,用洗净纱布包绞汁液。含漱,每日数次。清热泻脾。适用于鹅口疮。

(4)竹叶公英绿豆粥:淡竹叶10克,蒲公英10克,绿豆

30克,粳米30克,冰糖适量。先将蒲公英、淡竹叶水煎取汁。再将绿豆、粳米共煮糜粥,调入药汁、冰糖即成。食粥,每日3次。清心火,利湿热。适用于鹅口疮。

(5)西洋参莲子炖冰糖:西洋参3克,莲子(去心)12枚,冰糖25克。将西洋参切片,与莲子放在小碗内加水泡发后,再加冰糖,隔水蒸炖1小时,喝汤吃莲子肉,剩下西洋参片,次日可再加莲子同法蒸炖。西洋参可用2次,最后1次吃掉。滋阴降火,改善小儿虚弱体质。适用于鹅口疮。

(6)敷贴疗法:细辛末2.5克。将细辛末与适量小麦粉用温水调成黏稠饼状,直径3～4厘米,厚度0.5厘米。直接敷于肚脐上,可用塑料薄膜及纱布贴膏固定。早晚各换1次,3日为1个疗程。滋补心阴,清心安神。适用于虚火上炎证。

(五)小儿厌食症

小儿厌食症,属中医学"纳呆""恶食"范畴,是指因消化功能障碍引起的一种慢性消化性疾病。一般多见于学龄前儿童。多因饮食不节,饥饱失调,损伤脾胃,过饱则积食停滞,过饥则营养不充;或脾胃素虚,脾气不振;或先天不足,脾失温煦,脾虚失运,湿困脾阳,湿郁气滞,升降失调所致。

常见症状有食欲减退或缺乏,不思饮食,或食之无味而见食不贪,甚则拒食;或饮食停滞,脘腹胀满;或伴面色少华,形体消瘦,或呕吐、泄泻。长期厌食可影响小儿营养状况及生长发育。

1.西药处方

处方1

葡萄糖酸锌口服液,严格按说明书用量服。

本处方适用于缺锌引起的营养不良、厌食症、异食癖、口腔溃疡、痤疮、儿童生长发育迟缓等。口服。12岁以上儿童每次20毫升,每日2次。本品宜餐后服用以减少胃肠道刺激。

处方2

10％葡萄糖注射液250～500毫升＋胰岛素3～6单位(1单位胰岛素至少给葡萄糖4克),静脉滴注,每日1次。

本处方适用于顽固性厌食,均能增加食欲。

2.中药处方

(1)中成药处方

处方

小儿化食丸,口服,1岁以内每次1/2丸,2—4岁每次1丸,每日2次。

本处方具有消积导滞的功效。用于乳食壅积(实证)型,伤乳伤食而致不思饮食,口中有酸腐气味,呕吐酸馊食物残渣,不欲吸吮,脘腹胀痛拒按,烦躁哭闹不宁,甚则低热,掌心烫手,夜晚汗出,面色青黄,粪便臭秽,便后痛减,苔黄厚腻,脉细弱或滑,指纹青淡。本处方主要由大黄、牵牛子、莪术、三棱、焦山楂、焦神曲、焦麦芽、焦槟榔组成。

(2)中药方剂

⭕ 处方1

敷脐膏。大黄、槟榔、白蔻仁、三仙、高良姜、陈皮各等份。上药研细末,过120目筛,用凡士林调配成膏状备用。每次取如莲子大小药膏置于一块4.5厘米×4.5厘米橡皮膏中央,药膏对准脐心贴在脐上,四周粘牢。每次敷8~12小时,夏季可适当缩短时间。每天1次,10天1个疗程,最长贴2个疗程。

本处方功效是消食运脾。主治小儿厌食症。

⭕ 处方2

消化散。炒神曲10克,炒麦芽10克,焦山楂10克,炒莱菔子6克,炒鸡内金5克。上药共研细末,加淀粉1~3克,用开水调成糊状,临睡前敷于脐上,绷带固定,次晨取下,每日1次。5日为1个疗程。不愈者间隔1周再进行。

本处方功效是消食运脾。用于治疗小儿厌食症。

⭕ 处方3

芦荟开胃汤。芦荟1克,胡黄连2克,苍术6克,使君子8克,党参8克,山楂8克。上药水煎2次,混合药液约100毫升,加少许蔗糖,分多次频服,每日1剂,5剂为1个疗程。

本处方功效是健脾清热,杀虫消积。用于治疗小儿厌食症。从组成分析看,本方对肠胃有湿热虫积引起的厌食症最为适宜。该方乃《医宗金鉴》肥儿丸(人参、茯苓、白术、黄连、胡黄连、使君子、神曲、麦芽、山楂、芦荟、甘草)加减而成。

3.康复处方

(1)菠萝苹果汁:菠萝 1/6 个,苹果 1 个,凉开水 200 毫升。将菠萝、苹果去皮切丁,加水放入果汁机搅拌均匀,即可饮用。两汁合并,一起饮用。开胃,补充维生素 C。适用于不想吃饭的患儿。

(2)山楂饼:山楂 15 克,鸡内金 7.5 克,山药粉 75 克,麦粉 75 克。将山楂、鸡内金研为细末,与麦粉等加清水适量揉为面团,捏成饼,放油锅中煎至两面金黄时即成,每日 1～2 剂。或将山楂、鸡内金水煎取汁与山药粉、麦粉和匀,如法做饼服食。佐餐食用。健脾消食。适用于小儿厌食。

(3)药米健脾粉:山药 250 克,薏苡仁 250 克,芡实 200 克,大米 500 克。上药分别下锅,用微火炒成淡黄色,混合后研细过筛即成。每日早晚 1 汤匙冲服,20 天为 1 个疗程。健补脾胃。主治小儿厌食症。

(4)敷贴疗法:牙皂 30 克,砂仁 12 克,茯苓 12 克,焦麦芽 12 克,神曲 12 克,焦山楂 12 克,肉豆蔻 12 克,人参 10克,白术 10 克,川朴 9 克,广木香 6 克,冰片 2 克,麝香 0.4克,凡士林适量。将上药粉碎,以凡士林调膏状。敷于中脘、气海穴上,每日 1 换,3 次为 1 个疗程。理气开胃,消食化痰。适用于小儿厌食症。

（六）儿童遗尿症

遗尿症又称功能性遗尿症或非器质性遗尿症,俗称"尿床",通常是指5岁后仍不能自主控制排尿而尿床或尿湿裤子,但没有明显的器质性病因。在临床上较为常见。多因先天不足,下焦虚寒,闭藏失职,或脾肺气虚,上虚不能制约,均可导致水道失去制约而致遗尿,或湿热蕴结膀胱,气化失司而致。

1.西药处方

处方1

氯酯醒片,每次0.1克,睡前口服。

本处主适用于儿童遗尿症。儿童每次100毫克,每日3次。也可静注或静滴:临用前以注射用水或5%葡萄糖配成5%～10%溶液供静注用,或溶于5%葡萄糖溶液250～500毫升中供静滴用。新生儿可注入脐静脉。小儿每次60～100毫克,每日2次。氯酯醒能兴奋大脑皮质,使其尿液对膀胱的刺激反应加强,从而缓解遗尿。

处方2

哌甲酯,每次5毫克,睡前口服。

本处方适用于儿童遗尿症。哌甲酯为中枢兴奋药,直接兴奋延脑呼吸中枢,作用较温和。儿童长期应用可产生食欲减退、失眠,偶见腹痛、心动过速和过敏。

2.中药处方

(1)中成药处方

处方1

缩泉丸,每次 3～6 克,每日 2 次,温开水送服,3 岁以内小儿酌减。

中医学认为多由小儿肾气不足、下元虚冷或病后体弱、脾肺气虚不摄,表现为夜间遗尿、怕冷喜热、面色苍白、体弱多病、夜间不易叫醒、小便清长、舌淡等,此为肾气不足遗尿,治宜补益肾气、温肾散寒。

处方2

遗尿散,口服,3—6 岁小儿每次 3 克,7 岁以上每次 5 克,每日 2 次。3 岁以下小儿酌减。

本处方具有温肾祛寒,缩尿止遗的功效。用于下元虚寒型,每在睡中遗尿,每夜可发生 1～2 次或更多,醒后方觉,兼见面色苍白,智力迟钝,腰膝酸软,小便清长而频数,其则肢冷恶寒,舌质色淡,脉沉迟无力。本处方主要由粉草薢、益智仁、朱砂组成。

(2)中药方剂

处方1

一味麻黄汤。生麻黄适量。5—7 岁生麻黄 3 克,8—15

岁 5 克,15 岁以上 10 克。水煎 1 次,去上沫,每晚临睡前顿服。连服 1 个月。

本处方功效是宣肺止遗。主治小儿遗尿症。一般而言,遗尿症大多因下元虚寒,肾气不足,不能温养膀胱,膀胱气化失司,或脾肺气虚,膀胱失约所致。所以遗尿症的治疗大多从补肾益气固涩入手。本方麻黄一味,宣肺止遗,乃是治疗上的一大突破。现代医学认为本病除少数器质性病变造成外,大多系功能性遗尿症,主要是小儿大脑皮质及皮质下中枢功能失调所致。麻黄中所含麻黄碱对中枢神经系统具有明显的兴奋作用,可兴奋大脑皮质,调节中枢功能,引起精神兴奋,患儿入睡中有尿意易自醒,以此达到治疗目的。

处方 2

节泉汤。党参 10 克,鸡内金 10 克,桑螵蛸 12 克,菟丝子 12 克,酸枣仁 15 克。每日 1 剂,水煎,早晚分服。

本处方功效是补肾益气,固涩止遗。用于治疗遗尿症。

处方 3

何首乌散。何首乌 3 克,五倍子 3 克。上药研末,用食用醋调成软膏状。临睡前敷于脐部,以纱布覆盖,胶布固定,次晨取下,连用 5 夜为 1 个疗程。

本处方功效是补肾固涩。主治小儿遗尿症。

3.康复处方

(1)附子牛肉汤:黄厚附子 9 片,牛肉 100 克,黄酒等调料。将牛肉洗净,切成小块,与附子共同放入锅内,加绍兴酒,不必放水,用文火煮 8～10 小时,然后滤取牛肉汁,加盐。临睡前温服,牛肉可当菜吃。最好在立冬时节服用,可连服 1 个月。温补脾肾。适用于四肢不温,怕冷,面色苍白,大便溏薄,遗尿量多,颜色如清水的脾肾两虚遗尿。

(2)羊脬炖白果:鲜羊脬(膀胱)1 个,白果 10 粒,菟丝子(用纱布包)9 克炖汤吃。小儿遗尿、老年尿频淋漓不净,服之有效。

(3)猪肾粥:猪肾 2 枚,粳米 50 克,姜、葱各适量。将猪肾洗净,用开水稍烫,去除腥味,与粳米和煮成粥,将熟粥入姜葱及调料。早、晚餐食用。以肾补肾,同气相求。适用于肾气不足者。

(4)韭菜子饼:韭菜子(研末)10 克,面粉 60 克,加水和面成团,烙成小饼。可当点心服食。有温肾止遗之功效,对小儿先天不足而遗尿有效。

(5)敷贴疗法:五味子 12 克,桑螵蛸 10 克,车前草 20 克,延胡索 12 克,桂枝 6 克,木香 20 克。将上药共研为细末,或煎后取汁,调拌葱水或姜汁成糊状,将其烘热。敷贴于关元、水道穴。健脾固肾。适用于遗尿症。

(七)婴幼儿腹泻

婴幼儿腹泻又称腹泻病,是由多种病原及因素引起的,以大便次数增多和大便性状改变为特点的一组消化道综合征,严重者可引起水、电解质紊乱和酸碱平衡失调。

婴幼儿腹泻,属中医学"泄泻"范畴,现代医学称急性肠炎。本病一年四季均可发生,尤以夏秋季节发病率最高,是小儿常见病,多发生于 6 个月至 2 岁的婴幼儿。多因外着寒凉(风寒、暑湿为多)或内伤饮食所致。

1.西药处方

处方 1

思密达,口服,每次 1 袋,每日 3 次。

培菲康,口服,每次 1 粒,每日 2 次。

本处方适用于 2 岁儿童的腹泻治疗。婴儿腹泻药物治疗的基本方案是急性腹泻使用止泻药、抗菌药和微生态调节制剂为主,达到迅速止泻的目的;慢性腹泻则应注意积极的病因治疗和维持营养为主,进行对因治疗。用抗菌药物去除各种微生物,用吸附和收敛药可减少失水。用微生物制剂调节肠道菌群平衡。

思密达是由双四面体氧化硅、单八面体氧化铝组成的多层结构,其吸附力比白陶土强 30 余倍,可吸收 8 倍于自身重量的水,更具有结合致病菌毒素、保护肠黏膜及干扰细胞定居的作用。鉴于患儿腹泻系多种因素所致,按照"能抵御一系列肠道病原体"的治疗腹泻的标准,目前认为思密达是较为理想的药物,它虽属非抗生素类药物,但对于细菌、病毒等病原体都具有抑制、固定、吸附作用,同时还可保护受损的肠黏膜,促进上皮细胞再生和修复。思密达为粉末,用水冲服即可,易为患儿所接受。治疗急慢性腹泻所用剂量按不同年龄分别给予。1岁以下小儿,每日1袋,分2次口服,1—2岁患儿,每次1袋,每日1～2次;2岁以上每次1袋,每日2～3次。

培菲康是微生态调节制剂,具有恢复肠道正常菌群,重建肠道天然生物屏障保护作用。也可给予双歧杆菌、乳酸杆菌、粪链球菌等制剂,避免与抗菌药合用。

处方2

洛哌丁胺,口服,每次2毫克,每日3次。

培菲康,口服,每次1粒,每日2次。

本处方适用于腹泻严重的2岁儿童,必要时可加用山莨菪碱等。

若是急性水样便腹泻患者(约占70%)多为病毒或产肠毒素性细菌感染,较轻者一般不用抗生素,只要做好液体疗法,患者可以自愈。对重症患者选用抗菌药物治疗,一般选用喹诺酮类药物。黏液脓血便患者(约占20%)多为侵袭性细菌感染,选用一种当地有效的抗菌药物。如用药48小时病情未见好转,再考虑更换另一种抗菌药物。若为假膜性肠炎,多是难辨梭状芽胞杆菌感染,应立即停用抗生素,选用甲硝唑、万古霉素、利福平等口服。若为真菌性肠炎,首先停用抗生素,采用制霉菌素、氟康唑或克霉唑口服。另加用微生态调节制剂。若为轮状病毒感染,可用干扰素,每次100万单位,每日1次肌内注射,疗程3~5日。若是空肠弯曲菌感染,首选红霉素,每日25~50毫克/千克,分3~4次口服,亦可用庆大霉素、新霉素。

注意调节水电解质平衡,注意纠正脱水和电解质紊乱。根据脱水程度补液,轻度脱水按30~50毫升/千克,中度脱水按60~100毫升/千克,重度脱水按100~120毫升/千克补给,根据情况口服或静脉补充。有酸碱平衡失调时应加以纠正。

2.中药处方

(1)中成药处方

处方1

化积口服液,口服,每次10毫升,每日2~3次。3岁以下小儿减半。

本处方具有消食化积的功效。用于伤食型,证见腹胀痛,泻前哭闹,泻后痛减,大便腐臭,状如败卵,矢气,口臭,纳呆,常伴呕吐,舌苔厚腻或微黄,脉滑。本处方主要由神曲、山楂、麦芽等组成。

处方2

香苏正胃丸,口服,每次1丸,每日2次。周岁以内小儿酌减。

本处方具有解表祛湿止泻的功效。用于外感型,证见便稀多沫,色淡或深,肠鸣腹痛,或伴有发热、恶寒、鼻塞、流清涕,口渴或不渴,舌淡,苔白,脉浮。本处方主要由广藿香、紫苏叶、香薷、陈皮、厚朴、砂仁、枳壳、白扁豆、山楂、神曲、麦芽、茯苓、甘草、滑石、朱砂组成。

处方 3

小儿香橘丹,口服,每次 1 丸,每日 2 次。周岁以内小儿酌减。

本处方具有健脾利湿止泻的功效。用于脾虚型,证见时泻时止,或久泻不愈,便稀或水谷不化,带有白色奶块或食物残渣,每于泻后痛减,面色苍白,睡时露睛,舌质淡,苔薄白,脉沉无力。本处方主要由苍术、白术、茯苓、甘草、山药、白扁豆、薏苡仁、莲子、泽泻、陈皮、砂仁、木香、半夏、香附组成。

(2)中药方剂

处方 1

健脾止泻灵。党参 6 克,黄连 3 克,干姜 3 克,黄芩 3 克,金银花 6 克,莲子 6 克,生扁豆 12 克,山楂 6 克,神曲 6 克,车前子(包)6 克。上方 2 剂水煎 2 次,混合煎汁浓缩成 100 毫升。1 岁以内每次 5~10 毫升,1 岁以上每次 10~15 毫升,每日 4~6 次,根据病情轻重可增减剂量。1 周为 1 个疗程,可观察 2 个疗程。

本处方功效是调和肠胃,健脾止泻。主治小儿迁延性和慢性腹泻。

🍶 **处方 2**

丁香散。丁香 30 克,荜茇 10 克,白胡椒 5 克,肉桂 5 克,吴茱萸 5 克,车前子(炒)20 克。诸药共研细末装瓶备用。丁香用时取药末 0.1～0.3 克,置于脐窝内,并以胶布固定,1～2 日换药 1 次。

本处方功效是温中止泻。用于治疗小儿泄泻。

🍶 **处方 3**

小儿敷脐散。吴茱萸、苍术、干姜、白术各等份。上药共研细末,过 120 目筛装瓶备用。每次取 1～2 克,黄酒调匀,贴敷脐中,纱布覆盖固定,每日 1 次。

本处方功效是温中止泻,燥湿健脾。用于治疗婴幼儿腹泻。

3.康复处方

(1)苹果汤:苹果 1 个。取苹果 1 个,洗净,连皮切碎,加水 250 毫升和少量食盐,煎汤。代茶饮。适用于 1 岁以内的儿童,大于 1 岁者,可吃苹果泥。生津,益气,止泻,保健助消化。适用于小儿腹泻。

(2)乌梅汤:乌梅 3 克水煎,服时加少许盐,每日 3 次。对久泻不止,并伴有口渴、低热、多汗的患儿最为适宜。

(3)大枣木香汤:大枣 20 枚,木香 6 克。大枣去核文火先煮 1 小时,后入木香再煮片刻,去渣温服。每日 2～3 次,每次嚼食 1～2 小块,直至痊愈。健脾和胃,燥湿止泻。适用于小儿腹泻。

(4)山楂炮姜饮:用山楂炭 10 克,炮姜炭 3 克,加水煎沸,服用时加入少量糖或盐。适用于患儿便泻清稀,夹有不消化乳食、呕吐乳食等症者服食。

(5)山药糊:将山药研成粉末,每次用 6～12 克,加入适量糖温水调好,置文火上熬成糊,每日 3 次,适用于腹泻病程较长者服食。

(6)茯苓大枣粥:茯苓粉 30 克,粳米 60 克,大枣 10 克,白糖适量。将大枣去核,浸泡后连水同粳米煮粥,粥成时加入茯苓粉拌匀,稍煮即可。服时加白糖适量,每日 2～3 次。利水渗湿,健脾补中。适用于小儿脾虚久泻,以及风寒型腹泻有大便稀薄如泡沫状、色淡、臭气少、肠鸣腹痛,或伴有发热、鼻塞流涕等症状。

(7)敷贴疗法:皮硝 30 克,肉桂粉 5 克。用蜜水调成胶状。放在纱布上覆盖腹部,每日 1 次。散寒止痛,活血通经。适用于重症泄泻而引起的严重腹胀(中毒性肠麻痹)。

(八)儿童病毒性心肌炎

病毒性心肌炎是病毒侵犯心脏,以心肌炎性病变为主要表现的疾病,有的可伴有心包或心内膜炎症改变。本病临床表现轻重不一,预后大多良好,但少数可发生心力衰竭、心源性休克,甚至猝死。发病年龄以 3—10 岁小儿多见,儿童期的发病率尚不确切。多发于夏、冬季节。多数小儿在发病前1～2周有上呼吸道感染或消化道感染病史。中医学认为小儿心肌炎是因正气不足、时邪温毒、瘀血痰浊、脾胃虚弱等引发的。

病毒感染是引起病毒性心肌炎的主要原因。目前引起儿童心肌炎的常见病毒有柯萨奇病毒（B组和A组）、埃可病毒、脊髓灰质炎病毒、腺病毒、传染性肝炎病毒、流感和副流感病毒、麻疹病毒、单纯疱疹病毒及流行性腮腺炎病毒等。值得注意的是,新生儿期柯萨奇病毒B组感染可导致群体流行,其死亡率可高达50％以上。另外在小儿身体抵抗力低下,出现发热、缺氧、营养不良等情况下,也可诱发病毒性心肌炎。

多有轻重不等的全身症状,取决于年龄和感染的急性或慢性过程。如发热乏力、全身不适、咳嗽、咽痛、肌痛、腹泻、皮疹等表现。可有心悸、胸闷、心前区不适、气急、头晕、晕厥及抽搐史。新生儿和婴儿可突然起病,伴厌食、呕吐、昏睡、发绀等。

中医学将病毒性心肌炎分为急性期、恢复期和慢性期3个时期。

1.西药处方

🍃 处方1

甲泼尼龙,每日10毫克/千克,2小时静脉输入,连续用

3 日,然后逐渐减量或改为口服。

本处方为肾上腺皮质激素的治疗。一般用于较重的急性儿童病毒性心肌炎。

处方 2

维生素 C,口服,每日 100～300 毫克,3～4 周为 1 个疗程。

本处方适用于儿童病毒性心肌炎。

处方 3

黄芪颗粒,口服,每次 1/2～1 袋,每日 2 次。

本处方适用于儿童病毒性心肌炎。

2.中药处方

(1)中成药

处方

生脉饮口服液,口服,每次 10 毫升,每日 3 次。

本处方具有益气复脉,养阴生津的功效。用于气阴两亏,心悸气短,脉微自汗。

(2)中药方剂

处方 1

麻黄附子细辛汤。麻黄 9 克,附片 9 克,细辛 3 克,桂枝 9 克,党参 15 克,丹参 15 克,炙甘草 9 克,大枣 5 枚。上药加水适量煎煮,连煎 2 次,去渣取汁,将 2 次药汁合并。日 1 剂。早晚各 1 次,温热口服。

本处方功效是祛寒逐邪,温养心脉。适用于寒毒凝心型儿童病毒性心肌炎。

处方 2

小陷胸汤合丹参饮。丹参 15 克,黄连 5 克,半夏 9 克,瓜蒌 15 克,枳实 9 克,桃仁 9 克,郁金 9 克。上药加水适量煎煮,连煎 2 次,去渣取汁,将 2 次药汁合并。每日 1 剂。早晚各 1 次,温热口服。

本处方功效是清化热痰,活血化瘀。适用于痰热互结。

3.康复处方

(1)葛根苦参饮:葛根 20 克,苦参 10 克,香薷 12 克,黄连 6 克,柏子仁 6 克,甘草 6 克。加水共浸泡 30 分钟,煎煮滤汁 2 次,去渣,药汁中兑入适量白糖。每日 1 剂,分 2~3 次饮服。清湿热解毒,芳香化浊,佐以安神。适用于病毒性心肌炎。

(2)人参红枣龙眼羹:白参 3 克,红枣 15 枚,龙眼肉 15 克,蜂蜜 15 克。先将白参研成细末。再将红枣、龙眼肉分别洗净,红枣去核,与白参、龙眼肉同入砂锅,加水适量,用小火煨煮成稠羹,羹成时加入蜂蜜,调匀即成。早、晚分服,当日吃完。养心温补。适用于病毒性心肌炎。

(3)百合养心粥:百合 30 克,粳米 100 克,冰糖适量。将百合用清水洗净泡软。粳米淘净,与百合一起加水煮粥。粥成时加入冰糖,溶化后稍煮片刻即可。早晚分食。清热、润肺、宁心安神。适用于病毒性心肌炎。

(4)益心复脉膏:人参 30 克,黄芪 100 克,灵芝 50 克,麦冬 60 克,丹参 100 克,当归 50 克,甘松 100 克,炙甘草 30 克,蜂蜜适量。洗净,加水浸泡,煎煮 2 次,去渣取汁,加热浓缩,兑入适量蜂蜜,加热收膏,冷却收贮。口服,每次 10～20 毫升,每日 3 次。益气养阴,活血复脉。适用于病毒性心肌炎。

(5)敷贴疗法:南星、川乌各等量。将上药共为细末,用黄蜡融化。摊于手心、足心,每日 1 次,晚敷晨取,10 日为 1 个疗程。散风,祛痰,镇惊,止痛。适用于病毒性心肌炎。

(九)儿童腮腺炎

儿童腮腺炎是指由腮腺炎病毒引起的急性呼吸道传染病。病毒对腺体和神经组织具有亲和力。其临床特征为唾液腺肿大,尤以腮腺肿大最常见,可并发脑膜脑炎、睾丸炎、胰腺炎和其他腺体受累。本病好发年龄为 5—15 岁,常在集体机构中流行,全年均可发病,冬春季为高峰季节。一次感染后可获得终身免疫,但个别抗体水平低下者亦可再次感染。中医学称腮腺炎为"痄腮",认为与邪犯少阳、邪陷心肝和热毒壅盛等原因有关。

腮腺炎病毒属于副黏病毒科的单股 RNA 病毒,人是病毒的唯一宿主。腮腺炎患者和健康带病毒者是本病的传染源,患者在腮腺肿大前 6 日到发病后 5 日或更长的时间均可排出病毒。主要通过呼吸道飞沫传播,亦可因唾液污染食具和玩具,通过直接接触而感染。全年均可发生感染流行,但以冬春季发病较多。患儿感染腮腺炎病毒后到发病前,会有一段潜伏期。

1.西药处方

🖲 处方 1

对乙酰氨基酚,口服,每次 10～15 毫克/千克。

本处方适用于儿童腮腺炎的退热治疗。

🖲 处方 2

板蓝根,口服,每次 0.5～1 袋,每日 3 次。

本处方适用于儿童腮腺炎的抗病毒、清热解毒治疗。

🖲 处方 3

复方硼酸溶液漱口,每日 3～4 次。

本处方适用于儿童腮腺炎的清洁口腔治疗。

🖲 处方 4

氢化可的松,每日 5～10 毫克/千克,分 2～3 次,静脉滴注。

本处方适用于儿童腮腺炎的抗炎治疗。

2.中药处方

(1)中成药处方

处方 1

银翘散,口服,每次 3 克,每日 2～3 次。

本处方由金银花、连翘、淡竹叶、荆芥、牛蒡子、豆豉、薄荷、甘草、桔梗、芦根等组成。功效是疏风清热,散结消肿。本处方主治温毒在表型儿童腮腺炎,症见畏寒发热,头痛轻咳,耳下腮部酸痛,咀嚼不便,继之一侧或两侧腮部肿胀疼痛,边缘不清,苔薄白微黄,脉浮数。

处方 2

复方大青叶合剂,口服,1—3 岁每次 5 毫升,3—5 岁每次 7 毫升,5—7 岁每次 10 毫升,均为每日 3 次。

本处方具有清热解毒,凉血透邪的功效。用于瘟毒内结型儿童腮腺炎,表现为高热头痛,烦躁口渴,食欲不振,或伴呕吐,精神倦怠,腮部漫肿,灼热疼痛,吞咽咀嚼不便,大便干结,小便短赤,苔薄腻而黄,脉滑数。本处方主要由大青叶、金银花、羌活、拳参、大黄等组成。

处方 3

紫金锭,口服,每次 1/2～1 锭,每日 2 次。也可每次 1 锭,水调敷患处,每日 3 次。

本处方具有清瘟解毒,消肿止痛的功效。用于瘟毒内结型儿童腮腺炎,表现为高热头痛,烦躁口渴,食欲不振,或伴呕吐,精神倦怠,腮部漫肿,灼热疼痛,吞咽咀嚼不便,大便干结,小便短赤,苔薄腻而黄,脉滑数。本处方主要由红大戟、山慈菇、千金子、麝香、雄黄、朱砂、五倍子组成。

🖙 处方 4

青黛散,外用,每次 3 克,醋调敷患处,每日 3~4 次。

本处方具有清热解毒,消肿止痛的功效。用于瘟毒内结型儿童腮腺炎,表现为高热头痛,烦躁口渴,食欲不振,或伴呕吐,精神倦怠,腮部漫肿,灼热疼痛,吞咽咀嚼不便,大便干结,小便短赤,苔薄腻而黄,脉滑数。本处方主要由青黛、黄柏、生石膏、滑石组成。

(2)中药方剂

🖙 处方 1

龙胆泻肝汤。龙胆草 10 克,栀子 10 克,柴胡 10 克,赤芍 6 克,延胡索 6 克,川楝子 6 克,黄芩 5 克,木通 5 克,当归 5 克。上药加水适量煎煮,连煎 2 次,去渣取汁,将 2 次药汁合并。每日 1 剂。早晚各 1 次,温热口服。

本处方功效是清泻肝火,活血散结。适用于邪毒窜睾型流行性腮腺炎。

🖙 处方 2

银翘散。金银花 12 克,连翘 12 克,牛蒡子 12 克,桔梗 10 克,天花粉 10 克,荆芥 6 克,薄荷(后下)6 克,僵蚕 6 克,甘草 5 克。上药加水适量煎煮,连煎 2 次,去渣取汁,将 2 次药汁合并。每日 1 剂。早晚各 1 次,温热口服。

本处方功效是疏风清热,散结消肿。适用于温毒在表型流行性腮腺炎。

3.康复处方

（1）银花凉茶：鲜金银花 60 克或干品 30 克。将金银花稍加水浸洗后，放入砂锅内，加水适量煎沸 3 分钟，去渣取汤约 250 毫升。以上为 1 日量，作冷饮或凉茶，分 2～3 次饮服，连用 3～5 日。清热解毒。适用于流行性腮腺炎。

（2）绿豆白菜汤：绿豆 100 克，白菜心 3 个。先把绿豆加水适量煮沸，煮至将熟时，放入白菜心，再煮 20 分钟即可。取汁温热顿服，每日内分 2 次服完，直至痊愈。清热解毒。适用于流行性腮腺炎。

（3）绿豆菜心粥：绿豆 60 克，白菜心 2 个，粳米 50 克。将绿豆、粳米淘洗干净，白菜心洗净，切成细丝。锅置火上，放入清水适量，绿豆、粳米煮烂成粥，加入白菜心，再煮一会儿菜熟即成。早、晚餐食用。清热解毒。适用于小儿腮腺炎。

（4）敷贴疗法：30％的食盐水、黄泥、鸭蛋或鸡蛋各适量。30％的食盐水中加入黄泥，搅拌成糊状，将鸭蛋或鸡蛋放入此泥中腌制，此泥俗称腌蛋泥。取其泥外敷，泥干即换，至腮腺肿消。清热解毒，消肿止痛。适用于流行性腮腺炎轻症。

(十)水 痘

水痘是指由水痘-带状疱疹病毒引起的传染性极强的儿童期出疹性疾病。本病传染性很强,水痘和带状疱疹患者是主要的传染源。经直接接触疱疹液和呼吸道飞沫传播。水痘多见于儿童,2—6岁为发病高峰。四季都可发病,多发生于冬春季。中医学认为小儿水痘与湿热有关。

水痘病毒经呼吸道和口咽黏膜进入机体后,在局部黏膜组织短暂复制,经血液和淋巴液(原发性病毒血症)播散至单核-巨噬细胞系统,经多个繁殖周期后,再次进入血液(第二次病毒血症)而播散到全身各器官,特别是皮肤、黏膜组织,导致水痘。典型水痘的潜伏期为10~21日,一般14日左右。出疹前可有低热、厌食等。

1.西药处方

🍃 处方1

伐昔洛韦,口服,3—7岁每次75毫克;7—14岁每次150毫克;每日2次,连服6日为1个疗程。

本处方适用于小儿水痘的抗病毒治疗。服药期间应给予患者充足的水分,防止其在肾小管内沉淀。用药时可能会导致轻微的胃肠道不适及头晕症状。

处方 2

阿昔洛韦,静脉剂量为每日 10～15 毫克/千克,分 2～3次静脉滴注;口服剂量每次 20 毫克/千克,最大量 800 毫克,每日 4 次,共用 5 日。

本处方适用于小儿水痘的抗病毒治疗。服药期间应给予患者充足的水分,防止其在肾小管内沉淀。用药时可能会导致轻微的胃肠道不适及头晕症状。

2.中药处方

(1)中成药处方

处方 1

清瘟解毒丸,口服,1—3 岁每次 1/4 丸,3—7 岁每次1/3 丸,7 岁以上每次 1/2 丸,每日 2 次。

本处方具有表里双解,清热解毒的功效。用于风热夹湿型,又称轻型,症见发热、咳嗽、流涕、纳减,痘疹红润,稀疏椭圆,清净明亮,内含水液,并有瘙痒,二便调和,舌淡,苔白,脉浮数。本处方主要由葛根、柴胡、羌活、白芷、防风、川芎、黄芩、大青叶、牛蒡子、连翘、赤芍、玄参、天花粉、桔梗、淡竹叶、甘草组成。

处方 2

小儿金丹片,口服,1—3 岁每次 2 片,3—7 岁每次 3 片,每日 2 次。

本处方具有解表透疹,清热解毒的功效。用于风热夹湿型,又称轻型,症见发热、咳嗽、流涕、纳减,痘疹红润,稀疏椭圆,清净明亮,内含水液,并有瘙痒,二便调和,舌淡,苔白,脉浮数。本处方主要由羌活、防风、葛根、荆芥穗、西河柳、水牛角浓缩粉、羚羊角、大青叶、地黄、赤芍、冰片、薄荷、关木通、玄参、川贝母、橘红、胆南星、前胡、枳壳、牛蒡子、桔梗、半夏、钩藤、朱砂、天麻、甘草组成。

处方3

赛金化毒散,口服,周岁以内每次 1/4 袋,1—3 岁每次 1/2 袋,3—5 岁每次 2/3 袋,5 岁以上每次 1 袋,每日 2 次。

本处方具有清热解毒透疹的功效。用于湿热炽盛型,属重型,症见壮热烦躁,口舌干燥,唇红面赤,神萎不振,痘疹稠密,疹色紫暗,痘浆浑浊不透亮,甚则口腔亦见疱疹,并有牙龈肿痛,大便干结,小便短赤,苔黄,脉洪数或滑数。本处方主要由大黄、黄连、人工牛黄、珍珠、朱砂、雄黄、制乳香、制没药、赤芍、冰片、川贝母、天花粉、甘草组成。

(2)中药方剂

处方1

清瘟败毒饮。生石膏(先煎)20 克,生地黄 12 克,牡丹皮 12 克,知母 12 克,连翘 10 克,黄芩 10 克,玄参 10 克,黄连 5 克,甘草 5 克。上药加水适量煎煮,连煎 2 次,去渣取汁,将 2 次药汁合并。每日 1 剂。早晚各 1 次,温热口服。

本处方功效是清营解毒。适用于热毒蕴结型水痘。

处方2

黄连解毒汤合清营汤。黄连 6 克,黄芩 6 克,黄柏 5 克,栀子5克,生地黄10克,玄参4克,淡竹叶10克,金银花10克,连翘10克,丹参6克,麦冬6克。上药加水适量煎煮,连煎2次,去渣取汁,将2次药汁合并。每日1剂。早晚各1次,温热口服。

本处方功效是凉血清热解毒。适用于血热毒盛型水痘。

3.康复处方

(1)甘草三豆饮:绿豆10克,赤小豆10克,黑豆10克,生甘草3克。先把三豆洗净,浸泡1小时后,同甘草一并放入锅内,加水适量,煮沸后改用文火煨炖。煮至熟透当作饮料。以上为1次量,每日2～3次,连用5～7日。清热,利湿,解毒。适用于小儿水痘。

(2)胡萝卜香菜饮:胡萝卜50克,香菜30克。将以上洗净,加水煮15分钟。去渣饮汁。发汗透疹。适用于小儿水痘。

(3)芫荽鲜荸荠汤:芫荽150克,鲜胡萝卜200克,风栗(干板栗)150克,鲜荸荠100克。先分别将芫荽、胡萝卜、风栗、荸荠洗净,然后切碎。把上4味一同放入搪瓷锅或砂锅内,加水适量,煎沸后取汤2碗,去渣即可。以上为1日量,分2次温热饮用,连用3～5日。透发痘疹。适用于小儿水痘。

(4)银花薏米粥:银花10克,薏米30克,冰糖10克。将银花加水煮20分钟,去渣留汁,薏米加水煮粥,待粥八成熟时加入汁及冰糖煮烂食用。分次温服。清热、祛湿。适用于水痘。

(5)竹笋鲫鱼汤：鲜竹笋、鲫鱼各适量。将鲜竹笋洗净切片,鲫鱼去鳞及内脏,同煮汤食。每日 3 次,随量食。益气,清热。适用于水痘初起,小儿麻疹,风疹等。

(6)敷贴疗法：青黛适量。青黛适量布包,扑撒疱疹局部。每日 1～2 次,连续 2～3 日。清热解毒,消肿止痛。适用于水痘。

(十一)猩红热

猩红热是指由 A 组 β 型溶血性链球菌引起的急性出疹性传染病。临床以发热、咽炎、草莓舌、全身鲜红皮疹、疹退后脱皮为特征。少数患者病后 2～5 周可发生急性肾小球肾炎或风湿热。猩红热患者、链球菌性咽峡炎和健康带菌者均是传染源。经空气飞沫传播,或经皮肤伤口或产道入侵,后者称外科型或产科型猩红热。多见于学龄前和学龄儿童。多发生在温带地区的冬、春季。猩红热的潜伏期 1～7日,外科型 1～2 日。

中医学认为,猩红热是痧毒疫疠之邪从小儿口鼻而入,侵犯肺胃,郁而化火。火热之毒发散,犯卫、入营、伤阴,从而形成邪侵肺卫、毒在气营、疹后伤阴 3 个病理阶段,若痧毒内陷,或余毒未尽,又可导致痧毒内陷心肝之变证。

猩红热、链球菌咽峡炎患儿和带菌者是传染源,主要为呼吸道飞沫传播,人群普遍易感。A组β型溶血性链球菌的致病力来源于细菌本身及其产生的毒素和蛋白酶类。产生的毒素包括致热性外毒素(即红疹毒素)和溶血素。

1.西药处方

　　处方1

　　青霉素(皮试),每日3万～5万单位/千克,分2次肌内注射;严重感染者,可加大到每日10万～20万单位/千克,静脉滴注,疗程为7～10日。

　　本处方适用于小儿猩红热清除链球菌治疗。早期隔离患者,早期应用抗生素,疗程为7～10日。对可疑猩红热、咽峡炎患者及带菌者,均应隔离并给予口服复方磺胺甲噁唑或青霉素治疗7～10日。病后2～3周应查尿常规和心电图,以早期发现变态反应并发症。有青霉素类药物过敏史或青霉素皮肤试验阳性患者禁用青霉素。对一种青霉素过敏者可能对其他青霉素类药物、青霉胺过敏,有哮喘、湿疹、花粉症、荨麻疹等过敏性疾病患者应慎用本品。青霉素水溶液在室温不稳定,因此应用本品须新鲜配制。

　　处方2

　　红霉素,每日30～50毫克/千克,分3～4次口服;或每日20～30毫克/千克,分2～3次,静脉滴注。

　　本处方适用于小儿猩红热清除链球菌治疗。

⇒ 处方 3

头孢拉定，每日 50～100 毫克/千克，分 3～4 次口服。

本处方适用于小儿猩红热清除链球菌治疗。

2.中药处方

(1)中成药处方

⇒ 处方 1

三黄片，口服，每次 4 片，每日 2 次，小儿酌减。

方中大黄味苦性寒，泻火解毒，又能攻下通便，有釜底抽薪之意，故为主药；黄芩功善清热燥湿，直折火势而泻火解毒，此为辅药；盐酸黄连素是广谱抗菌药，对多种革兰阳性及阴性细菌有抑制作用。诸药合用，共奏泻火解毒，清热燥湿之效。用于三焦热盛，目赤肿痛，口鼻生疮，咽喉肿痛，心烦口渴，尿黄便秘。

⇒ 处方 2

五福化毒丸，口服，水蜜丸每次 2 克(4 丸)，每日 2～3 次。

方中连翘味苦性微寒，为疮家圣药，功善清热解毒，消肿散结，以之为主药。生地黄、玄参、赤芍、青黛清热凉血，活血化瘀；桔梗、牛蒡子疏风清热，散结利咽；芒硝润燥软坚，泄热导滞，共为佐药，甘草调和诸药，护胃解毒，为使药。诸药合用，共奏清热解毒，凉血消肿之效。用于血热毒盛，小儿疮疖，痱毒，咽喉肿痛，口舌生疮，牙龈出血，痄腮。

（2）中药方剂

处方1

沙参麦冬汤。沙参 12 克，麦冬 12 克，玉竹 12 克，石斛 10 克，天花粉 10 克，白芍 10 克，甘草 6 克。上药加水适量煎煮，连煎 2 次，去渣取汁，将 2 次药汁合并。每日 1 剂。早晚各 1 次，温热口服。

本处方功效是养阴清热，生津润喉。适用于疹后阴伤型猩红热。

处方2

解肌透疹汤。金银花 10 克，连翘 10 克，牛蒡子 10 克，菊花 10 克，薄荷 6 克，荆芥 6 克，射干 6 克，浮萍 5 克，蝉蜕 5 克。上药加水适量煎煮，连煎 2 次，去渣取汁，将 2 次药汁合并。每日 1 剂。早晚各 1 次，温热口服。

本处方功效是辛凉清透，解毒利咽。适用于邪侵肺卫型猩红热。

3.康复处方

（1）双花饮：金银花 25 克，菊花 25 克，山楂 25 克，白糖 20 克。将金银花、菊花、山楂择洗干净，同放入锅内，加清水适量，文火熬煎 30 分钟，滤渣取汁，加入白糖搅匀即成。每日 1 剂。早、晚各 1 次，温热口服。辛凉解表。适用于猩红热早期邪犯肺胃型。

（2）西瓜汁：西瓜 1 个。将西瓜洗净取瓤，去籽，以纱布绞汁。频频饮服。清热生津。适用于猩红热毒在营血型，表现为高热持续，面赤烦渴，便干溲赤，咽喉肿痛，皮疹密布，舌红绛起刺，脉洪数患儿。

（3）苦瓜羹：苦瓜 2 条，淀粉、盐各适量。先将苦瓜洗净，捣烂如泥，加入适量盐拌匀，半小时后去渣取汁，煮沸，入适量湿淀粉，调成半透明羹状，食之。分次服完，每日 1 剂。辛凉解毒。适用于猩红热早期，邪在肺胃型患儿。

十四、眼科常见病处方

(一)急性结膜炎

急性结膜炎一般指细菌和病毒感染引起的急性传染性结膜炎,俗称"红眼病"。包括急性卡他性结膜炎、流行性角结膜炎和流行性出血性结膜炎。治疗时应根据病因的不同选用不同的抗细菌和抗病毒药物。

1.西药处方

处方 1

0.3%诺氟沙星滴眼液,点双眼,每小时 1 次。

0.4%庆大霉素眼液,点双眼,每小时 1 次。

0.5%四环素眼膏,点双眼,每日 2 次。

本处方适用于急性结膜炎、细菌性结膜炎患者。结膜位于眼的前表面,局部点药浓度高,可达满意效果,故急性卡他性结膜炎以局部用药为主。宜选用广谱高效副作用少的眼药。有条件时可取结膜囊分泌物行细菌培养及药敏试验,选用对细菌敏感的抗生素。诺氟沙星具有广谱抗菌作用,对绝大多数革兰阳性菌和阴性菌作用都很强,对铜绿假单胞菌效果强。庆大霉素对革兰阴性杆菌及葡萄球菌较敏感,特别对铜绿假单胞菌及耐药性金黄色葡萄球菌较敏感;眼内透性良好,局部用药副作用小。四环素也是广谱抗生素,主要是抑制革兰阳性及阴性细菌的生长,但对耐药的金黄色葡萄球菌物显著作用。

处方 2

0.1％碘苷(疱疹净)眼液,点患眼,每小时 1 次。

0.1％,阿昔洛韦(无环鸟苷)眼液,点患眼,每小时 1 次。

本处方适用于急性结膜炎流行性角结膜炎患者。这种结膜炎传染性强,发病急剧。病原体为腺病毒(DNA 病毒),临床特点为急性滤泡性结膜炎并发浅点状角膜炎,耳前淋巴结肿大。抗病毒治疗以局部点用抗 DNA 病毒的药物为主。碘苷仅抑制 DNA 病毒,对 RNA 病毒无效。碘苷并非杀病毒剂,必须频繁点眼保持饱和状态,并在临床痊愈后继续治疗 4～6 天。本品可影响角膜上皮的正常代谢,延缓实质层创伤的愈合,可有局部刺激和疼痛、眼睑过敏反应及角膜损伤(角膜上皮水肿、角膜变性和点状着色)。

处方 3

0.1％利巴韦林眼液,点眼,每小时 1 次。

0.1％羟苄唑眼液,点眼,每小时 1 次。

本处方适用于急性结膜炎、流行性出血性结膜炎患者。

流行性出血性结膜炎是一种暴发流行的眼部传染病,病原体为腺病毒70型,这是一种微小型核糖核酸病毒(RNA病毒),临床表现除有急性滤泡性结膜炎外,同时可有结膜下出血,治疗以使用抗核糖核酸病毒眼药为主。利巴韦林能抑制单磷酸黄嘌呤核苷脱氢酶,阻止病毒核酸的合成,抗病毒谱较广,对DNA及RNA病毒均有抑制作用。羟苄唑能选择性抑制微小RNA病毒。

2.中药处方

(1)中成药处方

处方1

明目上清丸。口服,每次9克,每日2次。

本处方功效是清热散风,明目止痛。孕妇、年老体弱、白内障患者忌服。

处方2

龙胆草片,口服,每次4片,每日3次。

(2)中药方剂

处方1

驱风散热饮加减。连翘10克,牛蒡子10克,羌活10克,薄荷5克,大黄10克,赤芍12克,防风10克,当归10克,甘草6克,川芎8克,山栀10克。水煎服,每日1剂。

本处方功效是驱风散邪,兼以清热。适用于初感疠气型急性结膜炎患者,其症状表现为病初起,球结膜充血,或见出血点,患者涩痒交作,怕热羞明,眵多胶结,舌红苔薄,脉数。眼眵多加白芷 10 克,黄芩 10 克,银花 12 克。

处方 2

泻肺饮加减。赤芍 12 克,黄芩 12 克,桑白皮 12 克,枳壳 10 克,木通 10 克,连翘 10 克,荆芥 10 克,防风 10 克,栀子 10 克,白芷 10 克,羌活 10 克,甘草 6 克,水煎服,每日 1 剂。

本处方功效是清热泻火,解毒散邪。适用于肺胃积热型眼结膜炎患者,其症状表现为患眼灼热疼痛,眼睑红肿,球结膜充血明显,眵泪黏稠,兼有头痛烦躁,或大便秘结,小便黄,舌红苔黄,脉数等。若大便秘结可加大黄 10 克(后下),芒硝 10 克以泻火通腑。

处方 3

泻肺饮加减。石膏 30 克,赤芍 12 克,黄芩 10 克,桑白皮 12 克,枳壳 10 克,木通 10 克,连翘 10 克,荆芥 10 克,防风 12 克,栀子 10 克,白芷 10 克,甘草 6 克,水煎服,每日 1 剂。

本处方功效是清热凉血,解毒散邪。适用于疫热伤络型急性结膜炎患者,其眼部症状除同肺胃积热型眼结膜炎患者外,尚见球结膜或睑结膜内有点状或片状出血,舌红苔薄,脉数。

3.康复处方

(1)冲洗法:用生理盐水冲洗双目,洗净分泌物,每日2次。

(2)熏洗法:蒲公英30克,紫花地丁30克,菊花30克煎水,熏洗双目,每日2～3次。

(3)羊胆蜂蜜饮:取羊胆汁若干,与同量蜂蜜在文火中熬炼成膏,装瓶备用,每日2次,每次10毫升,温开水冲服。

(4)马齿苋汤:马齿苋30克,黄花菜30克。加水煎汤饮服,每日2次,连服4～5日。具有清热、疏风、散邪、清肝明目的功效。

(5)本病具有传染性,必须注意预防。患者的洗脸用具、手帕均需隔离,并要煮沸消毒。尤其是幼儿园或单位、公共场所需要特别注意预防。讲究个人卫生,不要用脏手揉眼。医务人员为病人治疗后,应注意防止交叉感染。

(二)老年性白内障

白内障是指晶状体在逐渐老化过程中形成的混浊,是老年人常见的一种致盲病,多见于50岁以后,发病率随着年龄的增长而增加。老年性白内障是晶状体老化过程中逐渐出现的退行性改变。

1.西药处方

☞ 处方

维生素 C,口服,每次 200 毫克,每日 3 次。

维生素 E,口服,每次 100 毫克,每日 3 次。

卡他林眼液,点双眼,每日 3 次。

谷胱甘肽眼液,点双眼,每日 3 次。

本处方适用于老年性白内障。白内障的形成与氧化作用密切相关,而自由基则是晶状体氧化变性的重要原因:应用自由基清除剂如维生素 C、维生素 E 有可能防治白内障的形成,维生素 C 能使酶分子中巯基维持还原状态,因而被看作晶状体的清除剂及抗氧化剂,维生素 E 为脂溶性抗氧化剂,其基本功能为保护脂质膜免受游离基团损害。卡他林可与醌类竞争性地与晶状体水溶性蛋白结合,有研究表明醌类物质可能是老年性白内障的激发物质,应用卡他林有预防和治疗白内障的作用。谷胱甘肽可使氧化物还原,对调节维持晶状体的正常代谢起着重要的作用。

2.中药处方

(1)中成药处方

☞ 处方 1

石斛夜光丸。口服,每次 1 丸,每日 2 次。

本处方功效是滋阴补肾,清肝明目。其主要成分为石斛、人参、肉苁蓉、地黄、五味子、天冬、枸杞子、黄连、决明子、羚羊角等 25 味中药。适用于肝肾两亏、阴虚火旺之内障目暗、视物昏花。适用于圆翳内障、瞳神散大、老年性白内障、慢性单纯性青光眼、青盲等症，可适用于元气已伤、肝肾两亏、兼夹火邪之早期老年白内障。临床表现为眼前有黑影随眼珠转动而转动，老花眼度数降低，或变为近视、单眼复视或多视，以后视力逐渐减退，发展到只能辨别手动，全身可伴有头目眩晕、腰酸遗精、双目干涩、舌红、脉细数等。

处方 2

障眼明片。口服，每次 4 片，每日 3 次，3～6 个月为 1 疗程。

本处方功效是补益肝肾，健脾调中，升阳利窍，退翳明目。其主要成分为山茱萸肉、蕤仁肉、枸杞子、肉苁蓉、党参、黄芪、升麻、川芎、密蒙花、蔓荆子、菊花、石菖蒲。适用于初期及中期老年性白内障，其症状主要表现为全身可伴有精神困倦、头晕眼花、腰酸健忘等。

处方 3

石斛明目丸。口服，每次 6 克，每日 2 次。

本处方功效是平肝清热，滋肾明目。其主要成分为石斛、枸杞子、人参、黄连、水牛角浓缩粉。适用于肝肾两亏虚火上升型老年白内障，其主要症状表现为瞳孔散大、夜盲昏花、视物不清、内障抽痛、头目眩晕、精神疲倦。服药期间忌食辛辣食物。

处方 4

明目地黄丸。口服,每次 9 克,每日 2 次。

本处方功效是滋肾,养肝,明目。其主要成分为熟地黄、山茱萸(制)、山药、牡丹皮、茯苓、泽泻、枸杞子、菊花、当归、白芍、蒺藜、石决明(煅)。辅料为蜂蜜。适用于肝肾阴虚型老年白内障,其主要症状为目涩畏光,视物模糊,迎风流泪。本处方暴发火眼者忌用,其表现为眼白充血发红、畏光、流泪、眼屎多。儿童应用时应先到医院检查眼部情况,如无其他眼病方可服用。

处方 5

增光片。口服,每次 4～6 片,每日 3 次。

本处方功效是补气养血,益肝明目,聪耳。其主要成分为党参、枸杞子、当归、麦冬等。适用于老年性白内障,肝肾不足,神气衰弱,经络涩滞,光华不能发越者。

处方 6

明目清障片。口服,每次 5 片,每日 3 次,3 个月为 1 个疗程。

本处方功效是补肾益精,益气养阴,清障明目。其主要成分为菟丝子、黄芪。适用于肝脾肾虚,气阴不足之老年初、中期白内障,还能明显清除体外系统的羟基自由基,保持了加工片剂之前单位药物的抗氧化特性。

(2)中药方剂

处方 1

明目地黄丸加减。熟地黄 12 克,生地黄 12 克,山茱萸

10 克,山药 10 克,茯苓 10 克,丹皮 10 克,桑椹 10 克,枸杞子 12 克,制首乌 12 克。

本处方功效是滋补肝肾。适用于肝肾阴虚型老年性白内障,其主要症状为白内障初发,视物模糊,眼内干涩,头昏耳鸣,舌质红而无苔,脉细。头晕眼胀者,为肝阳上亢,加石决明、磁石,以平肝潜阳;潮热盗汗者,为阴虚火旺,加知母、黄柏,以降虚火;畏寒肢冷,夜尿多者,为阴损及阳,加附子、肉桂、菟丝子、覆盆子,以温补肾阳。

处方 2

补中益气汤加减。党参 12 克,黄芪 12 克,白术 10 克,升麻 10 克,柴胡 6 克,当归 10 克,炙甘草 5 克。

本处方功效是补益肠胃。适用于脾胃气虚型老年性白内障,其主要症状为白内障早期,视物模糊,面色无华,精神不振,饮食乏味,舌淡边有齿印,脉缓弱。大便溏泻者,为脾阳不振,寒湿内停,加干姜、砂仁、六曲,以温中除湿、消食健脾;兼口渴者,为气阴两虚,加麦冬、五味子;以滋阴生津。

处方 3

定志丸合四物汤加减。党参 10 克,蜜远志 6 克,石菖蒲 6 克,茯苓 12 克,黄芪 12 克,熟地黄 12 克,白芍 12 克,当归 10 克,川芎 6 克,甘草 3 克。

本处方功效是补益气血。适用于气血两亏型老年性白内障,其症状主要为白内障早期,视物不清,伴有高度近视,面色萎黄,食少乏力,舌质淡边有齿印,脉细弱。腰痛者,为肾虚,加枸杞子、桑椹以补肾;视物易疲劳者,为偏于血虚,加黄精、丹参,以养血补肝。

处方4

石决明散加减。石决明 15 克,草决明 15 克,羌活 6 克,山栀子 10 克,大黄 6 克,荆芥 10 克,木贼 10 克,青葙子 10 克,赤芍 6 克,麦冬 6 克。

本处方功效是清热平肝。适用于肝热上扰型老年性白内障,其主要症状为白内障早期,伴头痛、口苦、咽干、大便干结、舌红苔薄黄,脉弦数。若大便不结者,可去大黄;若心烦有痰者为心火上炎,加黄连清心降火。

处方5

甘露饮加减。熟地黄 15 克,生地黄 10 克,天冬 10 克,麦冬 10 克,石斛 15 克,黄芩 10 克,茵陈 10 克,枳壳 6 克,甘草 6 克。

本处方功效是滋阴清热,宽中利湿。适用于肝虚挟湿热型老年性白内障,其主要症状为白内障早期,眼内干涩伴烦热口臭,大便不爽,舌红苔黄腻,脉濡数。若小便短赤灼热,为膀胱湿热,加泽泻,木通,以利湿清热。

3.康复处方

(1)按、敲、揉攒竹穴(眉头内侧凹陷处):按攒竹穴,以双手拇指指端螺纹面分别置于双攒竹穴处,按下时吸气,呼气时还原,有酸胀感为佳,重复 5～7 次;敲攒竹穴,以双手中指指端有节奏地敲两攒竹穴,重复 16 次;揉攒竹穴,以双手中指指端螺纹面揉攒竹穴,顺、逆时针方向各 8 次。

(2)按、敲、揉睛明穴(泪腺上方一点):按睛明穴,双手拇指和示指分别置于双睛明穴,向下按时吸气,呼气时还原,向上挤时吸气,呼气时还原。一按一挤,重复 5～7 次。敲睛明穴,以双手中指指端有节奏地敲睛明穴,重复 16 次;揉睛明穴,以双手中指指端螺纹面揉睛明穴,顺、逆时针方向各 8 次。

(3)眨眼运动:紧闭双眼,双手掌互擦至热,趁热将两手掌心分别紧贴双眼球上,同时睁开双眼,静静默数,眼眨动 8 次。重复 3 遍。

(4)莲子粥:莲子 15 克,粳米 20 克。莲子泡软,去皮取芯,加水适量,煮至熟,再入粳米煮成粥,调味后食用。具有健脾益肾,清心利目的功效。适用于老年性白内障患者,视力低下,体虚,神经衰弱等。

(5)乌鸡肝粥:乌鸡肝 1～2 具,豆豉 15～25 克,粳米 30～50 克。粳米淘洗,豆豉泡软,切碎,共加水煎煮。鸡肝洗净,切片,与调料混匀,待粥将成时加入稍稍搅拌,煮至沸腾,调味后食用。具有补肝健脾,益气生精的功效。适用于老年性白内障,视力减退等。

(6)四子饮:决明子 5 克,枸杞子 5 克,女贞子 5 克,菟丝子 5 克。以上 4 物放入杯中,用沸水冲泡 10 分钟,每日饮用

1杯。同时配合口服维生素C、维生素E、核黄素、谷胱甘肽、仙诺林特药物,同时配合滴用卡他林等眼药,疗效更佳。本方具有滋补肝肾,清头明目,清肠利便,退翳除障的作用。现代医学研究认为四子饮诸味中药含有油脂、多种维生素和微量元素,对晶状体的营养和新陈代谢很有益处。

(7)饮食中多食富含维生素A的食物,如动物肝脏、牛奶、蛋黄、红黄色蔬菜水果(如胡萝卜、南瓜、香蕉、甘薯、番茄、柿、桃)等;同时注意补充适量的维生素C,如多食谷类、豆类、坚果、蛋黄、菠菜、海产品等。注意补钙,牛奶、豆类含钙较多,注意不要与酸性食物同食,以免影响吸收。同时,还要注意勿长期过量食用大蒜、甜食、味精。

(三)沙　眼

沙眼是由沙眼衣原体引起的一种慢性传染性结膜角膜炎。因其在睑结膜表面形成粗糙不平的外观,形似沙粒,故名"沙眼"。此病慢性起病,病程长,病变不仅累及结膜,也可侵犯角膜,引起视力下降,故治疗需要维持一个较长的时间。沙眼的传染性极强,主要通过直接与间接接触传播。如与沙眼病人共用一个脸盆、毛巾,或有用未洗的手揉眼睛及借用别人手帕的不卫生习惯等均可传染沙眼病。沙眼发病率很高,男女老少皆可患病,又可反复感染。沙眼不仅可以侵犯眼结膜,几乎整个眼睛都可以侵犯,是主要致盲的祸首。

沙眼轻者可以无自觉症状,或仅有轻微刺痒、异物感和少量分泌物。重者可侵犯角膜。出现怕光、流泪、疼痛等刺激症状与不同程度的视力障碍。沙眼晚期又可出现许多严重并发症和后遗症,如睑内翻倒睫、角膜混浊、上睑下垂、沙眼干燥症、泪道阻塞及慢性泪囊炎,最终可导致失明。

1.西药处方

处方1

0.1%利福平,滴眼,每日 4 次。

沙眼首选药物为利福平,次选药物为喹诺酮类,磺胺类。利福平对沙眼衣原体高度敏感,是目前抗沙眼药物中作用最强者。局部用药可用 0.1%利福平眼液滴眼,持续6~12 周。此药水溶液易失效,1 个月后须重配。可行周期性治疗,即点眼 5 日,停药 2 周再依此疗法共用药 6 个月,效果良好,易于坚持。

处方2

氧氟沙星滴眼液,滴眼,每日 4 次。

金霉素眼膏,涂眼,睡前使用。

喹诺酮类常用药物有氧氟沙星滴眼液(泰利必妥、信利妥)、环丙沙星眼液,具有抗菌谱广,作用强,不易耐药,不良反应少的优点。氧氟沙星滴眼液也是一种局部使用的良药,也可用 10%~30%磺胺醋酰钠眼液,该药易于保存,效果亦佳。对于严重沙眼,在局部用药之外,成年人可口服磺胺制剂,如磺胺林,连服 7～10 日为 1 个疗程,停药 1 周再用,共 2～4 个疗程。亦可酌情使用可的松或地塞米松眼液,以减轻眼部炎症。对沙眼性干眼症状可用人工泪液,如利奎芬、泪然等。

2.中药处方

(1)中成药处方

⬛ 处方

牛黄解毒丸,口服,每次 1 丸,每日 3 次。

本处方功效是清热解毒。用于火热内盛,咽喉肿痛,牙龈肿痛,口舌生疮,目赤肿痛。其主要成分为人工牛黄、雄黄、生石膏、大黄、黄芩、桔梗、冰片、甘草。适用于火热内盛,咽喉肿痛,牙龈肿痛,口舌生疮,目赤肿痛等征。方中牛黄味苦气凉,入肝、心经,功善清热凉心解毒,以之为主药。生石膏味辛能散,性大寒可清热,清热泻火,除烦止渴;黄芩味苦气寒,清热燥湿,泻火解毒;大黄苦寒沉降,清热泻火,泻下通便,共为辅药。雄黄、冰片清热解毒,消肿止痛;桔梗味苦辛,入肺经,宣肺利咽,共为佐药。甘草味甘性平,调和诸药,为使药。孕妇禁服,亦不宜久服。服用前应除去蜡皮,塑料球壳。不可整丸吞服。

(2)中药方剂

⬛ 处方 1

明矾 1 克,水煎澄清后,点眼内 2 滴,每日 2 次。点数日。

本处方中的明矾具有极强的抗菌作用,明矾对多种革兰阴性、阳性球菌和杆菌都有抑制作用;对常见化脓菌有较强抑菌作用;对金黄色葡萄球菌、变形杆菌有抑制作用(试管法);对大肠埃希菌、铜绿假单胞菌、炭疽杆菌、弗氏和志贺痢疾杆菌、伤寒杆菌和副伤寒甲杆菌、变形杆菌及葡萄球菌等有抑制作用(纸碟、平板法);对绿色链球菌、溶血性链球菌、肺炎球菌、白喉杆菌作用最强,对牛型布氏杆菌、百日咳杆菌、脑膜炎球菌作用次之。

💭 处方2

黄柏50克,水500毫升,煮沸30分钟,过滤后,每日点3~4次,每次1~2滴,连用5~10日。

本处方适用于症状稍轻的沙眼患者。

💭 处方3

金银花30克,黄芩10克,虎杖10克,天花粉10克,知母10克,芦根10克,荆芥10克,防风10克,蝉蜕10克,甘草3克。

本处方功效是养阴清热,散风生津。适用于沙眼患者。

3.康复处方

(1)熏洗法:明矾、胆矾、黄连各3克,木贼6克,水煎熏洗,每晚1次,1剂可熏洗1周,每次熏洗需要加热,如患者感觉刺激过强,可酌加适量开水再用。适用于沙眼上睑结合膜上颗粒较多者。

(2)搽药法:制炉甘石 30 克,硼砂 6 克,琥珀 6 克,东丹 1.5 克,朱砂 4.5 克,珍珠粉 1.5 克,牛黄 1.5 克,各药精制研极细,逐个混合,再研均匀,然后加入适量石蜡油成薄糊状,再与白凡士林 60 克混合均匀即成,用时挑药少许涂入眼内,每日 3 次。适用于沙眼上睑结合膜出现瘢痕者。

(3)蛋黄油炸全蝎:取鸡蛋 4 枚,全蝎 2 只。先将鸡蛋煮熟,取出蛋黄,放在铜勺内炼油。炼至蛋黄变成油后,将细小杂质去掉,加全蝎用小火再炸,经过 2～3 分钟,全蝎变为黑色即成。用消毒纱布过滤,装入瓶内,凉后用棉签涂抹患处,每日 1～2 次,连涂 3～5 日。适用于各种沙眼。

(4)吹耳法:马钱子半个,轻粉 1.5 克,水花银朱 1.5 克,片脑、麝香、枯矾各少许,共研极细末,左目病吹右耳,右目病吹左耳,每日 2 次。适用于各种沙眼。

(5)嗤鼻法:白芷、鹅不食草(洗净晒干)、当归、雄黄(另研加入)各等份,羊踯躅花减半,麝香少许,诸药研细末,每用少许,含水嗤鼻内,去尽浊涕,泪出为度,适用于沙眼上睑结合膜颗粒较多者。

(四)睑缘炎

本病是指发生眼睑边缘的一种慢性炎症。若睑腺及睑板腺分泌旺盛,皮脂溢出所造成的慢性炎症称为鳞屑性睑缘炎。若为睫毛毛囊及其附属腺体的慢性或亚急性化脓性炎症,称为溃疡性睑缘炎,多为金黄色葡萄球菌感染所致。若发生在眦部睑缘的慢性炎症,称为眦部睑缘炎,多因莫-阿双杆菌感染所致,或与核黄素缺乏有关。睑缘炎居于中医学"睑弦赤烂"范畴,而眦部睑缘炎与"眦帷赤烂"相当。屈光不正、视疲劳、营养不良、不良卫生习惯、长期使用劣质化妆品等均可诱发本病。本病常双眼发病,病程长,病情顽固,易反复发作。

1.西药处方

♦ 处方 1

3%硼酸溶液,每日 2~3 次。

红霉素眼膏,涂抹,每日 2~3 次。

氯霉素眼药水,滴眼用,每日 3~4 次。

本处方适用于睑缘炎患者。3%硼酸溶液可用于清洗睑缘的分泌物或痂皮用。睑缘洗净后涂抹眼膏,随后眼内滴眼药水。

♦ 处方 2

0.5%硫酸锌滴眼剂,滴眼,每日 3 次,每次 1~2 滴。

本处方适用于眼睑或内、外眦糜烂,有白色分泌物的睑缘炎患者。

2.中药处方

(1)中成药处方

⚕ **处方1**

黄连上清丸。口服,每次3~6克,每日2次。

本处方功效是清热通便,散风止痛。主治上焦内热,症见头晕脑涨,牙龈肿痛,口舌生疮,咽喉红肿,耳痛耳鸣,暴发火眼,大便干燥,小便黄赤,适用于睑缘炎。其主要成分为黄连、栀子(姜制)、连翘、蔓荆子(炒)、防风、荆芥穗、白芷、黄芩、菊花、薄荷、酒大黄、黄柏(酒炒)、桔梗、川芎、石膏、旋覆花、甘草。方中黄连、黄芩、黄柏、石膏清热泻火,共为主药;栀子、大黄功专清热,并引热从二便而出,连翘、菊花、荆芥穗、白芷、蔓荆子、川芎、防风、薄荷能疏散头面风热,清解热毒,共为辅药;佐以旋覆花降逆和中;桔梗宣肺气,利咽喉,引药上行,甘草调和诸药,用为使药。孕妇忌服;不宜在服药期间同时服用温补性中成药;有心脏病、肝病、糖尿病、肾病等慢性病严重者,或正在接受其他治疗的患者,应在医师指导下服用;服药三天后症状未改善,应去医院就诊。

⚕ **处方2**

牛黄上清丸。口服,每次1丸,每日2次。

本处方功效是清热泻火,散风止痛。用于热毒内盛、风火上攻所致的头痛眩晕、目赤耳鸣、咽喉肿痛、口舌生疮、牙龈肿痛、大便燥结,适用于睑缘炎患者。其主要成分为人工牛黄、薄荷、菊花、荆芥穗、白芷、川芎、栀子、黄连、黄柏、黄芩、大黄、连翘、赤芍、当归、地黄、桔梗、甘草、石膏、冰片。方中人工牛黄性凉,功能清热解毒,消肿止痛,为清热解毒之佳品,故为君药。菊花、连翘凉散风热,清热解毒;荆芥穗、白芷解表散风,消肿止痛;薄荷疏风清热,利咽解毒,诸药均有发散火邪之能,有"火郁发之"之意,故为臣药。黄芩、黄连、黄柏、大黄、栀子苦寒清热燥湿,解毒泻火,凉血消肿,能够清泻三焦实火;石膏清解阳明经实热火邪,赤芍、地黄、当归、川芎凉血活血,上行头部,祛风止痛;冰片疏散郁火,通关开窍,清利咽喉,聪耳明目,以助清上焦热邪,透发郁火,为佐药。桔梗轻清上浮,载药上行;甘草调和诸药,共为使药。服药期间忌烟、酒及辛辣食物;不宜在服药期间同时服用滋补性中药;有高血压、心脏病、肝病、糖尿病、肾病等慢性病严重者应在医师指导下服用。

(2)中药方剂

🍃 处方1

防风通圣散加减。防风10克,荆芥6克,麻黄6克,栀子10克,黄芩10克,连翘10克,赤芍10克,石膏30克,滑石15克,大黄10克,甘草3克。

本处方功效是清热,祛风除湿。适用于主要症状为睑缘红肿溃烂,脓血交加,痂块堆积,睫毛脱落,灼热痒痛,大便燥结,舌红,苔黄腻,脉数的睑缘炎患者。若脓液多,为热毒甚,加银花、蒲公英,以清热解毒;若易出血,为热入血分,加生地,丹皮,以凉血清热。

处方 2

消风散加减。羌活 10 克,防风 10 克,茯苓 10 克,薄荷 6 克,僵蚕 10 克,蝉蜕 10 克,白蒺藜 10 克,黄芩 10 克,藿香 6 克,甘草 3 克。

本处方功效是祛风、清热除湿。适用于主要症状为眼睑有鳞屑脱落,刺痒灼痛,或单纯的睑缘潮红,干涩不适,舌红,苔薄白,脉缓的睑缘炎患者。若刺痒难忍,为风邪甚,再加乌梢蛇,以祛风止痒;若日久不愈,睑缘肥厚粗糙,为阴血不足,去羌活、黄芩,加熟地、当归、丹参、首乌,以养血润燥。

处方 3

除湿汤加减。车前子 12 克,滑石 15 克,木通 6 克,白鲜皮 10 克,陈皮 6 克,茯苓 12 克,黄芩 10 克,苦参 9 克,荆芥 6 克,防风 10 克,甘草 3 克。

本处方功效是除湿,祛风清热。适用于主要症状为睑缘糜烂,黄水不断溢出,痒痛兼作,舌质红,苔黄腻,脉数的睑缘炎患者。若痒甚,为风邪,加蝉蜕、白蒺藜,以祛风散邪。

处方 4

导赤散加味。生地 15 克,木通 10 克,竹叶 10 克,黄连 6 克,麦冬 12 克,甘草 3 克。

本处方功效是清心泻火。适用于主要症状为眦部充血,皮肤皲裂易出血,小便短赤,舌红,苔黄,脉数的睑缘炎患者。若眦部结膜充血,为肺火,加桑白皮,以清肺泄热;刺痒难忍,为风邪盛,加蝉蜕、白蒺藜,以祛风散邪。

3.康复处方

(1)镰洗法:用消毒之小锋针,或用洗净晒干之龙须草或灯心草,先于10%黄连液中浸泡每日后,晾干备用。翻转胞睑,暴露睑内面及睑缘,用小锋针之针锋刮患缘,或用龙须草、灯心草滚刮患处,微见出血,间日或3日1次,治愈为止。术毕用1%黄芩素液或5%～1%黄连液,黄连西瓜霜眼液滴眼,每日3～4次。

(2)刮痧:操作时,病人取俯卧位,选取边缘光滑圆润的瓷勺或水牛角板,以食油或水为介质,刮取风池、大椎、天柱、身柱、肝俞穴,至出现瘀痕为止;再令患者取仰卧位、刮取曲池、合谷、三阴交穴,并以指点揉攒竹,太阳穴。每日1次。本型可加刮风府、气海穴,并以针点刺睛明、头维穴,手法力度中等,操作范围较广泛。

(3)拔罐:选取风池、太阳穴。操作时,病人取坐位或侧卧位。先以针点刺诸穴,再选取小口径玻璃罐以闪火法吸拔诸穴5～10分钟,每日1次。

(4)患者应保持眼部清洁,改掉揉眼习惯,避免烟火、强烈日晒等刺激。少食辛辣油腻之物,多食水果蔬菜,以助疾病早日痊愈。

十五、皮肤科常见病处方

（一）带状疱疹

带状疱疹是指由于感染疱疹病毒中的水痘－带状疱疹病毒所致的一种病毒性皮肤病。该病毒具有亲神经特性，初次感染后可长期潜伏于脊髓神经后根神经节内，当宿主免疫功能减退时，病毒活跃而引起发病。临床表现以沿单侧周围神经分布的簇集性小水疱为特征，常伴显著的神经痛。带状疱疹好发于成人，发病率随年龄增大而呈显著上升趋势。带状疱疹具有自限性，治疗原则为抗病毒、镇痛、消炎、缩短病程和防治并发症。

1.西药处方

处方

阿昔洛韦（无环鸟苷）片，口服，0.2克，每日4次。

维生素 B_1 片，口服，10毫克，每日3次。

维生素 B_{12} 针，500微克肌内注射，每日1次。

聚肌胞注射液,2毫升肌内注射,3日1次。

卡马西平(酰胺咪嗪)片,口服每次0.1克,每日3次。

0.1%阿昔洛韦(无环鸟苷)眼药水,外擦患处,每日数次。

本处方适用于带状疱疹。若疼痛不明显,可不用止痛药或临时给予止痛药。眼部带状疱疹应使用0.1%阿昔洛韦眼药水或碘苷眼药水滴眼,耳部带状疱疹应使用抗病毒滴耳液,并请耳鼻喉科医生协助治疗。皮损局部可配合周林频谱仪理疗,每日1～2次,每次30分钟,一般10日为1个疗程。年老体健者,在起病1周内,口服泼尼松每次10毫克,每日3次,连续1周,可减少后遗神经痛的发生率。

2.中药处方

(1)中成药处方

🍵 处方1

清瘟解毒丸,口服,每次2丸(每丸9克),每日2次。

本处方具有清瘟解毒的功效。用于热盛型,主要表现为皮损鲜红,水疱充盈,灼热剧痛,口渴咽干,烦躁易怒,大便干,小便赤,舌红,苔黄,脉弦滑。治宜清热解毒。本处方主要由大青叶、连翘、玄参、天花粉、桔梗、牛蒡子(炒)、羌活、防风、葛根、柴胡、黄芩、白芷、川芎、赤芍、甘草、淡竹叶组成。

🍵 处方2

片仔癀,口服,1—8岁每次0.15～0.3克,8岁以上及成人每次 0.6 克,每日 2~3 次。

本处方具有消炎止痛,清热解毒的功效。用于热盛型,主要表现为皮损鲜红,水疱充盈,灼热剧痛,口渴咽干,烦躁易怒,大便干,小便赤,舌红,苔黄,脉弦滑。本处方主要由麝香、牛黄、三七、蛇胆等组成。

处方 3

七厘散,口服,每次 1~1.5 克,每日 1~3 次。

本处方具有化瘀消肿,止痛止血的功效。用于气滞血瘀型,主要临床表现为皮损紫红,疱疹见血疱、脓疱、血痂或坏疽,局部如刺,剧痛难忍,或皮疹消退局部色素沉着,心烦易躁,大便秘结,舌质暗或有瘀点,苔薄白,脉弦细。本病多见于出血坏死性带状疱疹或带状疱疹后遗症。治宜活血化瘀,通络止痛,解毒。孕妇禁用。本处方主要由血竭、乳香(制)、没药(制)、红花、儿茶、冰片、麝香、朱砂组成。

处方 4

血府逐瘀丸,口服,每次 1~2 丸,每日 2 次。

本处方具有活血祛瘀,行气止痛的功效。用于气滞血瘀型,主要临床表现为皮损紫红,疱疹见血疱、脓疱、血痂或坏疽,局部如刺,剧痛难忍,或皮疹消退局部色素沉着,心烦易躁,大便秘结,舌质暗或有瘀点,苔薄白,脉弦细。本处方主要由柴胡、当归、地黄、赤芍、红花、桃仁、枳壳、甘草、川芎、牛膝、桔梗组成。

（2）中药方剂

🔊 处方 1

加减龙胆泻肝汤。龙胆草 15 克，柴胡、黄芩各 10 克，山栀 20 克，木通、车前子各 10 克，当归 12 克，熟地 20 克。每日 1 剂，水煎。连服 5～7 日。对于病重、水疱疹面积大、皮损局部刺痛较剧的病人加重楼、大青叶各 30 克，绿豆衣 12 克。同时取煎液搭敷患处，每日 2 次。

本处方功效是清肝泻火，利湿解毒，主治带状疱疹。方中木通应该用川木通为宜，马兜铃科关木通对肾脏有一定毒性，慎用之。龙胆泻肝汤载于《医方集解》，原方由龙胆草、黄芩、栀子、泽泻、木通、车前子、当归、生地黄、柴胡、甘草等药组成。

🔊 处方 2

王不留行糊剂。王不留行。上药以文火焙干呈黄褐色（或爆花），以不焦为度，研成细末，用鸡蛋清调成糊状，涂抹患处，每日 3 次。

本处方功效是活血止痛。用于治疗带状疱疹。

🔊 处方 3

大黄五倍子膏。生大黄 2 份，黄柏 2 份，五倍子 1 份，芒硝 1 份。上药共为细末，加凡士林配成 30％软膏备用，外搭患处。

本处方功效是清热解毒，燥湿收敛。用于治疗带状疱疹。

3.康复处方

(1)鲨壳:中国鲨壳适量,晒干研成细末,麻油调和,敷患处。

(2)拔罐方:取肝俞、阳陵泉、曲泉、支沟穴。操作时患者取坐位,取三棱针点刺同一侧诸穴,后取中口径玻璃罐以散火法吸拔点刺诸穴 5～10 分钟。双侧交替进行,每日1 次。

(3)刮痧方:患者取仰卧位,取边缘光滑圆润的瓷勺或水牛角板,以刮痧油为介质,刮大椎、风门,至出现痧痕为止;后令患者取仰卧位,刮期门、内关、血海、三阴交、太冲、窍阴,至出现痧痕为止。每日 1 次。另加刮肝俞、胆俞穴,并以针点刺太冲穴,手法力度中等,操作范围较广泛。

(4)艾灸方:患者取正坐位,医者站在其背面,取细线一根测量患者的头围大小,将剩余的线除去;然后用该线由前向后经颈部绕一圈,再将两线端对齐,沿脊柱向下稍拉紧,合拢的线端所达处,即待灸的穴位,在此穴以小艾柱灸 1 壮即可。

(二)荨 麻 疹

荨麻疹俗称"风疹块",是由多种原因所致的一种常见皮肤黏膜过敏性疾病。临床以瘙痒性风团,突然发生,迅速消退,消后不留任何痕迹为特征。任何季节任何时间均可发病,此起彼伏,一日数次不等,自觉剧痒、灼热,全身均可发病。若发在眼睑、口唇等组织疏松部位,水肿特别明显。有的累及呼吸道及肠胃,可出现喉头水肿、胸闷、呼吸困难,甚至窒息,也可出现心悸、头晕、恶心呕吐、腹痛、腹泻等。

引起本病的原因很多,如食物添加剂、药物、感染、动植物及吸入物、物理因素、内脏疾患、精神刺激、遗传因素等。中医学称本病为"瘾疹"。多因禀赋不足、风寒风热外袭,或肠胃湿热、情志内伤、气血两虚、冲任失调、肠道寄生虫等,导致肌肤失养,营卫不和而发病。

平时应尽量做好预防,尽可能地找到发病原因和诱因,并去除之。禁用和禁食某些对机体过敏的药物及食物,避免接触致敏物品,积极防治肠道寄生虫病,随气候变化适当增减衣服,加强体育锻炼,以防止复发。

1.西药处方

处方1

赛庚啶,口服,每次2毫克,每日3次。

维生素C,口服,每次200毫克,每日3次。

本处方适用于病情轻的荨麻疹患者。急性荨麻疹的药物治疗方案是首选抗组胺药,病情轻者口服用药,病情较重者注射用药。

赛庚啶是抗组胺药,有较强的抗组胺和抗其他过敏介质作用,治疗各型荨麻疹均有较好效果。常用药有氯苯那敏(扑尔敏)、赛庚啶、苯海拉明、异丙嗪等,以及非镇静类抗组胺药如阿司咪唑(息斯敏)、氯雷他啶(克敏能)、西替利嗪(仙特敏)、去氯羟嗪(克敏嗪)等。新型 H_1 受体拮抗药还有奥沙米特,口服,每次 30～60 毫克,每日 2 次。曲尼司特,口服,每次 100 毫克,每日 3 次。赛庚啶与维生素 C 合用可增强疗效。

处方 2

地塞米松注射液,肌内注射,每次 5 毫克,每日 1 次。

赛庚啶,口服,每次 2 毫克,每日 3 次。

维生素 C,口服,每次 200 毫克,每日 3 次。

本处方适用于病情紧急、皮疹广泛,以及有呼吸困难倾向者,可肌内注射地塞米松 5 毫克。必要时还可注射抗组胺药如氯苯那敏、苯海拉明、异丙嗪等。

若病情严重有休克症状者,应立即皮下或肌内注射 0.1% 肾上腺素 0.5 毫升,必要时 15 分钟后重复注射,另静脉注射地塞米松 5 毫克,依病情变化也可重复使用。

处方 3

阿司咪唑,口服,每次 10 毫克,每日 1 次。

多塞平,口服,每次 25 毫克,每日 3 次。

本处方适用于慢性荨麻疹。与治疗急性荨麻疹不同的是,在应用抗组胺药的基础上加用多塞平,这是因为本品具有很强的组胺 H_1 和 H_2 受体拮抗作用,对慢性荨麻疹,尤其是顽固荨麻疹疗效好,成为治疗慢性荨麻疹的主要药物。少数患者服多塞平后出现嗜睡、乏力、口干等不良反应。

如果处方 2 效果不理想,可将多塞平与酮替芬合用。酮替芬为口服强效过敏介质阻滞药,能抑制肥大细胞释放组胺和慢反应物质,有良好的抗过敏作用,并兼有强大的 H_1 受体拮抗作用,作用强度较氯苯那敏约强 10 倍。口服每次 1 毫克,每日 2 次。有头晕、口干、嗜睡等不良反应。

对某些特殊类型的荨麻疹,常选用兼有抗 5-羟色胺、抗乙酰胆碱的抗组胺药物,如去氯羟嗪,对物理性荨麻疹有较好疗效。除抗组胺药外,还可酌情选用桂利嗪(脑益嗪)、利舍平、氨茶碱、氯喹等口服,也可选用一些非特异性疗法,如注射胎盘组织液、自身血液、注射组胺球蛋白等。

2.中药处方

(1)中成药处方

⇒处方 1

乌蛇止痒丸,口服,每次 2.5 克,每日 3 次。

本处方具有养血祛风,燥湿止痒的功效。用于皮肤瘙痒、荨麻疹。

⇒处方 2

消风止痒冲剂,口服,每次 1 袋,每日 3 次。

本处方具有消风清热,除湿止痒的功效。用于小儿丘疹样荨麻疹,湿疹,皮肤瘙痒症。

(2)中药方剂

⊿ 处方1

消风散。当归 10～15 克，生地黄 10～15 克，石膏 15～30 克，知母 10～15 克，苦参 5～10 克，亚麻子 5～10 克，荆芥 5～10 克，防风 5～10 克，木通 5～10 克，蝉蜕 5～10 克，牛蒡子 5～10 克，甘草 3～5 克。每日 1 剂，水煎，饭前服。10 剂为 1 个疗程。

本处方功效是养血祛风，清热燥湿。主治慢性荨麻疹。本方出自《外科正宗》卷四，方中去苍术，剂量加大。本方对其他皮肤过敏性疾病，如湿疹、漆过敏皮炎等也有较好疗效。

⊿ 处方2

地肤白鲜皮汤。地肤子 30 克，白鲜皮 15 克，土茯苓 20 克，荆芥 15 克，秦艽 15 克，防风 10 克，蝉蜕 10 克，浮萍 10 克。每日 1 剂，水煎 2 次，早晚分服。

本处方功效是清热利湿，疏风止痒。用于慢性荨麻疹。地肤子具有清热利湿止痒作用，常用于皮肤瘙痒、湿疹、湿疮等皮肤病的治疗。药理实验也表明，地肤子水提取物有抑制单核—吞噬细胞系统的吞噬功能及迟发型超敏反应的作用，这为临床应用地肤子治疗慢性荨麻疹提供了实验依据。

⊿ 处方3

过敏煎。防风 6 克，生黄芪 15 克，生乌梅 15 克，制首乌 15 克，地肤子 10 克，地龙 10 克，丹皮 10 克，甘草 10 克。每日 1 剂,水煎 2 次,早晚分服。

本处方功效是疏风清热,益气凉血。用于治疗荨麻疹。方中乌梅具有抗蛋白过敏作用。动物实验表明其煎剂(1:1)及其合剂能减少豚鼠的蛋白性休克的动物死亡数,对离体兔肠有明显抑制作用。

3.康复处方

(1)醋姜汤:姜 50 克,醋 200 毫升,红糖 100 克。同煮汤,去渣温饮。每次 50 毫升,每日 2~3 次。

(2)荸荠清凉散:荸荠 200 克,鲜薄荷叶 10 克,白糖 10 克。荸荠洗净去皮切碎搅汁;鲜薄荷叶加白糖捣烂,放荸荠汁中加水至 200 毫升,频饮。凉血祛风止痒。主治荨麻疹属血热者,皮疹红色,灼热瘙痒,口干心烦,发热,舌红苔薄。

(三)痤 疮

痤疮,是青春痘的另一个名字,它是青春期常见的一种毛囊皮脂腺的慢性炎症性疾病,是因青春期性腺成熟、睾酮分泌增加、皮脂腺代谢旺盛、排泄增多,过多的皮脂堵住毛囊口,经细菌感染而引发炎症所致,具有一定的损容性。各年龄段人群均可患病,但以青少年发病率为高。好发于脂溢部位,尤其是在面颊、前额、颏部,其次是胸、背部和上臂。

早期皮损为位于毛囊口的白头粉刺及黑头粉刺,后者局部挤压可见头部呈黑点、体部呈黄白色半透明的脂栓排出。吸收后可留下暂时性色素沉着。粉刺在发展过程中可形成丘疹、脓丘疹、结节、囊肿、瘢痕等多种损害。一般无自觉症状,炎症反应强烈者自觉灼热疼痛、触痛,青春期后大多数病人能自然痊愈或缓解。中医学认为肺经风热熏蒸于肤或过食辛辣油腻之品,滋生湿热,或脾失健运,水湿内停,日久,湿热挟痰凝滞肌肤所致。素体湿热偏盛是发病的根本,饮食不节、外邪侵袭是致病的条件,血瘀痰结使病情复杂加重。

1.西药处方

⊃ 处方 1

克林霉素霜,外搽。

本处方适用于寻常性痤疮。在患处涂一薄层,每日 2 次。不良反应为皮肤干燥,红斑和刺痛感。

⊃ 处方 2

异维 A 酸(保肤灵),口服,每次 40 毫克,每日 2 次。

克林霉素霜,外搽,每日 2 次。

本处方适用于寻常痤疮,药物治疗方案是内服药再加用一种外用药。常用方案有:

(1)内服维 A 酸类＋外用克林霉素霜,如处方 2。

(2)内服抗生素制剂＋外用维 A 酸类。

(3)内服糖皮质激素制剂＋外用维 A 酸类。

维 A 酸类是一组与天然维生素 A 结构类似的药物。口服可使皮脂暂时减少 80%～90%，并能减轻毛囊漏斗部角化，疗效确切。目前常用的有 13-顺维 A 酸（保肤灵），主要用于治疗囊肿性痤疮、酒渣鼻等。每日 0.5～1 毫克/千克，分 2 次口服。异维 A 酸开始量为每日 40～80 毫克，取得显著疗效后减量维持，需服用 3～4 个月。本药有致畸作用，育龄期男女服药期间要避孕，停药半年后方可怀孕。

以结节、囊肿性损害为主或皮损数量较多、炎症明显的重症患者内服抗生素，首选美满霉素（米诺环素），每日口服 0.1 克，炎症消退后减为每日 0.05 克。四环素开始为每日 2 克，炎症明显消退后减至每日 0.25～0.5 克，连续服用数周。四环素类药物均有光敏性，一旦发生光敏性皮炎应立即停药，也可选用红霉素。

糖皮质激素对严重的结节性、囊肿性及聚合性痤疮患者，口服泼尼松每日 30～40 毫克有一定疗效。对个别皮损特别严重者可用曲安奈德混悬液（20 毫克）或泼尼松龙混悬液（5 毫克）加 2% 普鲁卡因少量，给予结节性、囊肿性损害内注射，每周 1 次，连续 3～4 次。也可用长效皮质激素制剂皮损内注射，每月 1 次。

对于女性患者，每于月经前痤疮明显加重的，可于行经期第一日开始服醋酸环丙孕酮（达英-35），连续服用 21 日。以前常用黄体酮和己烯雌酚的内分泌疗法，可引起内分泌紊乱，现不主张使用。

2.中药处方

(1)中成药处方

处方 1

连翘败毒片(丸、膏滋),口服,片剂每次 5 片,每日 3 次;或丸剂每次 9 克,每日 2 次;或膏滋每次 15 克,每日 2 次。

本处方具清热解毒,消肿止痛的功效。用于肺胃热盛型,表现为颜面部有散在性与毛囊一致的丘疹,大小如粟粒,可挤出白粉色油状物,皮疹以鼻、口周围为多见,亦可出现在背部和前胸,偶见黑头粉刺,月经前后皮疹增多,伴有食多,口鼻干燥,口臭,大便干,舌红,苔薄,脉细数。治宜清热解毒。孕妇忌服,脾胃虚弱不宜服。本处方主由连翘、金银花、大黄、栀子、黄芩、木通、蒲公英、紫花地丁、天花粉、玄参、浙贝母、赤芍、桔梗、防风、白芷、白鲜皮、蝉蜕、甘草组成。

处方 2

五苓散,口服,每次 6～9 克,每日 2 次。

本处方具有温阳化气,利湿行水的功效。用于脾虚痰湿型,表现为皮疹结节、囊肿,常伴见不思饮食,腹部胀闷,口中黏腻,恶心,肢体困重,甚至水肿,妇女白带增多,大便溏薄,舌淡或胖,苔白滑或白腻,脉滑。治宜健脾渗湿。本处方主要由茯苓、泽泻、猪苓、肉桂、白术(炒)组成。

(2)中药方剂

处方 1

加味枇杷清肺饮。枇杷叶 30 克,薏苡仁 30 克,生地黄 30 克,皂角刺 15 克,炮山甲 15 克,赤芍 10 克,桑白皮 10 克,知母 10 克,黄柏 10 克,丹皮 10 克,白芷 6 克,僵蚕 6 克。每日 1 剂,每剂煎 3 次,前两煎混合早晚分服,第 3 煎煎液外洗患处,连服 10 天为 1 个疗程,1 个疗程不愈者,可继续再用 1～2 个疗程。

本处方功效是清肺泻热,活血利湿。主治痤疮。治疗期间忌食醇酒厚味及辛辣之物,忌乱用化妆品或患处摩擦、挤压等。

🍃 处方 2

祛痤散。大黄、雄黄、白芷各等份。上药研细末,用凉开水调化,每晚涂于皮损部位。14 日为 1 个疗程。痒甚者加醋 1 滴。

本处方功效是清热解毒,祛风散瘀。用于治疗痤疮。

🍃 处方 3

清痤汤。蒲公英 30 克,白花蛇舌草 30 克,生山楂 30 克,虎杖 24 克,败酱草 24 克,透骨草 24 克,茵陈 24 克,制大黄 15 克,生薏苡仁 15 克,黄连 10 克,生甘草 8 克。每日 1 剂,水煎 2 次,早晚分服。痤疮丘疹色红、顶端有黄色脓头者加黄芩、重楼;痤疮壁厚质地较硬者加三棱、莪术、皂刺;痤疮增大,且有囊性感者加浙贝母、昆布、海藻;皮脂较多者加茯苓、陈皮、苦参。

本处方功效是清热解毒,化瘀利湿。用于治疗痤疮。

441

3.康复处方

(1)薏苡仁绿豆汤:取薏苡仁 50 克,绿豆 20 克,两物同煮成粥,每日分 2 次服。功效清热利湿,适用于肺热上蒸型。

(2)海带绿豆杏仁汤:海带 15 克,绿豆 10 克,甜杏仁 9克,玫瑰花(布包)6 克,红糖适量。将以上诸物同煮,去玫瑰花后喝汤,食绿豆、海带、甜杏仁,每日 1 剂。功效解瘀散结,适用于气滞痰凝、血瘀不畅型痤疮。

(3)枸杞子:新鲜枸杞子适量,将其打烂后,涂于面部,每天涂 1～2 次,经 7～10 天后,可见明显好转。

(四)股　癣

股癣是指腹股沟、会阴、肛周和臀部的皮肤癣菌感染,属于发生在特殊部位的体癣。本病夏秋季节多发。肥胖多汗、糖尿病、慢性消耗性疾病以及长期应用糖皮质激素或免疫抑制药者是易感人群。本病好发生于腹股沟部位,也常见于臀部,单侧或双侧发生。基本皮损与体癣相同。由于患处透气性差、潮湿、易摩擦,常使皮损炎症明显,股癣皮损的下缘较显著,上缘不清晰,皮损可散在或重叠,瘙痒显著。本病以外用抗真菌药治疗为主,皮损泛发或外用药疗效不理想考虑系统药物治疗。

1.西药处方

处方1

咪康唑霜（达克宁霜），外涂，每日2次。

本处方适用于股癣。股癣一般单纯外用药物即可。

处方2

伊曲康唑胶囊（斯皮仁诺），200毫克，餐后立即服，每日1次。

本处方适用于股癣。伊曲康唑、特比萘芬为新型口服抗真菌药，治疗体、股癣疗程均为1周，注意肝功能。患者衣裤应煮沸消毒，并日晒。保持皮肤干燥、透气可减少皮肤真菌感染复发。避免滥用皮质激素、免疫抑制药等。

2.中药处方

（1）中成药

处方

皮肤康洗液，取适量药液直接涂抹于患处，有糜烂面者可稀释5倍量后湿敷，每日2次。

本处方具有清热解毒，凉血除湿，杀虫止痒的功效。主治湿热阻于皮肤所致湿疹，见有瘙痒、红斑、丘疹、水疱、渗出、糜烂等和湿热下注所致阴痒，白带过多。皮肤湿疹及各类阴道炎见有上述症状者。

（2）中药方剂

🥄 处方1

香连复方外洗液。丁香 12 克，藿香 30 克，黄连 15 克，大黄 30 克，龙胆草 15 克，枯矾 15 克，薄荷 15 克，冰片 1 克。每日 1 剂，水煎外洗，浸泡患处 15～20 分钟。

本处方功效是清热燥湿，杀虫止痒。主治股癣及其他皮肤真菌病。

🥄 处方2

复方苦参酊。苦参 200 克，地榆 200 克，胡黄连 200 克，地肤子 200 克。上药用 75％乙醇 1000 毫升浸泡 1 周，纱布过滤，其滤出液再加 75％乙醇至 1000 毫升，使每 100 毫升乙醇中含上药各 20 克。用本品外搽，每日 3 次，连用 2 周为 1 个疗程。

本处方功效是清热燥湿，杀虫止痒。用于治疗体癣、股癣、足癣、手癣。抗真菌实验表明，本方 4 味药中，苦参和胡黄连作用较强，地榆次之，而地肤子只对红色毛癣菌有抑制作用。体癣、股癣、足癣、手癣均为皮肤真菌感染，只是由于皮损发生部位不同，故有不同命名。

🥄 处方3

股癣汤。蛇床子 20 克，白头翁 20 克，生黄精 20 克，藿香 15 克，黄柏 10 克。每日 1 剂，水煎取药液加食醋 25 毫升，外洗患处，每日 1～2 次，每次 20～30 分钟。另外，配合雄黄膏外搽。

本处方功效是清热燥湿，杀虫止痒。用于治疗股癣。

处方 4

麦芽酒精搽剂。生麦芽 40 克。生麦芽加入 75％乙醇 100 毫升,浸泡 1 周,取上清液,过滤,得橙黄色澄明液体备用。每日 2 次,外搽患处,连续用 4 周即可。

本处方功效是抑菌止痒。用于治疗股癣、手足癣、花斑癣。花斑癣为一种皮肤浅表角质层轻度真菌感染,多见于多汗的男性青年,俗称"汗斑"。大麦芽中分离出的大麦芽碱类物质具有抗真菌作用。本溶液对红色毛癣菌抑制作用最为明显。

3.康复处方

(1)经常清洗、消毒内裤,并保持外阴部的清洁。

(2)蜡梅树嫩叶 5 片,洗净揉碎,涂擦患处,每日 2 次。

(3)本病有传染性,搔抓患处后,不宜再抓他处,并保持指甲清洁。

(五)银 屑 病

银屑病是免疫介导的多基因遗传性皮肤病,多种环境因素如外伤、感染及药物等可诱导易感患者发病。银屑病的典型临床表现为鳞屑性红斑或斑块,局限或广泛分布。20％～30％患者伴有关节损害,中、重度银屑病患者患代谢综合征和动脉粥样硬化性心血管疾病的风险增加。银屑病严重影响患者的生活质量,目前的治疗措施虽然有效,但不能达到长期的缓解。

根据银屑病的临床特征,可分为寻常型银屑病、关节病型银屑病、脓疱型银屑病、红皮病型银屑病。

1.西药处方

⌘ 处方 1

艾力可片,口服,每次 20 毫克,每日 2 次。

本处方适用于银屑病。

⌘ 处方 2

1∶20 000 芥子气软膏,外搽,每日 1 次。

本处方适用于寻常型银屑病。寻常型银屑病外用角质促成剂,如芥子气软膏、地蒽芬软膏,应从低浓度开始使用,逐渐选用高浓度的制剂,并勿用于头面部、外阴等皮肤薄嫩部位。若对药物有刺激反应引起发红、肿胀等,立即改用皮质类固醇激素类外用药。

⌘ 处方 3

新亚富龙液,外用患处。

本处方适用于寻常型银屑病。

⌘ 处方 4

他扎罗汀软膏,外用患处。

本处方适用于寻常型银屑病。

⌘ 处方 5

10％硼酸软膏,外用,每日 1 次。

本处方适用于红皮病型银屑病。红皮病型银屑病,一般伴有全身症状,如畏寒、发热等,应加强对症支持治疗,并选用适当抗生素,注意水电解质平衡及保护心、肝、肾等重要脏器。外用药物应选用温和、刺激性小的药物。

🍃 处方 6

炉甘石洗剂,外搽,每日 2 次。

本处方适用于脓疱型银屑病。脓疱型银屑病,一般伴有全身症状,如畏寒、发热等,应加强对症支持治疗,并选用适当抗生素,注意水电解质平衡及保护心、肝、肾等重要脏器。外用药物应选用温和、刺激性小的药物。

2.中药处方

（1）中成药处方

🍃 处方 1

克银丸,口服,浓缩大蜜丸每次 2 丸（每丸 10 克）,或浓缩小蜜丸每次 1 袋（每袋 20 克）,每日 2 次,重症可适当加量服用。

本处方具有清热解毒,祛风止痒的功效。用于血热毒盛型（相当于进行期）,主要表现为皮肤出现点状或片状红色丘疹,色泽鲜明,可逐渐融合成片,表面有多层银白色鳞屑,瘙痒剧烈,搔后露出红皮或小出血点,病程较短,新疹不断出现,舌质红,苔黄,脉弦数。治宜凉血解毒,疏风清热。

本处方主要由土茯苓、白鲜皮等组成。

🍶 处方 2

银屑灵冲剂，口服，每次 1 袋（重 15 克），每日 2~3 次。

本处方具有清热利湿，解毒消肿，祛风止痒的功效。用于血热毒盛型（相当于进行期），主要表现为皮肤出现点状或片状红色丘疹，色泽鲜明，可逐渐融合成片，表面有多层银白色鳞屑，瘙痒剧烈，搔后露出红皮或小出血点，病程较短，新疹不断出现，舌质红，苔黄，脉弦数。本方久病阴伤血燥者忌服。本处方主要由土茯苓、菝葜等组成。

🍶 处方 3

大黄䗪虫丸，口服，水蜜丸每次 3 克，或小蜜丸每次 3 克~6 克，或大蜜丸每次 1~2 丸（每丸 3 克），每日 1~2 次。

本处方具有活血破瘀、通经消癥的功效。用于气血瘀滞型，主要表现为皮肤起暗红色斑点或丘疹，上覆银白色鳞屑，触之棘手，鳞屑虽厚，易于剥落，露出云母片状的厚屑，刮去此厚屑，露出暗红色半透明薄膜，再去此膜，见众多小出血点，舌质紫暗或有瘀点、瘀斑，苔薄，脉涩。治宜活血化瘀，疏风通络。孕妇禁用，皮肤过敏者停服。本处方主要由熟大黄、土鳖虫（炒）、水蛭（制）、虻虫（去翅足，炒）、蛴螬（炒）、干漆（煅）、桃仁、苦杏仁（炒）、黄芩、地黄、白芍、甘草组成。

（2）中药方剂

🍶 处方 1

搜风解毒汤。土茯苓 30 克，白鲜皮 15 克，金银花 15

克,薏苡仁 15 克,防风 15 克,木通 15 克,木瓜 15 克,皂角 15 克。每日 1 剂,水煎服。

本处方功效是清热解毒,利湿祛风。用于治疗寻常型银屑病。

处方 2

乌蛇搜风汤。乌梢蛇 20～30 克,金银花、生地各 25 克,苦参、蝉蜕、槐花各 15 克,丹皮、赤芍、生百部、生甘草各 10 克,露蜂房 5 克,白鲜皮 20 克。将乌梢蛇切碎,放入铁锅中,加少许香油,微火焙,待稍见黄脆即可,研细末备用。将余药水煎 2 次,将 2 次煎液混合均匀,分 3 次服,同时送服乌梢蛇粉,每日 1 剂。乌梢蛇粉先从小剂量(约 5 克)服起,渐增至大量(10 克或更多)。

本处方功效是搜风剔邪,凉血解毒。主治银屑病。

处方 3

解毒活血汤。蒲公英 15 克,板蓝根 15 克,重楼 15 克,白花蛇舌草 15 克,三棱 10 克,莪术 10 克,白蒺藜 10 克,龙葵 10 克。每日 1 剂,水煎 2 次,早晚分服。4 周为 1 个疗程。

本处方功效是清热解毒,活血祛风。用于治疗银屑病。

3.康复处方

(1)保持乐观的情绪,树立战胜疾病的信心。本病是可以临床治愈的,在皮疹得到控制之后要保持心情开朗、情绪稳定和生活规律。

（2）明确以往复发的诱因，注意设法避免。若有扁桃体炎、咽炎、上呼吸道感染，应积极治疗。避免各种强烈的刺激如创伤、染发、文身等。

（3）饮食要合理化，不挑食、不偏食、忌烟酒。可多吃富含维生素和微量元素锌的食物。

（4）多晒太阳（光敏性银屑病除外），尽量让皮肤多接受阳光，多在户外锻炼，积极锻炼身体。

（六）手 足 癣

手癣又称掌风，为发生在手掌、手指外的光滑皮肤的浅部真菌感染，多继发于足癣。拇指往往是最先发病的部位，皮疹主要表现为片状红斑，春夏加重，秋冬明显缓解；夏季这些部位可出现水疱，水疱干燥后形成环状鳞屑，伴有不同程度的炎症和瘙痒。

足癣又名香港脚，是致病真菌感染足部所引起的最常见浅部真菌病菌，本病主要病原菌是红色毛癣菌、絮状表皮癣菌、石膏样毛癣菌和玫瑰色毛癣菌等。本病较顽固，病程较长。

手癣和足癣夏秋季发病率高，常表现为夏重冬轻或夏发冬愈。多累及成年人，男女比例无明显差别。足癣多累及双侧，经常由一侧传播至对侧，而手癣常见于单侧。根据临床特点差异，将手足癣分为：水疱鳞屑型、浸渍糜烂型、角化过度型三种类型。

本病以外用药物治疗为主,疗程一般需要 1～2 个月;角化过度型手足癣或外用药疗效不理想者,可考虑系统药物治疗。

1.西药处方

 处方 1

复方苯甲酸搽剂,外搽,每日 2 次。

本处方适用于病情较轻的水疱型和浸渍糜烂型手足癣的治疗。

 处方 2

2％咪康唑霜,外涂,每日 2 次。

本处方适用于病情较轻的水疱型和浸渍糜烂型手足癣的治疗。

 处方 3

3％克霉唑霜,外涂,每日 2 次。

本处方适用于病情较轻的角化过度型的手足癣治疗。

 处方 4

1％联苯苄唑霜,外涂,每日 2 次。

本处方适用于病情较轻的角化过度型和浸渍糜烂型的手足癣治疗。

2.中药处方

(1)中成药处方

🌀 处方

脚气散,外用,取本品适量撒于患处。

本处方具有燥湿,止痒的功效。用于脚癣,趾间糜烂,刺痒难忍。不适用于角化过度型足癣、丘疹鳞屑型足癣。

(2)中药方剂

🌀 处方1

丁黄洗剂。丁香10克,黄精20克,蛇床子20克,刺蒺藜20克。上药加水2000毫升煎煮,取1500毫升左右。待药液温度适宜后将患足浸洗半小时左右,每日1剂,连治4~8天。

本处方功效是杀虫止痒。主治足癣。

🌀 处方2

木瓜甘草洗足方。木瓜、甘草各30克。每日1剂,水煎去渣,凉温后洗脚,每次5~10分钟。一般治疗1~2周。

本处方功效是除湿解毒止痒。主治足癣。

🌀 处方3

阿矾石癣粉。阿司匹林3份,枯矾1份,炉甘石0.5份。上药研成细粉混合均匀,待用。患足先用温热水泡洗,后用小棉球蘸取癣粉,趁潮温扑撒患处。每日早晚各1次,7日1个疗程。水疱型要将水疱刺破;患部干燥者可将药粉加水搓成糊状涂抹;注意及时清除溶脱的角质层;合并感染者加用抗生素。

本处方功效是清热燥湿,杀虫止痒。用于治疗足癣。方中阿司匹林有抑制真菌的作用,枯矾有杀虫止痒,兼有燥湿收敛作用,炉甘石有收涩敛疮作用。注意在用药期间需穿布鞋、厚密袜。

处方 4

大风子液。大风子(捣)31 克,木鳖子(捣)31 克,地骨皮31 克,皂角刺 31 克。将上药放入容器中,用陈醋浸泡,以醋能淹没手背为度,48 小时后即可使用。使用过程中消耗的醋液可随时添加。将手洗净,擦干,放入药液中浸洗,每次30～60 分钟,洗毕,直接用毛巾将手上醋液擦干即可。每日浸洗 1～2 次,15 日为 1 个疗程。

本处方功效是攻毒杀虫,祛风止痒。用于治疗手癣。注意方中大风子含大风子油,有毒,不能入口。

3.康复处方

(1)羊蹄酒:羊蹄根 300 克,白酒 600 毫升。将羊蹄根洗净剁碎,置容器中,加入白酒,密封浸泡 7 日后去渣即成。涂患处,可清热解毒、止痒,适用于手足癣。若已破溃者禁止选用。

(2)苦参黄柏洗剂:苦参、黄柏各 50 克。以上 2 味切碎,用纱布包好,置容器内,加水 1000 毫升,浸泡 20 分钟后煮半个小时停火,待温度下降至 40℃左右,取出药袋。取汁温洗患处,每日 3～4,每次 20 分钟,可连用 1 周左右。能清热解毒,适用于热毒流注,脚气痒痛者。

(七)湿 疹

湿疹是常见的皮肤病,是由多种内、外因素引起的皮肤真皮浅层及表皮层过敏性炎症反应性疾病。临床上急性期皮损以丘疱疹为主,有渗出倾向,慢性期以苔藓样变为主,易反复发作。皮肤病与肺经有关,肺经又与大肠经相表里,所以肺功能弱时,肺部的毒素就会从大肠排泄。如果大肠经不通,肺部的毒素就排不出去了,便在皮肤上表现出来,所以你可以在大肠经上刮痧。

1.西药处方

⊃ 处方 1

3％硼酸,外敷。

氯苯那敏,每次 4 毫克,每日 3 次。

本处方适用于湿疹急性期、渗出明显者。外用药物采用药物湿敷法:即将浸湿药液的纱布敷在皮损处。一般可用 3％硼酸、0.2％呋喃西林、0.1％新霉素溶液,用 6～8 层纱布浸透药液,取出拧至不滴水为度,持续敷于患处,定时添加药液,保持湿度。急性期红斑无渗出或渗出不多时可用氧化锌油,渗出多时,渗液减少后可选用皮质类固醇霜剂和油剂交替使用;亚急性期及慢性期一般常用糠馏油和含有糖皮质激素类霜剂、软膏、硬膏或糊剂。做冷湿敷时要注意湿敷面积,不要超过体表的1/3,以免吸收中毒和受凉。

硼酸是收敛药,能凝固蛋白质,使其沉淀,使水肿减轻,渗液减少。其他药物有5%~20%鞣酸、醋酸铅、硫酸锌等。3%硼酸溶液具有收敛抗菌作用,加之溶液有清洁作用,有凉爽、止痒、消炎之功效。主要用于急性湿疹皮炎有糜烂、大量渗液时。采用持续冷湿敷的方法,一般2~3日,渗液完全吸收后,改用其他药物。

氯苯那敏(扑尔敏)是抗组胺药。本类药有较强的抗组胺和其他过敏递质作用,治疗各型湿疹均有较好止痒效果。常用药有氯苯那敏、赛庚啶、苯海拉明、异丙嗪,以及非镇静类抗组胺药如阿司咪唑(息斯敏)、氯雷他啶(克敏能)、西替利嗪(仙特敏)、去氯羟嗪(克敏嗪)等。新型 H_1 受体拮抗药还有奥沙米特,口服每次 30~60 毫克,每日 2 次。曲尼司特,口服每次 100 毫克,每日 3 次。

对皮损严重、瘙痒剧烈的患者,可用 2 种抗组胺药同时交替使用或肌注氯苯那敏每次 10 毫克,每日 1 次;亦可给予镇静药物口服,如地西泮每次 5~10 毫克,每晚 1 次。如上述药物效果不明显,可选用糖皮质激素,如口服泼尼松每次 5~10 毫克,每日 3 次,病情严重的可静脉滴注地塞米松每次 5~10 毫克,每日 1 次。在应用皮质激素后,一旦症状被控制,即应酌情减量、撤除,以防长期使用激素引起的不良反应。

🔲 **处方 2**

氟轻松霜,外敷(封包),每日 1 次。

转移因子注射液,每次 2 单位,皮下注射,每周 1 次。

本处方适用于慢性湿疹皮炎、皮肤粗糙、增厚、干燥及角化性皮损。外敷药物采用封包疗法:具体方法是将药物薄涂于患处,再用聚乙烯塑料薄膜盖于药物表面,用绷带包扎固定 6～8 小时,每日 1 次,以夜间应用为宜。酌情应用 5～7 日。封包疗法可以促进药物透过皮肤,作用持久,其疗效是薄涂的 10 倍。夏日不宜应用,糜烂渗液者不宜应用。大面积封包要注意药物吸收问题。

外敷药物封包疗法最常用糖皮质激素制剂配成的各种外用药。本类药具有较强的抗炎、抗过敏、免疫抑制及抗增生作用。常用的药物中弱效类有氢化可的松;中效类有地塞米松;强效类有倍氯米松、倍他米松、氟轻松;最强效类有氯倍他索等。将上述不同性能的药物配成一定的剂型,如溶液、霜剂、糊剂、软膏后用于临床可收到较好疗效。但要注意,长期外用糖皮质激素会产生许多不良反应,如引起皮肤萎缩、毛细血管扩张、诱发或加重皮肤细菌或真菌感染,还可以引起口周炎、痤疮及局部多毛等。

转移因子是免疫调节药,本品是从健康人的白细胞提取的小分子肽类物质,是致敏淋巴细胞产生的一种淋巴因子。其作用特点是有选择性地将细胞免疫活性转移给患者，从而提高其细胞免疫功能。一般用于慢性湿疹及异位性皮炎。每次 2 单位，皮下注射（上臂内侧），每周 1 次，1～3 个月为 1 个疗程。注射部位酸胀感明显，偶有一过性发热及皮疹。

严重病例可采用药物局部封闭疗法。曲安西龙（去炎松）混悬液 10～30 毫克加入 1％利多卡因 2～6 毫升，于皮损基底部做浸润注射，7～10 日注射 1 次。每次注射量不宜超过 30 毫克，一般连续注射 2～3 次。适用于慢性湿疹。注意注射量过大可造成局部皮肤萎缩、色素减退，以及全身吸收而产生的某些不良反应。皮肤破损或有感染时不用，夏季尽量不用。

2.中药处方

（1）中成药处方

🔟 处方 1

湿毒清胶囊，口服，每次 3～4 粒，每日 3 次。

本处方适合于皮肤瘙痒症属血虚湿蕴皮肤证者。本处方具有养血润燥，化湿解毒，祛风止痒等功效。本处方组成成分有生地黄、当归、丹参、苦参、蝉蜕、黄芩、白鲜皮、土茯苓、甘草。

🔟 处方 2

三妙丸，口服，每次 6～9 克，每日 2～3 次。

本处方具有燥湿清热的功效。用于湿热型,属急性湿疹,主要临床表现为皮损潮红,起水疱,糜烂,边界不清,瘙痒难忍,伴胸闷纳呆,大便干结,小便黄赤,舌苔黄腻,脉滑数。治宜燥湿清热。孕妇慎用。本处方主要由苍术(炒)、黄柏(炒)、牛膝组成。

(2)中药方剂

🍵 处方1

除湿止痒洗剂。土茯苓、薏苡仁、白鲜皮、黄柏、地肤子、苦参、五倍子、白矾各30克。急性湿疹色潮红热盛者加生地榆30克;亚急性、慢性湿疹皮损肥厚,加皂角刺、三棱各30克。加水约2500毫升,煎成1500毫升药液,待稍温,频洗患处,每次30分钟,每天1～2次,3天用药1剂。

本处方功效是清热解毒,利湿敛疮。主治湿疹。

🍵 处方2

复方四皮洗液。桃树嫩皮100克,花椒树嫩皮100克,苦楝树嫩皮90克,白鲜皮60克,苦参60克,葛根60克,明矾(研细粉)30克,硫黄(研细粉)30克。上药除明矾、硫黄外,加开水2000毫升,煎30分钟后备用,待药液温度降至30℃左右加入明矾和硫黄粉,搅匀,片刻后即可外洗。每天洗1次,5天1剂,每次用时加热至30℃,10天为1个疗程。

本处方功效是清热解毒,收湿止痒。主治湿疹。

🍵 处方3

紫归油。紫草10克,地骨皮10克,丁香10克,当归5

克。上药加入 250 毫升香油中浸 24 小时,用陶瓷缸文火焙焦去渣备用。每日 2～3 次,涂擦局部。10 日为 1 个疗程。

本处方功效是润燥生肌,止痒。用于治疗皲裂性湿疹。

处方 4

没银煎液。没药 50 克,金银花 50 克。上药加水 1000 毫升,煎至 500～700 毫升,冷却备用。用 6～8 层纱布浸取药液,以不滴水为度,平敷于患部,每次 30 分钟,每日 3 次。小面积皮损可用棉签蘸液涂擦,手足部病变用药液浸泡。

本处方功效是清热解毒,散血化瘀。用于治疗皮肤湿疹、皮炎、足癣。没药水浸剂在试管内对堇色毛癣菌、同心性毛癣菌等多种致病真菌有不同程度的抑制作用。金银花水提物对深红色发癣菌、星形奴卡菌等皮肤真菌有不同程度的抑制作用;且有较好的抗炎作用,对大鼠巴豆油性肉芽囊肿有较明显的抗渗出和抗增生作用。

3.康复处方

(1)绿豆薏仁海带水:绿豆 30 克,薏苡仁 30 克,海带 15 克,水煎服。用于慢性湿疹。

(2)对湿、热、寒冷、日光、丝织品、毛织品、外用药物、化妆品、染料、玩具或油漆家具、肥皂等有过敏者,要尽量避免再次接触。

(3)尽量不要搔抓患处,使皮损尽快修复。

(4)养成良好的卫生习惯,及时清洁皮肤污垢,勤换衣服、被褥、袜子,以提高皮肤的抵抗力。

(八)神经性皮炎

神经性皮炎,又称慢性单纯性苔藓,是以阵发性皮肤瘙痒和皮肤苔藓化为特征的慢性皮肤病。为常见皮肤病,多见于成年人,儿童一般不发病。情绪波动、精神过度紧张、焦虑不安、生活环境突然变化是发生本病的主要诱因。本病好发于颈部两侧、项部、肘窝、腘窝、骶尾部、腕部、踝部,亦见于腰背部、眼睑、四肢及外阴等部位。皮损仅限于一处或几处为局限性神经性皮炎;若皮损分布广泛,甚至泛发于全身者,称为泛发性神经性皮炎。临床可分为局限性神经性皮炎和播散性神经性皮炎。

1.西药处方

🍃 处方 1

20%尿素霜,20 克,外搽。

本处方适用于神经性皮炎。

🍃 处方 2

曲安西龙(去炎松)尿素软膏,10 克,外用。

本处方适用于神经性皮炎。

🍃 处方 3

皮炎平软膏,20 克,外搽。

本处方适用于神经性皮炎。

🥢 处方 4

哈西奈德(氯氟舒松)霜,10 克,外搽。

本处方适用于神经性皮炎。

2.中药处方

(1)中成药处方

🥢 处方 1

皮肤病血毒丸,口服,每次 20 粒,每日 2 次。

本处方具有清血解毒,消肿止痒的功效。用于经络不和,湿热血燥引起的风疹,湿疹,皮肤刺痒,雀斑粉刺,面赤鼻齄,疮疡肿毒,脚气疥癣,头目眩晕,大便燥结。孕妇忌服。感冒期间停用。

🥢 处方 2

冰黄肤乐软膏,外用,涂搽患处。每日 3 次。

本处方具有清热燥湿,活血祛风,止痒消炎的功效。用于湿热蕴结或血热风燥引起的皮肤瘙痒;神经性皮炎、湿疹、足癣及银屑病等瘙痒性皮肤病见上述症候者。治疗期间忌酒等辛辣发物。

(2)中药方剂

🥢 处方 1

五皮止痒饮。梓白皮 15 克,川槿皮 15 克,榆白皮 15 克,白鲜皮 15 克,海桐皮 15 克,生地黄 15 克,熟地黄 15 克,地肤子9克,蛇床子9克,苦参10克,首乌10克,当归9克,赤芍9克,红花6克,甘草5克。每日1剂,水煎2次混匀,早晚分服。药渣内加苦参、蛇床子各30克,加水复煎,于每晚临睡前擦洗患处。

本处方功效是杀虫止痒,养血祛风。主治神经性皮炎。

处方2

复方斑蝥酊。斑蝥10克,蜈蚣10克。上药用75%乙醇1000毫升浸泡1周后去渣取液,加入水杨酸30克,樟脑10克,薄荷10克。用毛笔蘸少许药液,外涂患处,早晚各1次。涂时只要1次涂遍即可,不可反复擦之,否则易起疱。2个月为1个疗程。使用本品局部可有轻度疼痛或灼热感,个别患者出现水疱,可停药数日使水疱吸收,或将水疱刺破放液,涂以龙胆紫,外敷消毒纱布,待结痂后可继续用药。

本处方功效是攻毒蚀疮,化瘀散结。用于治疗神经性皮炎。此法见于唐代王焘所著《外台秘要》,原书采用斑蝥微炒研末,蜜调涂敷,治疗干癣积年生痂。眼周、口周及会阴部皮肤慎用。

处方3

外用皮炎液。水蛭12克,白矾30克,硫黄30克,石菖蒲20克,斑蝥6克。将上药用56度白酒2500毫升浸泡半个月后过滤,滤液封存备用。用药前用温开水洗净局部,直至局部微热为止,用药后勿洗局部。每日3～4次,用药至局部症状消失,肥厚皮损痊愈,肤色正常后再用药 10 日。

本处方功效是破血逐瘀,解毒止痒。用于治疗神经性皮炎。

3.康复处方

(1)韭菜大蒜外用方:韭菜、大蒜各 30 克。将上 2 味洗净,共捣烂,以布包之,烘热后用力擦患处。每日 2 次,连用 7 日。具有破瘀除湿,解毒散血的功效。

(2)丝瓜叶外用方:鲜丝瓜叶适量。将丝瓜叶洗净,捣烂如泥,涂擦患处,直至局部发红,甚至隐隐见血为止。每周 1 次,连用 2～3 次。具有清热,凉血,解毒的功效。适用于风热型神经性皮炎。

(3)陈醋外用方:陈醋适量。用陈醋涂搽患处,每日 2～3 次。具有解毒杀虫,散瘀止血的功效。适用于血燥型神经性皮炎。

(九)脱　发

脱发是指头发脱落的现象。正常脱落的头发都是处于退行期及休止期的毛发,由于进入退行期与新进入生长期的毛发不断处于动态平衡,故能维持正常数量的头发。病理性脱发是指头发异常或过度的脱落,其原因很多。

脱发主要分 3 种类型:一种是神经性脱发,一种是脂溢性脱发,再就是两者的混合,也有人将脱发分为男性型脱发、女性脱发、斑秃、先天性脱发、外伤性脱发、毛发周期性紊乱等许多种类型。

1.西药处方

◉ 处方1

非那雄胺,口服,每次1毫克,每日1次。

本处方适用于脱发的治疗。非那雄胺是一种合成的甾体类化合物,它是雄激素睾酮代谢成为双氢睾酮过程中的细胞内酶Ⅱ型5α还原酶的特异性抑制药。口服,每次1毫克,每日1次,4个月为1个疗程。非那雄胺能抑制头皮毛囊变小,逆转脱发过程。

◉ 处方2

维生素 B_6,口服,每次20毫克,每日3次。

胱氨酸,口服,每次2片,每日3次。

辅酶Q10胶囊,口服,每次1粒,每日3次。

本处方适用于脱发的治疗。

2.中药处方

(1)中成药处方

◉ 处方

滋补生发片,按说明书服。

本处方适用于斑秃和脂溢性脱发,效果良好。

（2）中药方剂

💊 处方 1

万发林搽剂。人参 30 克，黄芪 30 克，首乌 30 克，当归 30 克，黑糯米 50 克，路路通 20 克，生姜 30 克。上药研成粗末，用食用白酒（50 度）500 毫升浸泡 2 周，过滤去渣，滤液备用。外用适量，横竖交叉，遍搽发根。每日 3 次。

本处方功效是益气养血，生发。主治脂溢性脱发、斑秃、全秃。

💊 处方 2

雷公藤酊。雷公藤 65 克。上药洗净晾干后，切成 1～1.5 厘米长小段或切成饮片，浸泡于 60 度白酒（或酒精）500 毫升中，摇匀后将容器密闭 1 个月后，过滤去渣即成酊剂，外擦患处，以患处头皮局部有微热感为度，每日擦 3 次以上，1 个月为 1 个疗程。

本处方功效是清热祛风，活血通络。用于治疗斑秃。

💊 处方 3

生发酊。鲜侧柏叶 50 克，闹羊花 20 克，骨碎补 20 克。上药用 85% 酒精 100 毫升浸泡 2 周，去渣滤液备用。用棉签蘸液反复外擦，每日 3～5 次，每次 1～5 分钟，连续半年以上，直至病愈。

本处方功效是除脂、止痒、生发。用于治疗脂溢性脱发。

3.康复处方

(1)三黑粥:黑芝麻 30 克,核桃仁 20 克,黑豆 30 克,黑米 50 克。以上 4 料共煮粥服,可补肝肾,益气血,长期服用,防治脱发效果好。

(2)首乌大枣粥:何首乌 50 克,大枣 10 枚,大米 60 克。以上 3 料共煮粥服食,可补肝肾,益气血,防脱发,黑须发,美容颜。

(3)盐水洗浴疗法:食盐 15 克,加入 1500 毫升温开水中,搅拌均匀,每周洗 2 次。

(4)食醋洗浴疗法:食醋 100 毫升,加热水 200 毫升,趁热洗头,3 日 1 次。

(5)桑根白皮 10 克,水 2000 毫升,将桑根白皮放入水中煎开洗头。

(十)毛 囊 炎

毛囊炎是由金黄色葡萄球菌引起的毛囊化脓性炎症,主要表现为粟粒至绿豆大小的毛囊性红丘疹,顶端可化脓,周边有红晕。糖尿病、肾炎、贫血或瘙痒性皮肤病患者易于发生。好发于头部、颈项部、臀部及外阴部。皮损初起为粟粒大小的毛囊性炎性丘疹,顶端逐渐化脓,中心可有毛发贯穿,周围炎性红晕,自觉轻微痒痛。脓疱破后可挤出少许脓血,结成黄痂,痂脱即愈,不留瘢痕。可反复发作。

1.西药处方

处方 1

青霉素(皮试),肌内注射,每次 80 万单位,每日 2 次。

肤炎宁搽剂,外搽,20 毫升,每日 3 次。

处方 2

红霉素,每次 0.25 克,每日 4 次。

莫匹罗星(百多邦)软膏,外搽,每日 2 次。

处方 3

四环素片,每次 0.25 克,每日 4 次。

2‰碘酊,外涂,每日 3 次。

以上处方适用于症状轻者,通常局部治疗即可,局部治疗以止痒、杀菌、消炎为原则,剪去毛发后选用抗生素软膏、碘酊、甲紫(龙胆紫)溶液或鱼石脂软膏等药物。病情顽固者,可全身应用抗生素,最好根据细菌培养及药敏结果选用。

2.中药处方

(1)中成药处方

处方 1

连翘败毒丸,口服,每次 1 袋(6 克),每日 2 次。

本处方功效是清热解毒,散风消肿。适用于脏腑积热,风热湿毒引起的疮疡初起,红肿疼痛,憎寒发热,风湿疙瘩,遍身刺痒,大便秘结。其主要成分为连翘、金银花、苦地丁、天花粉、黄芩、黄连、大黄、苦参、荆芥穗、防风、白芷、羌活、麻黄、薄荷、柴胡、当归、赤芍、甘草。服药时,注意事项如下:忌烟、酒及辛辣食物;不宜在服药期间同时服用滋补性中药;高血压、心脏病患者慎服;有糖尿病、肝病、肾病等慢性病严重者应在医师指导下服用;儿童、年老体弱者应在医师指导下服用;过敏体质者慎用;服药 3 天症状无缓解,应去医院就诊。

处方 2

小败毒膏,口服,每次 10～20 克,每日 2 次。

本处方功效是清热解毒,消肿止痛。适用于毛囊炎患者,疮疡初起,红肿热痛。服药期间的注意事项如下:3 岁以下儿童慎用;服药期间忌食辛辣食物;体质虚弱、脾胃虚寒、大便溏者慎用;病情较重的患者应去医院就诊;过敏体质者慎用。

(2)中药方剂

处方 1

金银花 15 克,紫花地丁 15 克,川黄连 9 克,黄芩 9 克,野菊花 9 克,山栀 9 克,连翘 9 克,赤芍药 9 克,黄柏 9 克,茯苓 9 克,绿豆 9 克,生甘草 6 克。水煎,每日 1 剂,分 2 次服。

本处方功效是清心火,解毒,利湿。适用于毛囊炎心火亢盛者,舌尖红、面部升火、口渴、乏力、失眠等阴虚内热者加天花粉、鲜生地黄;皮损硬结明显者加大黄。

处方2

黄芩 15 克,黄连须 15 克,陈皮 6 克,甘草 6 克,柴胡 6 克,桔梗 6 克,玄参 6 克,连翘 6 克,马勃 6 克,薄荷 6 克,僵蚕 3 克,升麻 3 克,金银花 9 克,紫花地丁 9 克,野菊花 9 克。水煎,每日 1 剂,分 2 次服。

本处方功效是疏风清热解毒。适用于毛囊炎风热外袭型。

处方3

蒲公英 30 克,紫花地丁 30 克,金银花 30 克,连翘 15 克,当归 15 克,川芎 12 克,皂角刺 6 克,穿山甲 6 克,陈皮 9 克,桔梗 9 克,甘草 3 克。水煎,每日 1 剂,分 2 次服。

本处方功效是清热解毒,化瘀排脓。适用于头部脓肿性、穿凿性毛囊周围炎血瘀兼风热者。气虚者加黄芪、党参;阴虚者加生地黄、玄参、天花粉;湿重者加黄芩、黄连。

3.康复处方

(1)保持皮肤清洁。少食油腻及腥发食物。患处切忌自行挤压。对于慢性反复发作的病例,积极寻找治疗原发病,如糖尿病、贫血等,多发者可选用抗生素及维生素类药物。物理疗法早期可选用紫外线或超短波照射治疗。

(2)针刺法:主穴为大椎、陶道、风池、天柱、完骨、新建;配穴为束骨、侠溪、至阴、京骨、丘墟、窍阴(足)、临泣(足)、通骨(足)。操作方法:施泻法,1～2 日针 1 次,针刺得气后留针 30 分钟。

(3)针刺加灸法:取风池、曲池、委中。操作方法:施泻法,拔针后再在患处加艾条熏灸,每次 15～20 分钟,每日 1 次。

(4)绿豆汤:绿豆 15 克,生薏苡仁 15 克,金银花 15 克。三物加水 200 毫升煎煮代茶饮。每日 1 剂,连服 1～2 周。具有清热解毒利湿的功效。适用于毛囊炎患者。

(十一)脂溢性皮炎

脂溢性皮炎是一种皮脂溢出部位的慢性皮肤炎症。病因不明,可能存在着先天性脂溢性素质以及与某些微生物有关,特别是卵圆形糠秕孢子菌。病变多发生在皮脂溢出较多的部位,如头面部、上胸背部,损害为鲜红色或黄红色斑片,表面覆有油腻性鳞屑,边界清楚,炎症明显时可有糜烂、渗液及结痂等湿疹样改变,头皮损害常引起脱发,面部损害常与寻常痤疮、酒糟鼻并发,有不同程度瘙痒。

1.西药处方

☞处方 1

维生素 B_6,口服,每次 10 毫克,每日 3 次。

红霉素片,口服,每次 0.25 克,每日 4 次。

维胺酯胶囊,口服,每次 25 毫克,每日 2～3 次。

赛庚啶,口服,每次 2 毫克,每日 2 次。

5％硫黄霜,外擦。

本处方适用于脂溢性皮炎,脂溢性皮炎湿疹样变时,应先按湿疹处理,控制后再用脂溢性皮炎外用药。并发感染时,应先控制感染。外用药物刺激皮肤引起不良反应时,应及时更改,或暂时停用,必要时按接触性皮炎处理。

处方 2

泛酸钙,口服,每次 20 毫克,每日 3 次。

维生素 B_6,口服,每次 10 毫克,每日 3 次。

螺内酯(安体舒通),口服,每次 20 毫克,每日 2 次。

胱氨酸,口服,每次 50 毫克,每日 3 次。

2％酮康唑洗剂(采乐洗剂),洗用,每周 1～2 次。

或 2.5％二硫化硒洗剂(希尔生洗剂),洗用,每周 2 次。

本处方适用于头皮脂溢性皮炎。运用治疗脂溢性皮炎的洗剂时,应先用洗发水清洗头部,避免药液流入眼睛,然后再用外擦药物适量均匀搽涂。避免洗头过多,导致皮脂腺分泌亢进,造成恶性循环。皮肤有急性炎症时慎用外用药,头皮有水疱、糜烂、渗液时禁用。

处方 3

复合维生素 B,口服,每次 2 片,每日 3 次。

米诺环素(美满霉素),口服,每次 50 毫克,每日 2 次。

酮康唑,口服,每次 0.2 克,每日 1 次。

肤炎宁搽剂,外搽,每日 1 次。

本处方中的复合维生素 B 为复方制剂,每片主要成分为维生素 B_1 3 毫克,维生素 B_2 1.5 毫克,维生素 B_6 0.2 毫克,烟酰胺 10 毫克,泛酸钙 1 毫克。辅料为淀粉、糊精、磷酸氢钙、硬脂酸镁。可预防和治疗 B 族维生素缺乏所致的营养不良、厌食、脚气病、糙皮病等。对防治脂溢性皮炎有显著功效。

2.中药处方

(1)中成药处方

⊃ 处方

脂溢性皮炎散。取药粉 18 克,用热水 2000 毫升冲溶,擦洗 5~10 分钟,再用温水冲洗干净。每日 1 次。

本处方功效是清热燥湿,祛风解毒。适用于湿热互阻所致的头皮脂溢性皮炎。本处方主要成分为苦参、枯矾、蛇床子、野菊花、花椒。皮肤有溃烂者忌用。

(2)中药方剂

⊃ 处方 1

滋阴除湿汤。生地黄 30 克,玄参 10 克,丹参 15 克,当归 10 克,茯苓 10 克,泽泻 10 克,地肤子 10 克,蛇床子 10 克。

本方为名老中医朱仁康治疗湿疹、脂溢性皮炎反复发作的经验方。

⊃ 处方 2

祛风换肌丸加减。大生地 12 克,小胡麻 12 克,当归 9

克,赤芍9克,红花6克。加水适量煎取汁。分3次服用,每日1剂。

本处方功效是养血润燥。多用于血燥型脂溢性皮炎,多为脂溢性皮炎轻型者或干性脂溢性皮炎者。其主要症状为头皮屑遍布头皮,偶有干性鳞屑斑片延至躯干部,头发可干枯、脱落。

处方3

黄连平胃散加减。黄连3克,苍术6克,黄芩9克,菊花9克,苦参9克,知母9克,生石膏30克。加水适量煎取汁。分3次服用,每日1剂。

本处方功效是清热利湿。用于脂溢性皮炎或油性脂溢性皮炎。其主要症状为重症者皮疹形态多样,有红斑、血疹、水疱,偶可见黄水淋漓,味腥黏稠,有脂性黄痂。

3.康复处方

(1)山楂荷叶甘草汤:生山楂60～120克,荷叶1张,生甘草15克。将以上3味加水适量煎取汁。代茶饮用,每日3次,每日1剂,连服3～4周。具有清热解毒,利湿活血的功效。用于湿热外溢引起的脂溢性皮炎。

(2)山楂茶:山楂25克,绿茶3克。山楂加水适量煎取汁,冲泡绿茶。代茶饮用,每日2剂。具有清热降脂,消积导滞的功效,适用于脂溢性皮炎。

(3)纯姜汁:鲜生姜250克。将生姜捣碎,用布包住,拧取汁水盛杯内备用。先用10%盐水洗净患处,拭干,外涂姜汁,每日2～3次。适用于脂溢性皮炎。

(4)硫黄大黄洗头粉:硫黄100克,大黄100克,皂角100克。以上诸药共研细粉,混匀。使用时,先用温水洗头发,取本品20克搓在头发上,2～3分钟后用温水冲洗干净。3～5天使用一次。具有清热、消炎、去油的功效。适用于头皮脂溢性皮炎。

(5)避免剧烈运动,减少皮脂腺的分泌,外出戴遮阳帽或打伞,避免紫外线照射,减少皮脂腺分泌;保持皮肤清洁,用硫黄药皂洗澡,除去油脂;瘙痒时不要乱抓、重抓。

(6)改变饮食习惯,调整消化道功能,保持毛囊皮脂腺口的通畅,利于皮脂物质的排出,减轻毛囊皮脂腺炎症。饮食中要注意控制脂肪量,脂肪不宜过多,否则会加重症状;可适当给予高蛋白饮食,因为蛋白质有利于保持正常皮肤角化代谢和毛囊正常;少吃甜食,因为糖通过糖异生后产生更多的脂肪;富含维生素A的食物要适量多吃,因为维生素A可纠正毛囊皮脂角化异常,保持毛囊皮脂腺口的通畅,利于皮脂物质的排出,减轻毛囊皮脂腺炎症,如胡萝卜、动物肝脏、菠菜、大豆等含维生素A较多。避免高碘饮食,因高碘饮食可使毛囊角化或堵塞,要控制海带、紫菜等海产品的摄入。多食富含维生素C、维生素B_1的食品,对本病的康复也有很大的好处。忌烟、酒及辛辣刺激食品。

(7)保持心情舒畅,避免长期紧张、焦虑,保证充足的睡眠。

十六、耳鼻咽喉科常见病处方

(一)慢性化脓性中耳炎

慢性化脓性中耳炎是中耳黏膜、骨膜或深达骨质的慢性化脓性炎症,常与慢性乳突炎合并存在。多因急性化脓性中耳炎延误治疗或治疗不当,迁延而来。急性化脓性中耳炎病程超过6~8周时,应考虑本病。临床以反复耳流脓,鼓膜穿孔及听力下降为主要特点。严重者可引起颅内、外并发症,甚至危及生命,是常见的致聋性疾病。

1.西药处方

☞ 处方

3%过氧化氢溶液,清洗耳道。

0.3%氧氟沙星,滴耳,每日3次。

本处方适用于慢性化脓性中耳炎。用药的基本方案是:局部用耳用滴剂,并积极进行病因治疗。

局部用药前用3%过氧化氢溶液反复清洗耳道,最好用吸引器吸净脓液,否则引流不畅,局部治疗效果不佳。

除了氧氟沙星之外,氯霉素、洁毒素等药液可酌情选用。有条件最好在细菌培养及药敏试验结果指导下用药。

尽量少用粉剂,因易形成团块,影响引流。新霉素、庆大霉素等氨基糖苷类抗生素耳内滴药可引起内耳中毒,应禁用。

2.中药处方

(1)中成药处方

💊 处方

右归丸,口服,每次 1 丸,每日 3 次。

本处方具有温补肾阳的功效。用于肾阳不足型,表现为耳流脓水,日久不愈,兼见畏寒怕冷,腰酸足软,失眠多梦,入夜尿多,舌淡,苔薄白,脉细弱。治宜温补肾阳。本处方主要由熟地黄、肉桂、附子、山药、山茱萸、菟丝子、鹿角胶、枸杞子、当归、杜仲炭组成。

(2)中药方剂

💊 处方 1

紫参滴耳油。紫草 50 克,苦参 5 克,香油 500 毫升,冰片 6 克,枯矾 3 克。将紫草、苦参放入香油锅内浸泡 24 小时,加热炸至药枯呈黑黄色,过滤后再将冰片、枯矾研成细面加入,搅匀备用。用时先以消毒棉签蘸 3％双氧水将患耳内脓物洗净,然后用滴管滴入本品 1～2 滴,再用消毒棉签蘸

本品适量塞入耳中,最后用药棉堵塞外耳道。每日 1 次,3
日为 1 个疗程。

本处方功效是清热解毒,收湿敛疮。用于治疗急慢性
化脓性中耳炎。

处方 2

四黄液。黄连 15 克,黄柏 9 克,黄芩 9 克,栀子 6 克。
上药加水,文火煎沸,过滤取液,加 2‰ 苯甲酸防腐剂备用,
滴耳治疗。

本处方功效是解毒消炎。用于治疗慢性化脓性中耳
炎。本方实为黄连解毒汤,因制剂为滴耳外用液而不是内
服汤剂,故命名为四黄液。

处方 3

蔡氏耳炎灵。大黄 20 克,黄芩 20 克,黄连 20 克,黄柏
20 克,苦参 20 克,冰片 6 克,香油 500 毫升,液状石蜡 1000
毫升。先将前 5 味药放入香油锅内,浸泡 24 小时,然后加
热,炸至药枯成黑黄色时,滤净药渣,再加石蜡、冰片细面,
搅匀,过滤,分装于空眼药水瓶内。用棉签拭净耳内脓液,
然后滴入 1～2 滴药液,每日 1 次。再用纱布条蘸药液塞入
耳内,每日 1 次。

本处方功效是清热利湿,解毒,止痛。主治慢性化脓性
中耳炎。

3.康复处方

(1)按摩方:①除耳鸣、耳聋功:平坐,伸一腿屈一腿,横伸两臂,直竖两掌,向前若推门状。扭头项左右各 7 次。②导引法:两手按耳轮,一上一下按摩之,每次可作 15 分钟左右。③鸣天鼓:将两手掌心紧贴两耳,两手示指、中指、环指、小指对称横按在脑后枕部,两中指相接触到,再将两示指翘起叠在中指上面,然后把示指从中指上用力滑下,叩击脑后枕部,此时可闻及如击鼓之声。先左手 24 次,后右手 24 次,最后两手同时叩击 48 次。每日可作 2～3 次。

(2)多饮开水,以保持大便通畅。

(3)适当运动,增加机体的抗病能力。

(4)平日游泳后,应侧头单侧跳动,令耳内的水流出。本病患者不宜游泳。

(5)切忌滥服热补类中药,如人参、鹿茸、肉桂等。

(二)慢性单纯性鼻炎

慢性单纯性鼻炎为鼻腔黏膜组织以充血肿胀为主的可逆性病变。慢性单纯性鼻炎的主要体征为黏膜充血,下鼻甲肿胀、表面光滑、柔软、有弹性。探针轻压有凹陷,探针移开后立即恢复。对血管收缩剂敏感。鼻腔内有黏涕。慢性单纯性鼻炎的临床症状主要有:①间歇性或交替性鼻塞:夜间、寒冷、休息时重,白天、夏季、运动时减轻。侧卧时,变换侧卧方位,两侧鼻塞可交替发生。②多涕:一般为黏液白涕,继发感染时有脓涕。③其他:一般无闭塞性鼻音、耳鸣及耳闭塞感等伴随症状,偶有头痛、头晕等不适。

1.西药处方

🥄 处方

1%麻黄碱滴鼻液,滴鼻,每日3次。

0.5%普鲁卡因,1.2毫升下鼻甲封闭,隔日1次,5次为1个疗程。

本处方适用于慢性单纯性鼻炎。本病不宜使用滴鼻净等血管收缩药,易引起药物性鼻炎,婴幼儿最好不用血管收缩药,如有必要时可用低浓度小剂量药液。滴鼻方法:平仰卧,头后仰并悬垂于床缘外,前鼻孔朝上;或仰卧,肩下垫枕。经前鼻孔向鼻腔滴药水,每侧2～3滴。

2.中药处方

中药方剂

🥄 处方1

清肺润燥鼻炎汤。沙参12克,麦冬12克,桑叶12克,黄芩12克,白芷10克,川芎10克,薄荷10克,防风10克,生石膏20克,连翘20克,金银花12克,苍耳子12克。每日1剂,水煎服。

本处方功效是清肺润燥,宣通鼻窍。主治慢性鼻炎、鼻窦炎、过敏性鼻炎。如慢性鼻炎急性发作,上方加荆芥、杏仁各 10 克,黄芩改用 15 克;过敏性鼻炎早期,上方加蝉蜕、白术、龙胆草、白前各 10 克;萎缩性鼻炎上方加龙胆草 12 克,藿香、杏仁各 10 克,鱼腥草 20 克。

处方 2

丝瓜根绿豆汤。丝瓜根 30～50 克(鲜品加倍),绿豆 60～100 克,冰糖适量。先将丝瓜根和绿豆加冷水煮沸,再煎 0.5 小时,取丝瓜根弃之,然后在绿豆汤中加冰糖适量,溶解后食豆喝汤,每日 1 剂,早晚 2 次分服。病情重者每日 2 剂。连服 1 个月为 1 个疗程。儿童酌减。

本处方功效是清热,化痰,通窍。用于治疗慢性鼻炎,慢性副鼻窦炎。方中丝瓜根为葫芦科植物丝瓜的根及近根处藤茎,《本草纲目》记载本品能治"脑漏",《医学正传》记载本品治疗"鼻中时时流臭黄水,甚至脑亦时痛"。脑漏为鼻渊的俗名,其临床表现为鼻塞、流脓浊鼻涕、头晕、头痛,与现代鼻窦炎疾病相当。

处方 3

慢性鼻炎汤。苍耳子 10 克,白芷 20 克,葛根 15 克,麦冬 20 克,藁本 10 克,黄芩 15 克,薄荷 10 克。每日 1 剂,水煎服。3 周为 1 个疗程。

本处方功效是宣肺通窍,清肺养阴。用于治疗慢性单纯性鼻炎。

3.康复处方

(1)锻炼身体,增强体质,避免感受外邪,以防伤风鼻塞。

(2)戒除烟酒,注意饮食卫生和环境保护,避免粉尘的长期刺激。

(3)避免局部长期使用血管收缩药,如鼻炎净等。

(4)鼻塞严重时,不可强行擤鼻,以免邪毒入耳,引起耳胀、耳闭等病。

(三)过敏性鼻炎

过敏性鼻炎是发生在鼻黏膜的变态反应性疾病,因此又称变应性鼻炎,分为常年性变应性鼻炎和季节性变应性鼻炎,后者又称"花粉症"。过敏性鼻炎患者有四大主征,即阵发性喷嚏,大量清水样涕、鼻塞和鼻痒。临床以鼻痒、喷嚏、鼻分泌亢进、鼻黏膜肿胀等为主要特点。近年来该病发病率有增加趋势,可能与大气污染、空气中的 SO_2 浓度增高有关,以儿童、青壮年多见,无男女性别差异。

1.西药处方

🍵 处方

氯苯那敏(扑尔敏)片,口服,每次 4 毫克,每日 3 次。

1%麻黄碱滴鼻液,滴鼻,每日 3 次。

氯雷他定,口服,每次 10 毫克,每日 1 次。

色甘酸钠,将其粉末喷入鼻腔,每次 20 毫克,每日 4 次。

本处方适用于过敏性鼻炎。1%麻黄碱生理盐水中加入少量类固醇激素,效果更佳。结合采用激光、免疫疗法和局部 5%硝酸银烧灼降低鼻黏膜敏感性。

2.中药处方

(1)中成药处方

⤵ 处方 1

防芷鼻炎片,口服,每次 5 片,每日 3 次。饭后服用。

本处方具有清热消炎,祛风通窍的功效。用于治疗慢性鼻炎引起的喷嚏、鼻塞、头痛、过敏性鼻炎、慢性鼻窦炎。胃溃疡病者慎用。

⤵ 处方 2

鼻炎通窍片,口服,每次 5～7 片,每日 3 次。

方中苍耳子为君药,以散风除湿,通窍止痛;辛夷、白芷为臣药,以发散风寒,宣通鼻窍;佐以薄荷疏散风热,清利头目;再加黄芪大补脾肺之气,白术健脾益气,防风走表祛风,诸药合用,以奏散风消炎,宣通鼻窍之功。用于鼻渊,鼻塞,流涕,前额头痛;鼻炎,鼻窦炎及过敏性鼻炎。

(2)中药方剂

⤵ 处方 1

固表止嚏汤。生黄芪 20 克,白术 15 克,防风 15 克,柴胡 10 克,苍耳子 10 克,五味子 10 克,防己 10 克,黄芩 10 克,乌梅 10 克,生甘草 6 克,炙麻黄 6 克。每周用 4 剂,水煎服。

本处方功效是益气固表,敛肺止嚏。主治变态反应性鼻炎。

⇒ 处方 2

鼻敏宁。黄芪 15 克,白术 10 克,防风 6 克,柴胡 6 克,五味子 5 克,细辛 3 克,乌梅 6 克,党参 12 克。上药经提取装入胶囊,每粒 0.4 克,口服,每次 5 粒,每日 3 次,4～6 周为 1 个疗程。也可以作汤剂煎服,每日 1 剂。

本处方功效是益气固表,敛肺通窍。用于治疗变态反应性鼻炎。实验研究表明,该方有抗变态反应作用,其治疗机制可能是抑制抗原抗体反应,减轻局部炎症,改善细胞结构和功能,促进末梢神经纤维病变的恢复等。

⇒ 处方 3

劫敏汤。黄芪 10 克,乌梅 10 克,诃子肉 10 克,干地龙 10 克,柴胡 3 克,防风 6 克,豨莶草 6 克,蜂蜜 30 克(和水服)。每日 1 剂,水煎服。寒证加荜茇、细辛;病情重者加大黄芪、柴胡、防风的用量,或加石榴皮。

本处方功效是益气固表,敛肺通窍。用于治疗过敏性鼻炎。

3.康复处方

(1)蒜醋熏鼻:将大蒜装入坛子,再倒入米醋,然后密封。1个月后,启封蒜醋坛,用小瓶装入一些蒜醋液,对着鼻孔熏30分钟,7日换1次酸醋液,远期效果好,部分患者可达到根治目的。

(2)薏苡粳米粥:薏苡仁15克,莲子肉10克,淮山药15克,大米食量。将薏苡仁、淮山药与莲子肉水浸一晚,同大米熬粥,调味后使用。

(3)脱敏疗法:用含有综合性变应原的"大佛水鼻腔喷雾剂"喷鼻,有局部脱敏作用。

(四)慢性化脓性鼻窦炎

慢性化脓性鼻窦炎是鼻窦黏膜的慢性化脓性炎症,病程超过12周,多因急性鼻窦炎反复发作未彻底治愈迁延所致,可单侧或单窦发病,但双侧或多窦发病极常见。临床表现以鼻腔黏膜肿胀、流脓涕、鼻塞、病程持续数月以上或反复发作为特点,是鼻部常见疾病之一。

1.西药处方

🍳处方

阿奇霉素,口服,每次0.5克,每日1次。

稀化黏素，口服，每次 0.3 克，每日 3 次。

甲硝唑，口服，每次 0.4 克，每日 2 次。

本处方适用于慢性化脓性鼻窦炎。进食可影响阿奇霉素的吸收，故需在饭前 1 小时或饭后 2 小时口服。稀化黏素的主要化学成分是标准桃金娘油。甲硝唑可致血象改变，白细胞减少等，应予注意。

2.中药处方

(1)中成药处方

● 处方 1

藿胆丸，口服，每次 3～6 克，每日 3 次。

本处方适用于急慢性鼻炎及鼻窦炎的治疗。本处方的组成成分为广藿香、猪胆汁。

● 处方 2

辛芩冲剂，口服，每次 1 袋，每日 3 次。20 日为 1 个疗程。

本处方具有散风清热，通窍止痛的功效。适用于肺气虚易感冒而致肺气不宣的慢性鼻窦炎患者。宜在饭后服用，若服后感胃病不适，应慎用。本处方主要由细辛、黄芩、桂枝、荆芥、防风、苍耳子、白芷、黄芪、白术、石菖蒲组成。

● 处方 3

防芷鼻炎片，口服，每次 3～5 片，每日 3 次。

本处方具有疏风清热，燥湿解毒，通窍的功效。适用于肺虚为风邪所袭,湿热郁于鼻窍而致鼻流浊涕,鼻塞时好时坏,嗅觉减退的慢性鼻窍炎患者。本处方主要由防风、白芷、鹅不食草、野菊花、白芍、蒺藜、墨旱莲、天南星(胆汁制)、苍耳子、甘草组成。

(2)中药方剂

🍵 处方1

谷精合剂。谷精草30克,石决明30克,草决明30克,木贼草10克,钩藤(后下)10克,山栀10克,白芷10克,蔓荆子10克,菊花10克,甘草10克,桑叶20克。每日1剂,水煎,早晚分服。9天为1个疗程。

本处方功效是祛风止痛,清肝泄热。主治鼻渊。

🍵 处方2

苍耳散加味。苍耳子10克,辛夷花6克,白芷6克,鱼腥草20克,重楼10克,黄芩6克,甘草6克。每日1剂,水煎2次,早晚分服。

本处方功效是清热排脓,疏风通窍。用于治疗鼻渊。苍耳散出自《重订严氏济生方》,原方由辛夷花、苍耳子、香白芷、薄荷叶组成,功能疏风通窍,为治疗鼻炎的常用方。本方在原方基础之上加鱼腥草、重楼、黄芩等重在清热排脓,又能宣通鼻窍,故适用于鼻渊。

🍵 处方3

鱼腥草合剂。鱼腥草70克,桔梗5克,甘草3克。每日1剂,水煎2次,煎液混合,分3次口服,小儿减半。一般

3～5 日见效,2～3 周为 1 个疗程。

本处方功效是清热解毒,宣肺排脓。用于治疗鼻渊。原方制剂为合剂,现改为水煎剂,将剂量按原方比例缩减,便于基层门诊应用。用鱼腥草蒸馏液滴鼻,每日 3 次,每次 3～5 滴,连用 10～20 日,对萎缩性鼻炎有较好疗效。

3.康复处方

(1)症状缓解后积极进行鼻部耐寒锻炼,如早上用冷水洗面。

(2)每日早晚按摩鼻翼可增强鼻子抵抗力。

(3)每天晚上睡觉前用温水泡足,可改善鼻子功能。

(五)慢性咽炎

慢性咽炎为咽部黏膜、黏膜下及淋巴组织的弥漫性炎症,常为上呼吸道慢性炎症的一部分,多见于成年人。本病病程长,症状顽固,较难治愈。多因急性咽炎反复发作演变而来,鼻部慢性炎症、下呼吸道慢性炎症、烟酒、粉尘或有害气体的刺激和慢性胃炎等全身慢性疾病也是常见病因。

1.西药处方

处方1

华素片,每次 1 片,口含化服(不可用水送服),每日

3～5 次。

🍵 处方 2

2％～5％硝酸银,涂搽咽部,每日 1 次,每周 2 次,有消炎、收敛作用。

🍵 处方 3

2％硼酸液,漱口。含漱时头微微后仰,张口发"啊啊啊"的音,使含漱液能清洁咽后壁。

2.中药处方

(1)中成药处方

🍵 处方

喉症丸,外用,每日换药 2～3 次,连续 3～6 日即可。

取本品 20～30 粒,研为细末,用白酒适量调成稀糊,置于伤湿止痛膏中央,敷于喉结两侧。可清热解毒,消肿止痛。

(2)中药方剂

🍵 处方 1

通咽利喉汤。玄参 15 克,沙参 15 克,山豆根 12 克,桔梗 6 克,射干 9 克,佛手 9 克,生甘草 4 克,白芍 9 克,僵蚕 9 克。每日 1 剂,水煎 2 次,分 3 次温服。

本处方功效是清热解毒,养阴利咽。主治慢性咽炎。

🍵 处方 2

清音汤。玄参 10 克,麦冬 10 克,生地黄 10 克,薄荷 5 克,桔梗 5 克,生甘草 3 克。每日 1 剂,水煎 2 次,早晚分服。

本处方功效是清热利咽,养阴生津。用于治疗慢性咽炎。本方即在民间玄麦桔甘汤基础上加生地和薄荷组成。

🍃 处方3

金果饮。生地黄 20 克,玄参 15 克,胖大海 10 克。上药制成糖浆剂,每次服 15 毫升,每日 3 次,以 4 周为 1 个疗程。

本处方功效是养阴清热,化痰利咽。用于治疗慢性咽炎。

3.康复处方

(1)食疗方:海带 200 克,洗净切丝,水煮后捞出,加白糖 100 克腌制 24 小时后食之,每次 50 克,每日 2 次。

(2)风油精局部治疗:用风油精 2～4 滴,滴在口中慢慢咽下(不可用水送服),每日 3 次。